Neurovascular Anatomy in
Interventional Neuroradiology

A Case-Based Approach

Timo Krings
Sasikhan Geibprasert
Juan Pablo Cruz
Karel G. terBrugge

U0324914

神经血管介入解剖
——临床案例分析

〔加〕提莫·克林斯

〔泰〕萨斯克汗·吉伯帕泽特

主　编

〔智〕胡安·巴勃罗·克鲁兹

〔加〕卡雷尔·G. 特布瑞格

主　译　毛更生　杜世伟　刘爱华

主　审　吴中学　马廉亭　李铁林

天津出版传媒集团

天津科技翻译出版有限公司

著作权合同登记号：图字：02-2015-203

图书在版编目（CIP）数据

神经血管介入解剖：临床案例分析/（加）提莫·克林斯（Timo Krings）等主编；毛更生，杜世伟，刘爱华主译. —天津：天津科技翻译出版有限公司，2017.12

书名原文：Neurovascular Anatomy in Interventional Neuroradiology：A Case-Based Approach

ISBN 978-7-5433-3773-2

Ⅰ.①神…　Ⅱ.①提…　②毛…　③杜…　④刘…
Ⅲ.①神经外科手术 – 血管外科手术 – 介入性治疗
Ⅳ.①R651

中国版本图书馆 CIP 数据核字（2017）第 271328 号

授权单位：Thieme Medical Publishers，Inc.

出　　　版：天津科技翻译出版有限公司
出　版　人：刘 庆
地　　　址：天津市南开区白堤路 244 号
邮政编码：300192
电　　　话：(022)87894896
传　　　真：(022)87895650
网　　　址：www.tsttpc.com
印　　　刷：高教社(天津)印务有限公司
发　　　行：全国新华书店
版本记录：889×1194　16 开本　16.5 印张　0.25 印张彩插　350 千字
　　　　　　2017 年 12 月第 1 版　2017 年 12 月第 1 次印刷
　　　　　　定价：128.00 元

（如发现印装问题，可与出版社调换）

译者名单

主　译　毛更生　杜世伟　刘爱华

主　审　吴中学　北京天坛医院

　　　　　马廉亭　广州军区武汉总医院

　　　　　李铁林　南方医科大学附属珠江医院

译　者（按姓氏汉语拼音排序）

　　　　　杜世伟　宣武医院

　　　　　纪文军　西安交通大学附属榆林医院

　　　　　刘爱华　北京天坛医院

　　　　　路　华　江苏省人民医院

　　　　　吕　明　北京天坛医院

　　　　　马　宁　北京天坛医院

　　　　　毛更生　中国武警总医院

　　　　　毛国华　南昌大学第二附属医院

　　　　　毛雨坤　武汉大学医学部

　　　　　聂庆彬　中国武警总医院

　　　　　牛晓旺　南京鼓楼医院集团宿迁市人民医院

　　　　　王宏磊　吉林大学第一医院

　　　　　王　君　解放军总医院

　　　　　王云飞　中国武警总医院

　　　　　徐　祎　中国武警总医院

　　　　　杨　杨　中国武警总医院

　　　　　张　强　陆军总医院

　　　　　赵　兵　安徽医科大学附属第二医院

编者名单

Ronit Agid, MD, FRCPC
Staff Neuroradiologist and Associate Professor of Radiology
Division of Neuroradiology
University of Toronto, Toronto Western Hospital
Toronto, Ontario, Canada

Karel G. terBrugge, MD, FRCPC
The David Braley and Nancy Gordon Chair in Interventional
  Neuroradiology
Professor of Radiology and Surgery
Head, Division of Neuroradiology
University of Toronto, Toronto Western Hospital
Toronto, Ontario, Canada

Juan Pablo Cruz, MD
Staff Neuroradiologist and Assistant Professor
Department of Radiology
Hospital Clínico de la Pontifica Universidad Católica de Chile
Santiago, Chile

Richard I. Farb, MD, FRCPC
Staff Neuroradiologist and Associate Professor of Radiology
Division of Neuroradiology
University of Toronto, Toronto Western Hospital
Toronto, Ontario, Canada

Sasikhan Geibprasert, MD
Staff Neurointerventionalist and Lecturer
Department of Radiology
Ramathibodi Hospital, Mahidol University
Bangkok, Thailand

Pakorn Jiarakongmun, MD
Staff Neuroradiologist and Associate Professor
Department of Radiology
Ramathibodi Hospital, Mahidol University
Bangkok, Thailand

Timo Krings, MD, PhD, FRCPC
Professor of Radiology and Surgery
Director, Neuroradiology Program
University of Toronto, Toronto Western Hospital
Toronto, Ontario, Canada

Pradeep Krishnan MD
Clinical and Research Fellow - Pediatric Neuroradiology
Hospital for Sick Children
Toronto, Ontario, Canada

Emanuele Orrù, MD
Endovascular Surgical Neuroradiology Fellow
The Russell H. Morgan Department of Radiology
Division of Interventional Neuroradiology
The Johns Hopkins Hospital
Baltimore, Maryland

Vitor Mendes Pereira, MD MSc
Staff Interventional Neuroradiologist and Associate Professor
  of Radiology and Surgery
Division of Neuroradiology
University of Toronto, Toronto Western Hospital
Toronto, Ontario, Canada

Sirintara Pongpech, MD
Professor and Head of Radiology
Ramathibodi Hospital, Mahidol University
Bangkok, Thailand

Sarah Power, MB, PhD, FFR (RCSI)
Diagnostic and Interventional Neuroradiology Fellow
University of Toronto, Toronto Western Hospital
Toronto, Ontario, Canada

Tiago Rodrigues, MD
Assistant Professor
Neuroradiology Department
Centro Hospitalar do Porto
Porto, Portugal

Robert A. Willinsky, MD, FRCPC
Staff Neuroradiologist and Professor of Radiology
Division of Neuroradiology
University of Toronto, Toronto Western Hospital
Toronto, Ontario, Canada

Christopher D. Witiw, MD
Neurosurgery Resident
Department of Neurosurgery
University of Toronto
Toronto, Ontario, Canada

中文版序言

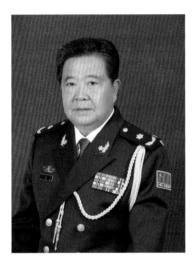

在中国,介入放射学已经从最初的新鲜事物发展到同传统外科、内科并驾齐驱的成熟学科。神经介入放射学无疑是整个介入放射学中最具挑战的分支。自 20 世纪 70 年代,神经介入放射学作为一门独立的学科开始,就一直向传统的治疗体系发起挑战,彻底颠覆了很多神经系统疾病,尤其是脑血管病的治疗理念。目前神经介入治疗已深入人心,被越来越多的血管病患者所接受。

随着影像学的进步,颅内动脉瘤、脑血管畸形等脑血管病越来越早地被发现。很多医生更注重于临床技术和介入器械的进步,而对脑血管的发育和解剖则知之甚少。解剖是所有治疗的基础,尤其是功能区解剖,对于神经介入医生就更为重要。此外,目前对于解剖学研究多是形态学研究,与临床治疗联系不紧密,这一点在神经介入领域表现得更为突出。

由毛更生、杜世伟、刘爱华三位教授组织翻译的《神经血管介入解剖——临床案例分析》一书恰好弥补了这一缺憾。本书以临床案例分析形式简明介绍了神经血管解剖相关知识,关注介入手术操作过程中重要的解剖,易于读者理解消化。同时向读者展示了大量神经血管解剖细节,有助于术前对风险预判,避免潜在并发症的发生,对于神经介入领域的初学者与丰富经验的术者都有不同程度的启示。

我很荣幸地向各位同道推荐此书,并希望此书能给大家的日常工作带来帮助。

马廉亭

2017.11

中文版前言

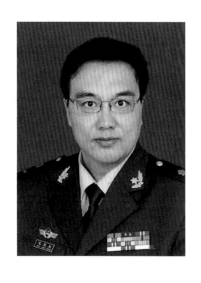

我们在临床工作中的解剖学知识主要来源于经典解剖学。在大多数情况下，对这些静态解剖的掌握就足以应对临床工作中的问题，但是在涉及毫米级血管的神经介入领域，这无疑是不够的，甚至是危险的。梳理其中原因，不仅仅是因为神经血管的发育、变异及网络结构非常复杂，更是由于血流动力学随着病变的进展，尤其是治疗的进展动态变化，甚至是急剧的变化。因此，虽然我们在手术前做了"充分"的预案，但在临床中仍然难以避免出现一些"意料之外"的并发症。鉴于此，我们迫切需要一本能够以临床疾病为中心，以神经介入技术特殊性为导向的"动态"的神经血管影像解剖方面的专著。

《神经血管介入解剖——临床案例分析》(*Neurovascular Anatomy in Interventional Neuroradiology：A Case-Based Approach*) 是国际著名神经介入专家 Timo Krings、Sasikhan Geibprasert、Juan Pablo Cruz 和 Karel G. terBrugge 主编的一部神经血管影像解剖专著。该专著最大的特点是，以神经介入临床病案的形式介绍神经血管影像解剖知识，恰恰可以满足上述临床需求。

很高兴在诸位译者的共同努力下将此书翻译成中文推荐给大家。由于本书专业性强，涉及面广，加之我们译者水平有限，难免会出现一些问题，在希望各位同道、朋友谅解的同时，也希望您们不吝批评指正。

最后，感谢每位译者卓越的工作，也希望这本译著能够成为一本有益的案头工具书，给大家的临床工作带来帮助，造福患者。

2017.11

序 言

近 20 年来,伴随着对脑血管疾病病理生理学的理解加深和相关新技术的发展,各种类型的脑血管疾病的治疗取得了巨大的进展。自 20 世纪 70 年代,神经介入放射学作为一门独立的学科开始,许多创新的研究不断推动着脑血管疾病血管内治疗的发展,如 1974 年 Serbinenko 使用可脱球囊经血管内途径治疗外伤性颈动脉海绵窦瘘;又如 1986 年研制的各种硬度的微导管让我们能到达脑循环的远端;再如 1991 年可脱式弹簧圈发明,改变了颅内动脉瘤的治疗策略。

可脱式弹簧圈系统刚刚进入临床的时候,一些临床医生,尤其是神经外科领域的专家都质疑此项技术和最初的治疗结果,并声称:"这种技术只适合手术困难和无法治疗的动脉瘤,并且治疗效果不如动脉瘤夹闭。"然而,大量的临床和基础研究证明,动脉瘤血管内治疗比手术夹闭更加安全,并且同样有效。此外,随着医疗器械的进一步改进,使得到达病变部位更加容易,治疗结果甚至优于手术。如今,甚至是当初对动脉瘤血管内治疗质疑的人也确信介入治疗的有效性,并积极投身于这一领域。

随着技术的进步,全世界范围培养了越来越多的介入医生,但是神经介入的重要基础,即血管解剖知识,却被严重忽视。影像工具的发展,如 CTA、MRI/A 和 3D 血管成像,使得动脉瘤和血管畸形的诊断越来越容易。很多的培训项目主要关注于器械使用技术,以及参与培训病例的数量,而对基础知识和血管解剖则缺乏兴趣或缺乏相关的知识。很多年轻的介入医生由于没有足够的基础血管解剖训练,因而无法为他们将来的职业发展打下很好的基础。

1982 年,我在纽约大学医学中心开始神经介入放射学的学习和培训。直到现在,我仍清晰地记得 Alejandro Berenstein 教授对我说的话。他形象地向我形容他和 Pierre Lasjaunias 教授之间的关系,Berenstein 教授如同有驾驶技术但不认识路的司机,而 Pierre 教授拥有到达目的地的地图。他们两个人的合作极大推动了对脑血管疾病的理解和治疗进展,并且为神经介入放射学成为神经科学必不可少的一部分做出了巨大贡献。

Pierre 教授在 *Surgical Neuroangiography* 第 2 版的前言中写到:"解剖是一种语言,也是治疗中枢系统血管疾病的相关医师必须掌握的语言。"他教会我们功能解剖,他改变了血管解剖的理解方式,从胚胎发育学的角度,全新解释和阐述所有血管变异的发生。

我非常高兴能看到 Timo、Sasikhan、Juan-Pablo 和 Karel 能一起以临床病案的形式来阐述颅内和颅外循环的功能解剖。我也希望年轻的介入医生能积极地研究每一个病例。我确信这本书将有助于读者为更好地理解功能解剖而打下良好基础。

In Sup Choi
医学博士
美国放射学会会员
美国塔夫茨大学医学院放射学教授
莱希医院和医疗中心介入神经放射科主任

前　言

30多年前,Pierre Lasjaunias等神经解剖学家就强调了神经血管解剖在血管内治疗过程中的重要性。多年来,很多神经介入治疗专家对很多与治疗安全相关的神经血管解剖知识细节了解不清,因此常导致栓塞术后出现很多"意想不到"的神经系统并发症,而且,为了避免这些并发症,栓塞前需要进行很多测试性操作。但是,如果有着丰富的神经血管解剖知识,很多这些测试性操作是不需要的。事实上,这些测试性操作结果常常是假阴性,因为动静脉瘘相关的高血流可以直接将测试物质从评价区域带走。

近20年,器械的发展越来越精巧,到达头颈部血管的远端在技术上是可行的。毫无疑问,如果可以达到这些血管的部位,使用液体栓塞材料治愈一些目标病灶是可行的。但由于这些远端的供应血管仍包含一些侧支循环,完全栓塞仍可以导致神经系统的并发症,例如,经动脉途径栓塞海绵窦区域病灶可能导致供应颅神经的动脉受损。这也是为什么一些神经介入治疗专家不使用动脉途径,转而采用更加安全的静脉途径的原因。

临床上认识这些动脉变异的表现有重要意义:

• 动脉血管解剖变异可能与发生在载瘤血管非典型分布区的"意外"神经症状相关,因此常规检查区域性的血管解剖在临床实践中有重要意义,有助于更好地理解临床症状和指导治疗。

• 动脉血管的解剖变异间接提示血管发育的不完全成熟,因此血管壁发育异常,易损,如动脉瘤形成。

• 血管解剖变异,如存在或缺乏软脑膜侧支吻合,将显著影响急性脑梗死患者的预后,因此评价侧支循环血流非常重要。

理解人类神经血管的演化具有重要意义,它可以解释尽管血管表现为连续的管腔,但每一节段血管壁的系统发育可能存在不同的背景,某些血管节段对某一特定疾病的不同易感性,也有助于更好理解和推测造成血管变化的各种原因。

因为高度变异性,静脉血管解剖一直很难理解,静脉的病理性改变也很难辨认,经常造成诊断的滞后。随着认识的进步和早期非侵袭性检查的合理应用,我们诊断静脉血管病的能力明显提高。

随着对静脉血管解剖和功能理解的进步,我们已经清晰地认识到很多患者的临床症状与静脉高压相关,如伴有软脑膜皮质静脉反流的硬脑膜动静脉瘘同时会干扰这一区域的正常的静脉引流。根据个体的静脉解剖分布不同,反流的血可以通过经大脑静脉或皮层静脉系统引流,从而产生一些远离血管巢部位的症状。这些情况给我们的临床实践提供了很好的提示,当我们临床上发现颅内出血或缺血的情况时,静脉原因需要排除,而且颈外动脉造影也应该作为血管常规检查。

静脉血管解剖变异(发育性静脉异常)一直被认为是对深静脉或浅静脉系统发育不良的一种代偿形式,因此不认为它们是血管畸形,也不会产生临床症状。但是我们现在知道,在一些特定的环境下(静脉流出道梗阻或者存在相关的小的动静脉瘘),这些区域内的正常变异静脉也可能和一些临床症状相关。

本书的目的在于强调神经血管解剖在神经介入治疗的日常临床实践中的重要性,强化读者神经血管解剖方面的知识,从而使临床实践更加安全。

目　录

第 **1** 部分
主动脉弓

第 1 章

头臂干与左颈总动脉的共同起源

1.1 病例描述

1.1.1 临床表现

女性患者,33岁,婴儿期患有头部与颈部的淋巴瘤,接受放化疗后,出现双侧颈动脉狭窄。患者在出现了左侧短暂性脑缺血发作(TIA)后,在其他医疗机构行双侧颈总动脉(CCA)支架成形术。几个月后,患者出现视力丧失。磁共振成像(MRI)显示,右侧颈总动脉(RCCA)的支架区域人为信号消失,左侧颈总动脉(LCCA)有弥散性狭窄病灶。

1.1.2 影像学检查

见图1.1。

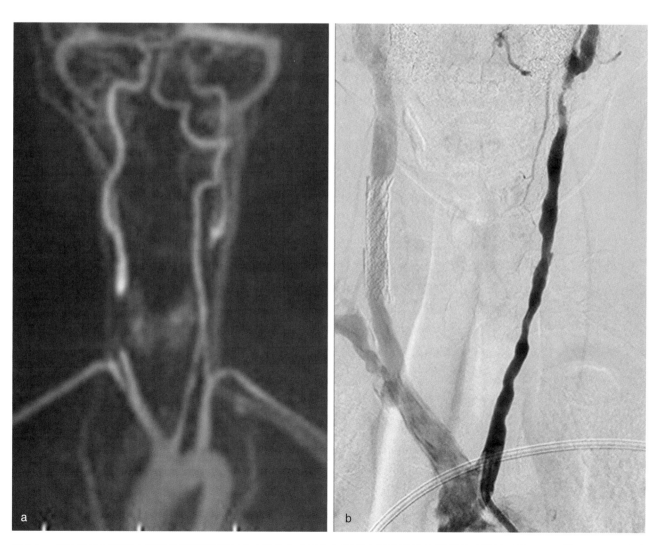

图1.1 主动脉弓和颈部血管对比剂增强MRA(a)以及主动脉弓与颈部血管水平的左侧颈总动脉的正位(AP)造影(b)显示,头臂干与左颈总动脉共同起源于主动脉弓,也称"牛角弓"。左侧颈总动脉多灶性狭窄。可以观察到造影剂从左颈总动脉反流到主干及右侧颈总动脉。注意支架内局部信号不均一导致的MRA信号间隙(右侧颈总动脉内)。

1.1.3　诊断

起源于头臂动脉干与左侧颈总动脉的上主动脉总干的放疗后多灶性狭窄。

1.2　胚胎学和解剖学

主动脉弓和大血管的发育由成对的血管弓形成和选择性退化引起，这些血管弓连接胚胎期主动脉囊(腹侧主动脉)与成对的背侧主动脉。

妊娠第二周到第七周，鳃器开始发育，在前肠壁形成六对鳃弓，按照从头端到尾端的顺序编号。胚胎主动脉血管弓按照自头端向尾端的顺序出现，围绕咽弓形成原始动脉弓。有些血管弓会退化或消失，其他血管弓会持续存在并重塑，这样就形成了胸主动脉及其主要分支。第一对和第二对血管弓分别出现在第24天和第26天;第三对和第四对血管弓出现在第28天;第六对血管弓出现在第29天。第五对血管弓从来没有完全发育或者短暂出现，然后退化。在第六对血管弓出现时，第一对和第二对血管弓已经大大退化。

升主动脉弓是由动脉干近端和主动脉囊/腹侧主动脉干远端构成。主动脉囊形成左角和右角。右角随后形成头臂动脉干，而左角形成头臂干与左侧颈总动脉之间的近端部分。腹侧主动脉干和第三对血管弓形成成对的原始颈动脉，主要派生出发育早期的颅内脑血流。颈总动脉起自这些原始血管的近端部分。

在第三对和第四对血管弓之间的背侧主动脉干消失，第四对和第六对血管弓进行不对称的重塑。在左侧，第四对血管弓和背侧主动脉干形成发育成熟的主动脉弓（在左侧颈总动脉与左锁骨下动脉之间)和降主动脉最近端的部分。在右侧，第四对血管弓和背侧主动脉干的一部分构成右侧锁骨下动脉的近端部分，与中线的降主动脉逐渐失去连接。第六对血管弓的腹侧部分产生肺动脉。第六对血管弓的背侧部分右侧退化，左侧永存形成动脉导管。

在颈部，椎动脉(VA)来自胚胎期七对颈部节段性动脉与背侧主动脉干之间丛状的纵行吻合。第七对颈部节段性动脉双侧扩大到发育的肢芽并迁移形成双侧锁骨下动脉，保留它们与背侧主动脉干的连接，并最终在右侧接受来自头臂干和在左侧来自主动脉弓的血液供应。前六对颈部节间动脉和背侧主动脉干间的连接往往完全退化。

人的主动脉弓通常是从弓的上方起源，其有三个主要分支，它们依次为头臂干、左侧颈总动脉和左侧锁骨下动脉。然而，分支模式的变异是常见的，典型的分支模式出现概率只有大约三分之二。最常见的分支模式变异是共同起源的头臂干和左侧颈总动脉，发生率大约为25%。如果发生这种变异，在血管弓的发育过程中，第三对主动脉弓的近端部分被吸收到主动脉囊的右角(正常情况下被吸收到主动脉囊的左角)。它被错误的称为"牛角弓"，并且是由影像学或造影附带发现的。真正的"牛角弓"与人身上遇到的任何主动脉弓的变异没有相似之处，它是由起自主动脉弓的单一血管构成，并发出右侧锁骨下动脉、双侧颈动脉干及左侧锁骨下动脉。

1.3　临床影响

尽管没有症状，头臂干与左侧颈总动脉的共同起源会在左侧颈总动脉导管插入中产生额外的挑战。解剖变异可以在术前诊断性血管造影、CT血管成像(CTA)或磁共振血管成像(MRA)上识别。如果常规使用的标准导管(多功能的或直的)不能到达左侧颈总动脉，使用复杂的带弯度的导管(如sidewinder)可能实现，它的弯度常规在左侧锁骨下动脉塑形。头臂干和左侧颈总动脉共干时，可能需要反折或者使用"8"字形的弯度到达左侧颈总动脉。在这种情况下，导管的弯度可以在头臂干形成。由于左侧颈总动脉常常呈锐角自共同的起点发出，在介入手术操作中，使用长鞘可能不可行，可能需要一个更加柔软的支撑导管(如8F sidewinder导管)。也可以考虑经右侧桡动脉或肱动脉路径到达左侧颈总动脉行介入治疗。

1.4　补充信息和病例

在头臂干和左侧颈总动脉共同起源的病例中，有接近9%的病例的左侧颈总动脉起源于头臂干的远端，即距离主动脉弓1~2.5cm(见图1.2)。

主动脉弓其他分支模式变异，包括:左侧头臂干与左侧颈总动脉、左侧锁骨下动脉共同起源于主动脉弓的，在病例中占1%~2%;左侧椎动脉直接起源于主动脉弓的，在病例中占0.5%~1%(见图1.3和图1.4)。

主动脉弓的先天性异常或畸形可解释成胚胎期

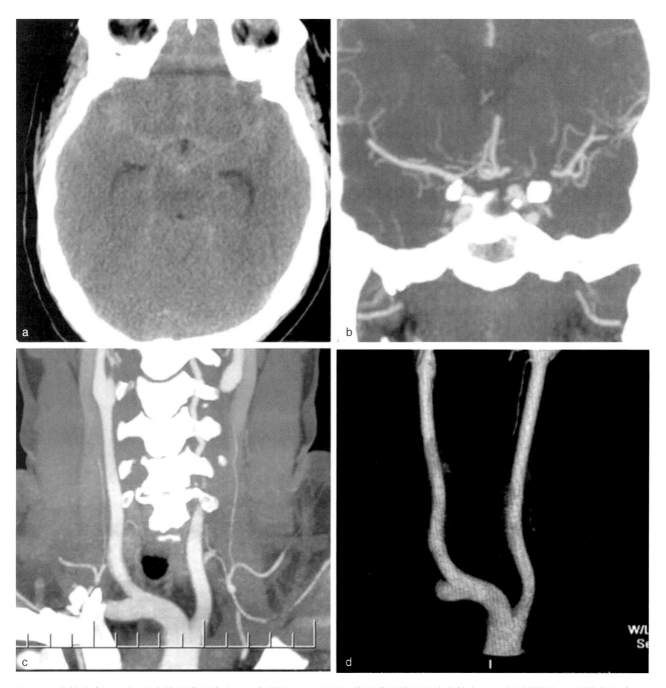

图 1.2　女性患者,39 岁,患有蛛网膜下隙出血。非增强 CT(a)显示,蛛网膜下隙基底池急性出血。对比剂增强 CT 冠状位重建(b, c)显示,有一个 3mm 的前交通动脉瘤。有一支长段的主动脉总干起源于头臂干和左侧颈总动脉。颈总动脉三维重建 CTA(d)能更好地显示出此解剖变异。

血管弓段正常退化和(或)血管弓段正常消失。更常见的先天性主动脉弓异常包括:异常右侧锁骨下动脉起自主动脉弓左侧(0.4%~2%)、异常左侧锁骨下动脉起自主动脉弓右侧、带有镜像分支的右主动脉弓,以及双主动脉弓。

要点及注意事项

- 头臂干动脉和左侧颈总动脉的共同起源是一种常见的无症状表现,与胚胎期主动脉弓发育异常有关。
- 左侧颈总动脉插管过程中会遇到挑战。

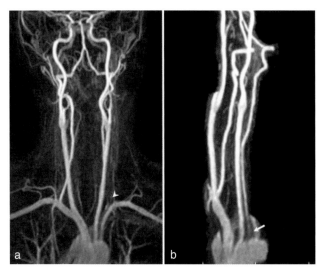

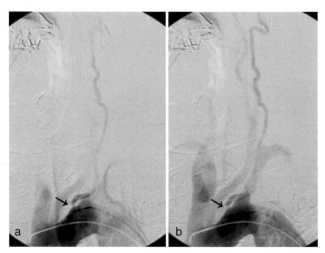

图 1.3　女性患者, 48 岁, 因为颈部推拿后出现枕部头痛和眩晕来就诊。对比剂增强剂 MRA(a,b)显示, 在正位像预期的左锁骨下动脉近端上没有左侧椎动脉的起源（短的白色箭头所示）。斜位像显示, 左侧椎动脉直接起自左侧颈总动脉与左侧锁骨下动脉之间的主动脉弓(白色箭头所示)。

图 1.4　(a,b)主动脉弓造影显示, 左侧椎动脉的直接起源, 伴有左侧椎动脉起始处狭窄, 其与动脉粥样硬化疾病有关(黑色箭头所示)。

推荐读物

[1] Kau T, Sinzig M, Gasser J et al. Aortic development and anomalies. Semin Intervent Radiol 2007; 24: 141–152

[2] Layton KF, Kallmes DF, Cloft HJ, Lindell EP, Cox VS. Bovine aortic arch variant in humans: clarification of a common misnomer. AJNR Am J Neuroradiol 2006; 27: 1541–1542

[3] Müller M, Schmitz BL, Pauls S et al. Variations of the aortic arch – a study on the most common branching patterns. Acta Radiol 2011; 52: 738–742

[4] Osborn AG. The aortic arch and great vessels. In: Diagnostic Cerebral Angiography. 2nd ed. Philadelphia, PA: Lippincott Williams & Wilkins; 1999:3–29

[5] Sadler TW. Cardiovascular system. In: Langman's Medical Embryology. 11th ed. Philadelphia, PA: Wolters Kluwer/Lippincott Williams & Wilkins; 2010:165–196

[6] Shaw JA, Gravereaux EC, Eisenhauer AC. Carotid stenting in the bovine arch. Catheter Cardiovasc Interv 2003; 60: 566–569

[7] Stojanovska J, Cascade PN, Chong S, Quint LE, Sundaram B. Embryology and imaging review of aortic arch anomalies. J Thorac Imaging 2012; 27: 73–84

第 2 章

异常锁骨下动脉

2.1 病例描述

2.1.1 临床表现

男性患儿,6岁,有主动脉狭窄既往病史,曾行胸部 CTA 诊断检查。

2.1.2 影像学检查

见图 2.1。

2.1.3 诊断

右侧锁骨下动脉异常伴主动脉缩窄。

2.2 胚胎学和解剖学

主动脉弓和大血管的发育源自成对的血管弓形成和选择性退化,这些血管弓连接胚胎期主动脉囊(腹侧主动脉干)与成对的背侧主动脉干,在病例1中已经讨论。主动脉弓的先天性异常是由于胚胎期血管弓段异常所致,可通过存在异常和(或)持续受累及来

解释。血管弓段异常的右侧锁骨下动脉(ARSA)起自主动脉弓左侧,是最常见的先天性主动脉弓异常,在0.4%~2%的病例中出现。

在正常的主动脉弓发育的过程中,第三对和第四对之间的背侧主动脉干消失,第四对血管弓进行不对称重塑。在右侧,第四对血管弓构成右侧锁骨下动脉的近端部分,通过主动脉囊/腹侧主动脉干右角形成的头臂动脉与主动脉弓连接。锁骨下动脉更远端由右侧背侧主动脉弓段和右侧第七对节段性动脉形成。而第七对节段性动脉的起源与左侧背侧动脉干之间的右侧背侧动脉干部分则消失。当右侧第四对血管弓和部分右侧背侧动脉干头端至第七对节段性动脉消失时,异常的右侧锁骨下动脉则出现。其结果是右侧锁骨下动脉形成于第七对节段性动脉和右侧背侧动脉干的远端部分。因此,右侧颈总动脉与右侧锁骨下动脉间的原始血管弓段中断,右侧锁骨下动脉直接起自主动脉弓。随着发育的进行,右锁骨下动脉起源点向头端刚好低于左侧锁骨下动脉起源点。因此,异常锁骨下动脉是主动脉弓的最后一个分支,产生于左侧锁骨下动脉远端。因为它起自右侧背侧动脉干,所以必须穿过食道中线后部到右侧上肢供血。通常,但不是

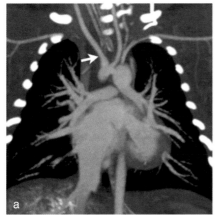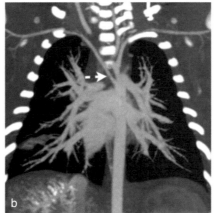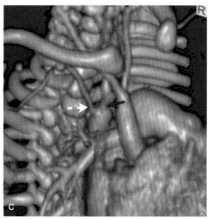

图 2.1 胸部 CTA 冠状位重建(a,b)和三维容积重建(c)。右侧颈总动脉作为单独的血管起自主动脉弓(白色箭头所示)。右侧锁骨下动脉起源异常,作为单独的血管总主动脉弓发出(虚线箭头所示),主动脉弓的远端发出左侧锁骨下动脉。主动脉狭窄位于左侧锁骨下动脉和异常的右侧锁骨下动脉之间(c中黑色箭头所示)。

在所有病例中,憩室出口存在于异常右侧锁骨下动脉起源处。这个憩室出口被称为 Kommerell 憩室出口,也被认为代表一个原始右侧背侧动脉干的残余部分(见图 2.2)。

2.3 临床影响

如果气管和食道不完全被血管结构包绕,异常的右侧锁骨下动脉通常是无症状的。然而,在一些患者中,异常动脉的迂曲或扩张或者 Kommerell 憩室的动脉瘤样扩张可导致食管受压,结果是吞咽困难,即所谓的食管受压性咽下困难。非特异性胸痛、与气管受压相关的呼吸困难以及动脉食管或动脉气管瘘伴呕血或咯血也可能发生。动脉瘤在异常的血管或憩室形成也是可能的。右侧锁骨近端到右侧椎动脉起源的狭窄或闭塞导致的锁骨下动脉盗血综合征在临床上罕见。异常右侧锁骨下动脉偶尔可与其他先天性异常并存,如左心发育不全综合征、主动脉缩窄以及房室隔缺损。

异常右侧锁骨下动脉的存在增加了介入手术的困难,需要将导管插入右侧锁骨下动脉及右侧椎动脉(VA)。它可以容易地在横截面影像上被认出来,如CT 血管成像与磁共振血管成像。它的存在还可以由吞咽障碍进行吞钡研究来推断,其中发现包括上纵隔内由于食道后壁的压迫造成前方的移位。在导管造影

中,如果它还没有经横截面影像资料确诊,或头臂干注射造影剂未发现右侧锁骨下动脉就要高度怀疑异常右侧锁骨下动脉。左侧锁骨下动脉远端的起源点是可以被找到的,必要时可行主动脉弓造影。

在异常右侧锁骨下动脉病例中,只要可能,后循环血管内手术就必须通过左侧椎动脉来进行,如经股动脉行右侧椎动脉置管,难免会出问题。右侧桡或肱动脉路径行椎动脉插管造影有时是可取的;然而,这种方法在异常右侧锁骨下动脉患者中,可能会导致冠状动脉导管插入困难。例如,异常血管到主动脉弓的角度会增加导丝进入升主动脉的困难。

无症状的异常右侧锁骨下动脉患者是不需要治疗的。然而,在有症状的患者或动脉瘤形成的情况下,血管内介入治疗、各种外科手术或血管内介入治疗联合外科手术是可考虑的。一种可能的组合方式是,血管内闭塞异常右侧锁骨下动脉起源点联合手术锁骨下动脉转位和远端椎动脉前闭塞动脉。近端右锁骨下动脉闭塞而无锁骨下动脉重建,可导致右手臂缺血或锁骨下动脉盗血综合征。

2.4 补充信息和病例

异常右侧锁骨下动脉偶尔与左锁骨下动脉来自同一主干。这可以与颈总动脉的共同起源同时出现,形成一种不常见的血管环类型,有时也被称为"双动脉弓"。只有两根大血管起自主动脉弓,前方的双颈动脉和后方的双锁骨下动脉压迫气管可产生喘鸣。

当有两根断裂的原始的主动脉弓时,右侧锁骨下动脉会发生分离,离开主动脉弓。这种异常的患者可以出现锁骨下动脉盗血综合征,是由于椎动脉反流的血流供应上肢。这种异常通常发生在对侧动脉弓,所以最常见的是右侧主动脉弓(见图 2.3 至图 2.6)。

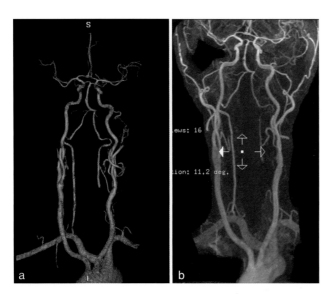

图 2.2 前后(AP)位 MRA(a)和冠状位 MRA(b)显示,异常右侧锁骨下动脉形成于 C7 节段性动脉。注意本病例中右侧颈总动脉与左侧颈总动脉有不同的起源,并不是一个共同的起源。

> **要点及注意事项**
>
> - 异常的右侧锁骨下动脉通常是无症状的。然而,在一些患者中,异常动脉的迂曲或扩张或者 Kommerell 憩室的动脉瘤样扩张可导致食管受压,从而会引起吞咽困难(在某些患者叫食管受压性咽下困难)。
> - 涉及右侧椎动脉和右侧锁骨下动脉的介入手术,对患有右侧锁骨下动脉异常的患者具有一定的难度。

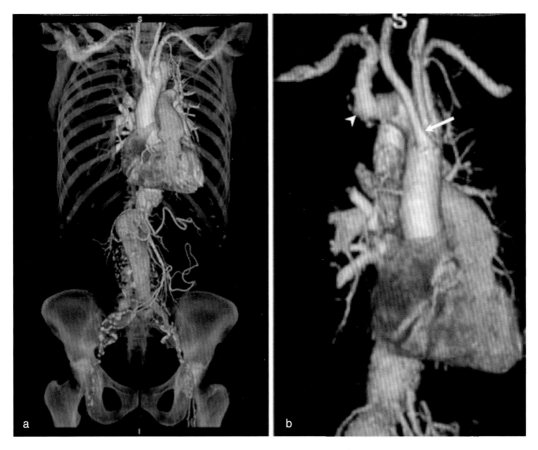

图 2.3　患有腹主动脉瘤的 73 岁女性患者的胸腹部主动脉 CT 血管成像三维重建的正位(a)和斜位(b)像。在这个病例中，起自主动脉弓的第一根血管是右侧颈总动脉(白色箭头所示)。右侧锁骨下动脉是主动脉弓(白色三角箭头所示)产生的最后一根血管，位于左侧锁骨下动脉之后。异常的锁骨下动脉在胸段食管后方越过中线，之后，它将恢复正常的路径(未显示)。

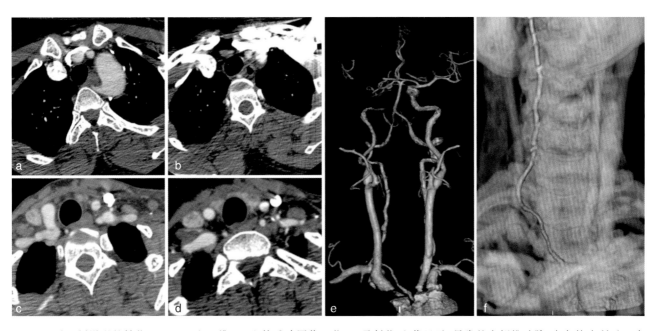

图 2.4　对比剂增强的轴位 CT(a~d)和三维 CT 血管重建图像正位(e)及斜位(f)像显示，异常的右侧椎动脉(白色箭头所示)，直接起源于主动脉弓(Lusoria 起源)，与椎动脉从 C8 节段性动脉的发育相关，而不是 C6 或 C7 水平。

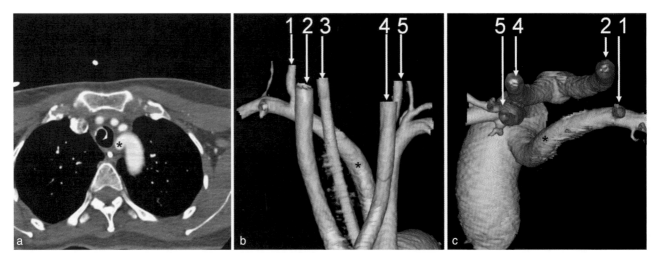

图2.5   轴位横切面 CTA (a) 和三维重建前后位 (b)、上位 (c) 像显示，异常锁骨下动脉 (a,b,c 中星号所示)。1，右侧椎动脉；2，右侧颈总动脉；3，鼻胃管；4，左侧颈总动脉；5，左侧椎动脉。

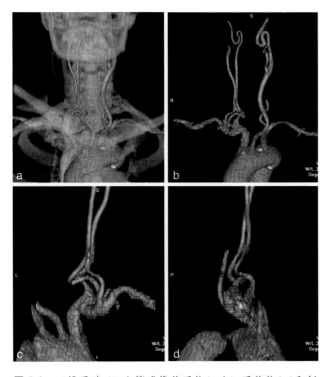

图2.6   三维重建 CT 血管成像前后位 (a,b)、后前位 (c) 和斜位 (d) 显示，右侧颈外动脉和颈内动脉单独起源，这是由于存留的动脉导管所致，随着第三对主动脉弓的完全退化，会导致颈外动脉不能朝向颈动脉轴迁移。

推荐读物

[1] Kau T, Sinzig M, Gasser J et al. Aortic development and anomalies. Semin Intervent Radiol 2007; 24: 141-152
[2] Müller M, Schmitz BL, Pauls S et al. Variations of the aortic arch – a study on the most common branching patterns. Acta Radiol 2011; 52: 738-742
[3] Osborn AG. The aortic arch and great vessels. In: Diagnostic Cerebral Angiography. 2nd ed. Philadelphia, PA: Lippincott Williams & Wilkins; 1999:3-29
[4] Sadler TW. Cardiovascular system. In: Langman's Medical Embryology. 11th ed. Philadelphia, PA: Wolters Kluwer/Lippincott Williams & Wilkins; 2010:16;5-196
[5] Shaw JA, Gravereaux EC, Eisenhauer AC. Carotid stenting in the bovine arch. Catheter Cardiovasc Interv 2003; 60: 566-569
[6] Stojanovska J, Cascade PN, Chong S, Quint LE, Sundaram B. Embryology and imaging review of aortic arch anomalies. J Thorac Imaging 2012; 27: 73-84

第 **2** 部分
颈内动脉

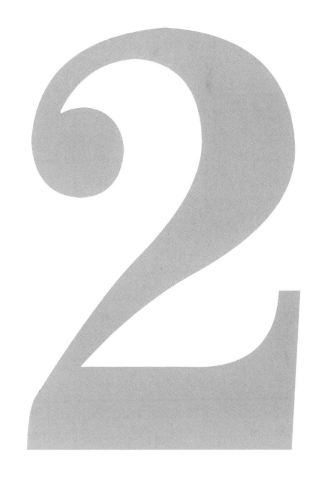

第 3 章

颈动脉段,异常ICA和存留的镫骨动脉

3.1 病例描述

3.1.1 临床表现

男性患者,32 岁,临床表现为搏动性耳鸣和位于鼓膜后方的血管性肿物。

3.1.2 影像学检查

见图 3.1 和图 3.2。

3.1.3 诊断

异常的右侧颈内动脉(ICA)。

3.2 解剖学

第三鳃裂异常分化可以继发 ICA 第一段(即颈段)发育不全,异常颈内动脉出现是针对上述情况出现的血流动力学反应。异常颈内动脉表现为向上走行的喉动脉,于颈外动脉(ECA)和 ICA 岩骨段之间并行。异常颈内动脉代表颈外动脉(ECA)和岩骨段 ICA 之间的侧支循环通路,通过咽升动脉(APhA)将两者联系起来。

ICA 有多种分段方法,大多根据解剖结构或手术标准。但如果要理解这些特殊变异,如以上列出的案例,那么,采用 Santoyo-Vazquez 及 Lasjaunias 提出的

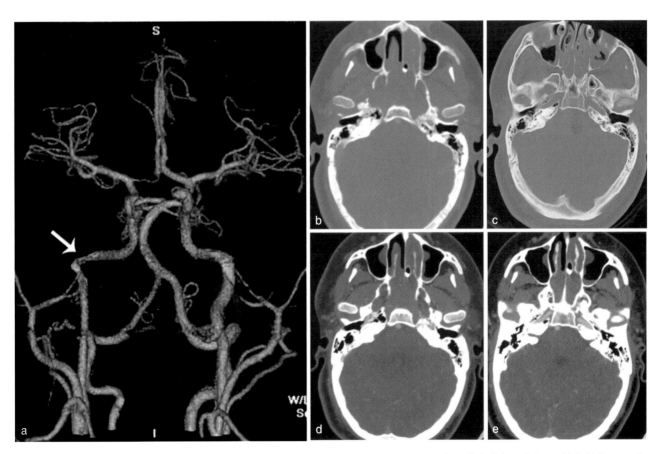

图 3.1 3D CTA(前后位)(a)显示,右侧 ICA 异常走行(白色箭头所示),与对侧相比,走行更偏向外侧。增强 CT 轴位骨窗(b,c)与软组织窗(d,e)图像显示,右中耳内与右侧颈内动脉对应的血管结构。

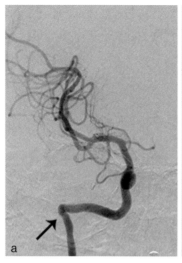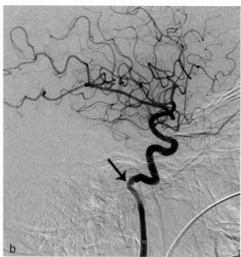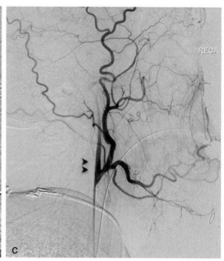

图3.2　右侧 ICA 前后位(a)及侧位(b)造影证实,靠外侧走行的右侧颈内动脉。右颈外动脉侧位造影(c)显示,右侧咽升动脉作为右侧 ICA 起源(双三角箭头所示)。注意,"异常 ICA"进入颅底部位的局限狭窄,是下鼓室小管的入口标志(箭头所示)。

基于胚胎发育学的 ICA 分类方法可能更有帮助。这种分类方法将 ICA 分为 7 个节段,根据暂时性胚胎血管来定义各段分界。

如前所述,在形成颅颈部血管和血管弓时,腹侧主动脉和两条背侧主动脉(DAo)由 6 个主动脉血管弓(AA)连接。较低的 3 个血管弓(Ⅳ–Ⅵ)参与主动脉弓和弓上动脉干的发生,而 Ⅰ–Ⅲ 血管弓参与 ICA 的发生。DAo 位于 AA Ⅰ 的头端,此阶段也发出其他胚胎血管。按从尾侧到头侧的顺序,分别为原始上颌动脉(PMI)、背侧眼动脉(DO)以及腹侧眼动脉。

基于以上考虑,未来成熟的 ICA 通过以下胚胎动脉定义划分节段:

1 段:AA Ⅲ

2 段:AA Ⅲ 和 Ⅱ 之间的 DAo。

3 段:AA Ⅱ 和 Ⅰ 之间的 DAo。

4 段:AAI 和 PMI 之间的 DAo。

5 段:PMI 和 DO 之间的 DAo。

6 段:DO 和眼动脉(OA)开口之间的 DAo。

7 段:眼动脉开口与颈内动脉发出喙侧(端脑)和尾侧分支的分叉部之间的 DAo。

颈内动脉在第 7 段以远没有额外节段,因为未来向远端发展的血管有不同的临时或系统发育起源。在胚胎期,主动脉弓与胚胎血管经历退化和明显的重塑后发育成成人 ICA 形态。

但是,这些胚胎血管残余可确认 ICA 不同节段的边界:AA Ⅲ 将保留下来,并且自颈动脉球部向远端发育成 ICA 的颈段。从胚胎学角度来看,颈动脉球和 ICA 是相互独立的结构。AA Ⅱ 迅速退化,仅有的残留形成镫骨动脉和舌骨动脉。这些动脉连同腹咽动脉(源自腹侧主动脉)一起形成未来的 ECA 和上颌动脉。残余的 AA Ⅱ 形成颈鼓室动脉(CTymA)。AAI 也将退化,和腹侧主动脉一起参与 ECA 的形成。AAI 残留形成下颌翼管动脉。PMI 退化后,形成垂体后动脉,参与形成脑膜垂体干。在大多数成年人中,DO 将退化并参与形成下外侧干。ICA 的尾侧分支到达同侧腹侧神经动脉的头端参与形成未来的后交通动脉(PcomA)。其喙侧或端脑分支初期形成脉络膜前动脉和大脑前动脉,后期将发出大脑中动脉。

如果 ICA 节段发育不全,每个胚胎血管分别代表血流血管重建的潜在位置,血流将通过这些血管进入 ICA 发育良好的远端部分。这些异常血流常被不恰当地描述为 ICA 迷走。经过不同血管结构复杂的退化、合并过程,最终形成 ICA 的终末形态,形成一条具有典型的路径和走行的连续血管。此时,仍然可通过残存胚胎血管的起源部位来区分 ICA 的 7 个胚胎节段:

1. 颈段:颈动脉球以远至颈动脉管入口。

2. 岩骨升段:颈动脉管入口至 CTymA 起始部。

3. 岩骨水平段:CTymA 起始至下颌翼管动脉起始。

4. 破裂孔上升段:下颌翼管动脉起始至脑膜垂体干起始。

5. 海绵窦水平段:脑膜垂体干起始至下外侧干

起始。

6. 床突段:下外侧干起始至眼动脉(OA)起始。

7. 床突上段:OA 起始以远。

各个节段由于系统发育差异,具有不同的遗传特点和易感性,这也就解释了某些疾病中特定的某个节段受累而相邻节段幸免的原因。

正常个体 ICA 在茎突内侧经颈动脉孔进入岩骨。岩骨垂直段走行于耳蜗前方,与中耳仅一个薄骨片之隔。然后,ICA 转向前,走行于咽鼓管的下方和后内侧,穿过破裂孔,进入海绵窦。

ICA 异常患者,APHA 下鼓室支由于 ICA 节段发育不全而增粗,并与 CTymA(舌骨动脉残留)连接,在岩骨水平段重新形成 ICA。鼓室下动脉通过下鼓室小管(Jacobsen 管)入颅,因此,这也就解释了在 DSA 和 CTA 上,为什么可见这一水平的 ICA 局部狭窄。

因此,ICA 异常的病例中,"颈段 ICA" 实际上由 APhA 动脉、APhA 鼓室下分支、颈内动脉颈鼓支组成,而不是由颈内动脉第一节段组成的。

临床上,由于症状和体征缺乏特异性或完全没有症状,因而诊断异常 ICA 比较困难。异常 ICA 患者临床上可出现搏动性耳鸣、传导性耳聋症状,并且可以发现鼓膜后搏动性肿物。其临床上易与耳硬化症、血管球瘤或者其他血管畸形相混淆。因此,在手术切除血供丰富的鼓膜后病变前,为避免血管损伤,需要提前行颞骨 CT 检查。

在 CT 图像上,异常 ICA 于颈静脉球后方走行,在颅底进颅处可见局部狭窄。沿着 ICA 鼓室段的骨板不完整,颈动脉管垂直段消失。DSA 检查中,岩骨内异常的 ICA 将特征性向外侧转向,越过前庭线(也称 Lapayowker 线),之后,再转向内侧,进入中耳腔。

镫骨动脉于胚胎期 4~5 周时发生,系临时性胚胎血管。镫骨动脉是舌骨动脉的分支,后者起源于第二弓血管,向头端走行,穿过镫骨的间叶原基部分形成闭孔。镫骨动脉发出两支颅内动脉:上支或眶上支,后期形成脑膜中动脉;下支或上下颌支,发出两支血管(下颌支和眶下支),后期分别形成下齿槽动脉和眶下动脉。上下颌支自棘孔离开颅腔,与腹侧咽动脉在此水平发生吻合。该吻合触发了镫骨动脉的退化,一般在胚胎期 10 周时发生。舌骨动脉作为 ICA 的颈鼓支长期存在。如果镫骨动脉永存(PSA),其与下支之间的连接将被腹侧咽动脉所替代,上支则由永存镫骨动脉供血。上下支之间是通过棘孔吻合,当镫骨动脉持

续存在时,棘孔往往缺如或发育不全,最终脑膜中动脉将由颈内动脉通过永存镫骨动脉(PSA)供血。

PSA 在人群中的发生率为 0.5%,表现为中耳腔内的搏动性包块,伴或不伴搏动性耳鸣。偶尔因镫骨硬化导致传导性耳聋。PSA 可以看作是一种独立的变异,也可以看作与异常 ICA 相关。在后者情况下,永存镫骨动脉起自颈内动脉岩部,经 Jacobsen 管进入鼓室下前内侧,越过耳蜗岬,在镫骨脚之间(经闭孔)进入面神经管(fallopian),或平行走行进入自有管孔。然后向上走行,作为扩大的鼓室上动脉或岩浅动脉,形成脑膜中动脉。当 PSA 孤立出现时,此异常动脉由 ICA 岩部垂直段发出的颈鼓动脉扩大形成,并沿之前描述的路径走行。因此,当 MMA 不是典型发自颈内动脉近端时,棘孔会不发育或发育不全。

在 PSA 的病例中,CT 表现包括颈动脉管发出细小管道(孤立 PSA 时),岬上穿越中耳的线形软组织密度影,膨大的面神经管,或者与之平行的独立骨管。如前所述,棘孔缺如。需要指出,人群中有 3% 没有棘孔,但同时也没有 PSA 出现,因此,棘孔缺如仅仅是 PSA 的间接征象,确诊 PSA 还需要参考其他 CT 影像学证据。

3.3 临床影响

异常 ICA 虽然罕见,但不难辨认。临床症状类似血管球瘤、血管畸形(如动脉瘤、血管瘤)或耳硬化。误诊可能导致严重出血或缺血卒中的发生。出现无法控制的出血,必须行血管内治疗,可能需要牺牲供血血管,可能需要支架植入,或覆盖血流导向装置。

3.4 补充信息和病例

临床上重要的鉴别诊断为鼓室或颈静脉鼓室副神经节瘤,后者为最常见的中耳血管性肿瘤。虽然异常 ICA 与 PSA 或副神经节瘤的鉴别在临床上有挑战性,但颞骨 CT 可以很容易地分辨出这些病变。在鼓室副神经节瘤病例中表现为岬上方小的软组织肿块。颈静脉鼓室副神经节瘤病例则显示为以颈静脉孔为中心的渗透性血管占位,延伸至中耳。另一个鉴别诊断是颈静脉球开裂,颞骨 CT 显示为覆盖颈静脉球的骨片开裂,小部分颈内静脉凸入中耳(见图 3.3 至图 3.6)。

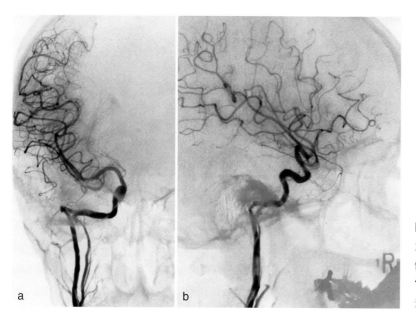

图3.3　女性患者,28岁，出现传导性耳聋,并发现鼓膜后肿物。右侧颈内动脉前后位(a)和侧位(b)造影显示,右侧颈内动脉双重起源,"正常"颈内动脉颈段发育不良,在岩骨段与"咽升动脉起源"的颈内动脉汇合。

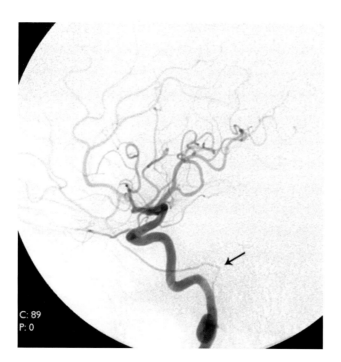

图3.4　男性患者,27岁,耳镜检查中发现搏动性肿块。左ICA血管造影显示,一条血管自岩骨段ICA(黑色箭头所示)发出,向MMA供血,这是典型的PSA血管影像。

要点及注意事项

- "异常ICA"伴随ICA第一段(颈段)发育不全。
- "异常ICA"实际上是由APhA、下鼓室支,与I-CA颈鼓支组成的侧支循环,相当于在水平岩骨段重建颈内动脉。
- PSA可与异常ICA同时发生,也可单独发生。无论以上哪种情况，棘孔均会缺如或发育不全,MMA将从PSA发出,而不自ECA发出。

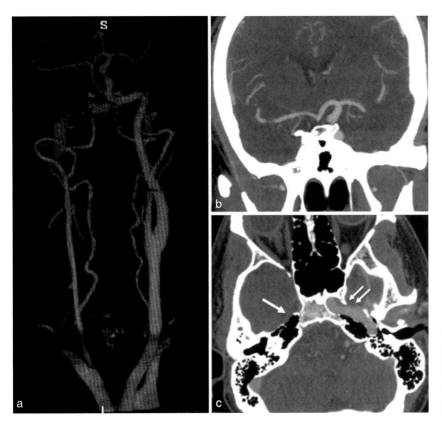

图 3.5　3D CTA(a)和增强 CT 冠状位(b)及轴位图像(c)显示,右侧 ICA 先天缺失。可见右侧颈动脉管(白色箭头所示)缺失,左侧 ICA 明显增粗(白色双箭头所示),通过前交通动脉为右侧大脑半球供血。

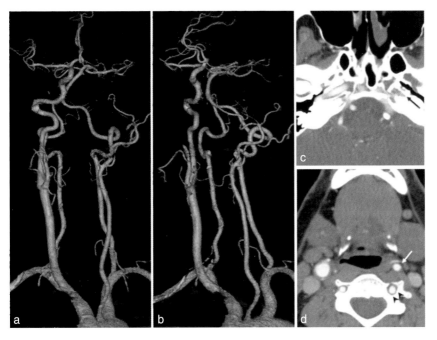

图 3.6　3D CTA 前后位(a)和斜位(b)显示,左 ICA 缺如。左侧 ACA 经由前交通动脉供血,左大脑中动脉经由左侧后交通动脉供血。增强 CT 轴位(c,d)图像显示,左颈动脉管缺如(黑色箭头所示),左 ECA(白色箭头所示)及左椎动脉(双黑色三角箭头所示)管径较粗。

推荐读物

[1] Lasjaunias P, Santoyo-Vazquez A. Segmental agenesis of the internal carotid artery: angiographic aspects with embryological discussion. Anat Clin 1984; 6: 133–141

[2] Roll JD, Urban MA, Larson TC, III, Gailloud P, Jacob P, Harnsberger HR. Bilateral aberrant internal carotid arteries with bilateral persistent stapedial arteries and bilateral duplicated internal carotid arteries. AJNR Am J Neuroradiol 2003; 24: 762–765

[3] Sauvaget E, Paris J, Kici S et al. Aberrant internal carotid artery in the temporal bone: imaging findings and management. Arch Otolaryngol Head Neck Surg 2006; 132: 86–91

[4] Silbergleit R, Quint DJ, Mehta BA, Patel SC, Metes JJ, Noujaim SE. The persistent stapedial artery. AJNR Am J Neuroradiol 2000; 21: 572–577

[5] Thiers FA, Sakai O, Poe DS, Curtin HD. Persistent stapedial artery: CT findings. AJNR Am J Neuroradiol 2000; 21: 1551–1554

[6] Willinsky R, Lasjaunias P, Berenstein A. Intracavernous branches of the internal carotid artery (ICA). Comprehensive review of their variations. Surg Radiol Anat 1987; 9: 201–215

第4章

存留的颈动脉–椎基底动脉吻合

4.1 病例描述

4.1.1 临床表现

男性患者,48 岁,入院前 1 周突发右侧肢体乏力。

4.1.2 影像学检查

见图 4.1 和图 4.2。

4.1.3 诊断

左原始舌下动脉供应后循环,伴急性延髓前部缺血。

4.2 胚胎学和解剖学

在胚胎早期发育阶段,颈动脉–椎基底动脉之间存在短时吻合,为后脑供血。在理解颅颈区域血管系统发育解剖学的复杂性和精密性方面,Congdon 和 Padget 做了奠基性的工作。

原始血管分为三个双侧纵向系统:腹侧两组,之前讨论过的腹侧主动脉和背侧主动脉;背侧一组,位于神经管腹侧中线,纵行神经血管。纵行血管之间有横向节段血管连接。

胚胎 4mm 长时(28±1 天;Padget I 期),后循环和椎基底动脉系统尚不存在。腹侧主动脉的尾部覆盖中脑,后脑由背侧主动脉发出的双侧成对的动脉供血,这些血管通常是短暂存在的,在颈段水平,分支是前六支节段动脉。

这些节段动脉的第一和第二支被称为寰前动脉(PaA)1 型和 2 型。在颅内水平,两支血管连接背侧主动脉和纵行神经动脉:HA 和头侧的三叉动脉(TA)。在 HA 和 TA 之间,Padget 发现之前未曾报道过的第三条吻合,即耳动脉(OtA),下文将对其进一步讨论。

这些吻合血管存在时间不超过 1 周,在后循环发育的同时开始退化。在 29 ± 1 天,颈内动脉已经可以

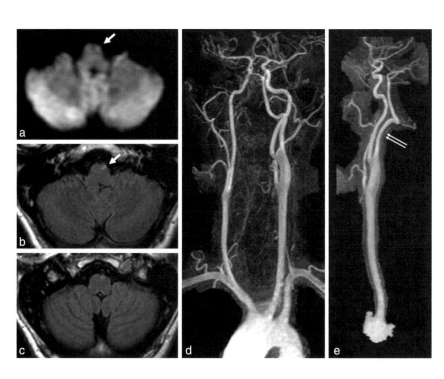

图 4.1 弥散加权 MRI(a)和 FLAIR 成像(b,c)显示,靠近锥体头侧的延髓左前方微小的高信号病灶,与最近发生的脑缺血位置一致。对比增强 MRA 前后位(d)和侧位(e)显示,双侧颈段椎动脉发育不良。基底动脉由先天的颈动脉–椎基底动脉吻合供血,该吻合动脉起自左侧颈总动脉分叉以远的颈内动脉,连接椎动脉的硬膜内段,此节段吻合称为原始 HA。

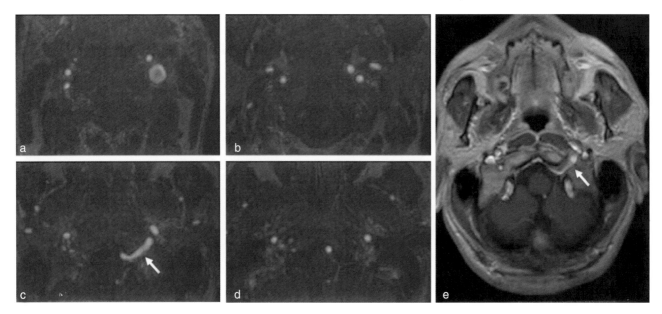

图4.2 图像(a~d)和对比增强T1加权MRI(e)显示,原始舌下动脉通过舌下神经管形成基底动脉(白色箭头所示)。

很好辨认,其尾端和纵行神经动脉头端发生吻合,形成早期的后交通动脉(PcomA)。与此同时,双纵神经动脉在中线部分融合,形成原始基底动脉(BA),以及椎基底血管系统形成最终血管构型。此时,HA和TA开始消失。在尾端,连接颈段前六支节间动脉的纵向血管融合形成最后的椎动脉。节段动脉的腹侧和背侧分支退化,仅剩PaA通过其头端分支和基底动脉相连接。在Padget Ⅲ期(31±1天,10mm),第六节段动脉的侧支尾端连接第七节段动脉头端分支,第七节段动脉将发育成为成人锁骨下动脉,血流方向反向,变成自尾侧向头侧方向。此时,基底血供不再来自颈动脉系统,而是来自椎动脉,椎基底动脉系统也由此建立。此时,节段性胚胎血管消失,有些残留可能保留至成年。

不同的研究已经报道了颈动脉-椎基底动脉吻合的总体发生率为0.1%~1.25%。可能系血流动力学的原因,这些血管的持久存在与血管胚胎发育异常有关。因此,经常观察到同时合并椎基底循环异常或Willis环的异常。

下面的章节以尾侧到头侧的顺序对这些血管胚胎期和存留形态(成年形态)的特点进行描述。

4.2.1 寰前动脉

寰前动脉(PaA)是最后才消失的胚胎血管,和颈段近颅侧的两支节段血管相关。寰前动脉的存留目前报道不足50例。

PaA 2型对应于第二节间动脉。起自颈外动脉(ECA),与C2神经根伴行,向后行走于寰枢椎之间,进入横突孔。该动脉一般退化为C2枕-椎动脉吻合。如果血管没有退化,自颈外动脉发出后迅速向后上方走行形成一血管环,穿过寰椎横突孔,上升并在C1水平进入硬膜。随后与对侧椎动脉V3段吻合在延髓前方形成基底动脉。

PaA 1型对应于第一节间动脉,与第一颈神经关系密切。第一节间动脉供应后循环直至椎动脉完全发育后才最终消失。第一节间动脉是最后消失的节间动脉,一般在胚胎10~12mm阶段,此时椎动脉的颅内段形成。若出现血管退化,在成人阶段第一节间动脉的近端残余形成枕动脉以及C1水平的枕椎吻合,这种动脉永存的发生较PaA 2型少见。若胚胎后阶段该血管仍然存在,则该血管通常起源于C2~C4水平之间ICA后壁,绕第一颈椎背侧走行,经过枕颈结合部间隙,不经横突孔直接穿过硬膜。在穿过枕骨大孔之前与椎动脉V3段在枕下区汇合。永存PaA通常在ICA外侧走行,向背侧形成急弯状血管襻,绕寰椎上方进入颅内。通常,PaA无分支血管发出,极少数情况下,可见枕动脉起自PaA。PaA存留的病例中,同侧、对侧或双侧椎动脉出现发育不全或缺失的发生率约为50%(见图4.3和图4.4)。

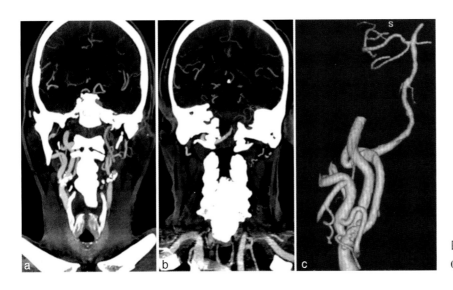

图 4.3　冠状位 (a,b) 和 3D 斜位重建 (c) CTA 显示，右侧向后颅窝供血的 PaA 1 型。

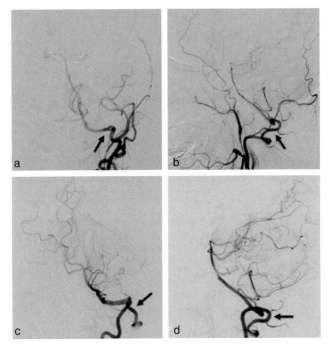

图 4.4　左颈外动脉造影 (a,b) 和左侧椎动脉 (c,d) 造影正位 (a,c) 及侧位 (b,d) 显示，C1 水平枕动脉和椎动脉之间的寰前动脉 1 型吻合 (即 C1 的枕椎吻合)。可见由于置管引起的左颈外动脉痉挛。

4.2.2　舌下动脉

舌下动脉是第一个消失的胚胎动脉，也是第二位常见的留存颈动脉–椎基底动脉吻合支，全脑血管造影检出的发生率为 0.02%~0.1%。胚胎期，血管起源于原始的 ICA，进入腹侧的舌下神经管，舌下神经管也是第 12 对颅神经根出颅的通道，保持在舌下神经管中间走行汇入位于脑干腹侧的同侧椎动脉。根据 Padget 分类法，该血管通常在 29±1 天消失。如果该血管在发育期后永存，它通常起自 C1 和 C2 之间或 C2 水平的颈内动脉后壁。与其胚胎期走行一致，同第 12 颅神经一起，通过舌下神经管与椎动脉吻合。极少数情况下，HA 可能起自 ECA 后壁，与舌动脉相对，然后向喙侧在 ICA 颈部节段的后方走行，成为 ECA 的枕部分支。在寰枕交界区形成一血管襻后，进入舌下神经管。HA 血管永存往往合并同侧的椎动脉、后交通动脉发育不全或无发育，并常常引起第 11 颅神经或第 12 颅神经的受压并出现症状。永存 HA 通常无症状，往往在偶然脑血管造影中发现的，但有文献认为 HA 作为一种永存的颈动脉–椎基底动脉吻合常常合并有其他的血管病变，如 HA 动脉瘤合并颅内其他血管，尤其是基底动脉的动脉瘤。

4.2.3　耳动脉

耳动脉是否存在存有争议。根据 Lie 关于诊断留存颈动脉–椎基底动脉吻合支的理论，留存耳动脉应起自岩骨颈动脉管侧方的颈内动脉岩骨段，靠近其内侧转折。随后与面神经、听神经伴行穿过内耳道，在基底动脉尾端汇入后者。在有限的文献中，没有确凿的证据表明有耳动脉的存在，迄今为止有关该血管的描述其实起源于较低的 TA 或镫骨动脉残留。Lasjaunias 的结论是，该动脉不可能作为独立于 TA 之外的血管系统单独存在，其理论基础是如同第八对颅神经位于岩骨中一样，目前尚无系统性证据，近来也无证据表明成对的纵行神经动脉丛与背侧主动脉存在吻合或其残留血管在此水平穿过颅底。而TA、HA和PaA均为与间脑、后脑、脊髓及其附属神经的体节胚胎结构相关的节段动脉。耳的结构不是节段性的,主要从耳板发育而来,因此,没有理由认定该处会有节段性联系,与其他三个颈动脉-椎基底动脉吻合,也没有证据表明低等动物存在耳动脉。

4.2.4　三叉动脉

三叉动脉是最常见的颈动脉-椎基底动脉吻合支,约占永存动脉的85%,造影检查中发现三叉动脉的概率为0.1%~0.6%。永存三叉动脉多起自颈动脉孔以远颈内动脉海绵窦段的后壁。也可起自该水平颈内动脉的前壁或侧壁。其他可能的起源点包括但不限于颈内动脉的岩骨段远端、虹吸段或鞍前段。在海绵窦内,三叉动脉位于动眼神经、滑车神经、展神经的上方,三叉神经眼支和三叉神经节的内侧。三叉神经自海绵窦的后壁发出,随即在鞍旁或鞍内走行。按两种方式进入后颅窝:约50%的情况,穿过蝶鞍,走行在自己的血管沟内,穿过斜坡附近的硬膜;在另一半情况下,三叉动脉位于三叉神经感觉根和蝶鞍外侧之间,在后床突的血管沟内走行,离开海绵窦后走行在硬脑膜外。这个血管沟的顶部由岩床韧带形成。该动脉随后通常在小脑前下动脉和小脑上动脉之间汇入基底动脉。三叉动脉进一步可分成以下几种类型:

TA Saltzman 1型：此型于SCA和AICA之间汇入基底动脉,汇入点的近端基底动脉常常发育不全,后交通动脉缺失或显影不清。三叉动脉同时向大脑后动脉和小脑上动脉供血(见图4.5和图4.6)。

TA Saltzman 2型：此型同样在SCA和AICA之间汇入基底动脉,但后交通动脉存在,并至少向一支大脑后动脉供血(见图4.7和图4.8)。

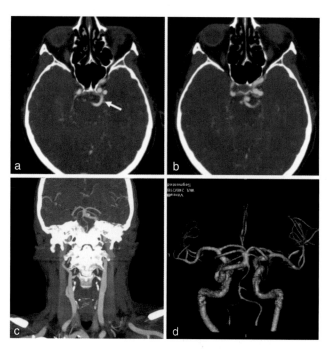

图4.5　轴位(a,b)和冠状位(c)重建CTA显示,一条不规则动脉横穿左侧桥前池,连接左侧颈内动脉海绵窦段和基底动脉。3D重建后前位CTA(d)证实存在有一条左侧三叉动脉。

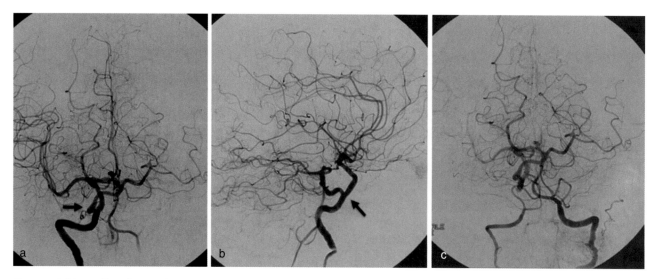

图4.6　右侧ICA前后位(a)和侧位(b)以及左侧椎动脉前后(c)血管造影显示,右侧三叉动脉起自右侧ICA岩骨-海绵窦段,在基底动脉上的1/3处汇入。

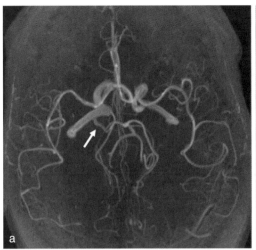
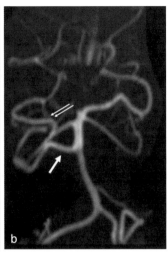

图 4.7　时间飞行 MRA 轴位 (a) 所示和正位 (b) 显示 Saltzman 2 型三叉动脉（白色箭头所示），同时合并右侧胚胎型大脑后动脉（双箭头所示）。

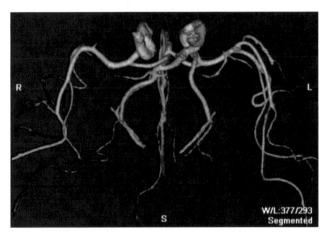

图 4.8　3D 重建 CTA 底面观显示，左侧三叉动脉和左侧颈内动脉发出的左侧胚胎型大脑后动脉。

TA Saltzman 3 型：直接汇入某根小脑动脉而非汇入基底动脉。可能汇入小脑上动脉（3a 型）、小脑前下动脉（3b）或小脑后下动脉（3c）（见图 4.9）。

如同其他颈动脉–椎基底动脉吻合，基底动脉和椎动脉吻合部位的近端存在不同程度的发育不全。

4.3　临床影响

多数颈动脉–椎基底动脉吻合均为偶然发现。但是，这些异常吻合常常合并血管异常，最多见的是动脉瘤（见图 4.10）以及颅神经受压症状。

这些血管对于脑组织的供血尤其重要。这些血管可能是后循环的主要供血或唯一供血，这种供应模式也可以解释某些意料之外部位的梗死，比如颈总动脉或颈内动脉粥样硬化斑块微栓子脱落却引起后循环

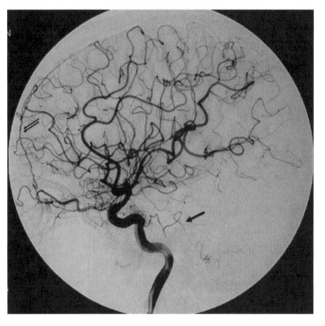

图 4.9　蛛网膜下隙出血患者的右颈内动脉侧位血管造影显示向右侧小脑后下动脉区域供血的三叉动脉（黑色箭头所示）。可见自眼动脉发出的镰前动脉（双箭头所示）明显增粗，不伴有任何动静脉分流，可能是脑膜刺激的结果。

供血区的梗死灶。

需要注意的是，留存 TA 在 PHACE 综合征儿童患者中发生率很高（后颅窝、血管瘤、动脉病变、心脏异常/主动脉缩窄和眼部异常；12%~16%）。

4.4　补充信息

临床上很少遇到颈动脉–椎基底动脉吻合，常常在脑血管造影检查时被意外发现，随着无创脑血管检

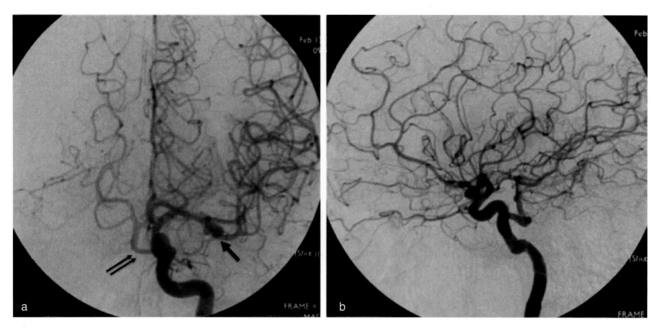

图 4.10　左颈内动脉前后位 (a)、侧位 (b) 血管造影显示,左侧大脑中动脉分叉部有一囊性动脉瘤(黑色箭头所示),疑似多发动脉瘤,进一步检查意外发现左侧三叉动脉(双箭头所示)。

查的增多,其检出率会相应增多。

　　上述留存血管的鉴别诊断要考虑异常血管的起源,以及进入颅底的走行或位置。留存 PaA 的诊断要求血管起源于 ICA(1 型)或 ECA(2 型)以及从枕骨大孔入颅。进一步区分 1 型和 2 型的依据是,2 型通过寰椎的横突孔,而 1 型却不会。留存 HA 起源于 C1 至 C2 水平的颈内动脉,通过舌下神经孔入颅,基底动脉在 HA 汇入点以远充盈,而后交通动脉消失或造影不可见。TA 多起源于颈内动脉海绵窦段,通过两条可能的路径穿过颅底汇入基底动脉:内侧和外侧路径。将该血管和其他起源或走行于颈内动脉海绵窦段附近的血管区分开来十分重要,这些血管通常是小脑幕源动脉或脑膜垂体干以及其他不常见的血管(即留存上颌动脉、海绵窦颈内动脉起源的脑膜中动脉等),同后循环没有供血关系。

要点及注意事项

- 最常见的颈动脉–椎基底动脉吻合是 TA,其次是 HA 和 PaA。OtA 是否存在尚有争议。
- 颈动脉–椎基底动脉吻合的鉴别依据血管的起源和通过颅底的位置。
- 与其他颈动脉–椎基底动脉吻合相比,HA 更容易合并颅内动脉瘤。

推荐读物

[1] Agnoli AL. Vascular anomalies and subarachnoid haemorrhage associated with persisting embryonic vessels. Acta Neurochir (Wien) 1982; 60: 183–199

[2] Congdon ED. Transformation of the aortic-arch system during the development of the human embryo. Contrib Embryol 1922; 68: 47–110

[3] Lasjaunias P, Berenstein A. Surgical Neuroangiography. Vol 3. Berlin: Springer-Verlag; 1990: 197

[4] Lie AA. Congenital Anomalies of the Carotid Arteries. Amsterdam: Excerpta Medica Foundation 1968: 70–75

[5] Luh GY, Dean BL, Tomsick TA, Wallace RC. The persistent fetal carotid-vertebrobasilar anastomoses. AJR Am J Roentgenol 1999; 172: 1427–1432

[6] Padget DH. The development of the cranial arteries in the human embryo. Contrib Embryol 1948; 212: 205–261

[7] Saltzman GF. Patent primitive trigeminal artery studied by cerebral angiography. Acta Radiol 1959; 51: 329–336

[8] Siddiqui AH, Chen PR. Intracranial collateral anastomoses: relevance to endovascular procedures. Neurosurg Clin N Am 2009; 20: 279–296

[9] Vasović L, Jovanović I, Ugrenović S, Vlajković S, Jovanović P, Stojanović V. Trigeminal artery: a review of normal and pathological features. Childs Nerv Syst 2012; 28: 33–46

[10] Vasović L, Milenković Z, Jovanović I, Cukuranović R, Jovanović P, Stefanović I. Hypoglossal artery: a review of normal and pathological features. Neurosurg Rev 2008; 31: 385–395, discussion 395–396

[11] Vasović L, Mojsilović M, Andelković Z et al. Proatlantal intersegmental artery: a review of normal and pathological features. Childs Nerv Syst 2009; 25: 411–421

第 5 章

下外侧干和脑膜垂体干

5.1 病例描述

5.1.1 临床表现

女性患者,53岁,左眼上睑下垂4个月,随后出现左眼肿胀和眼球突出。造影显示,左侧海绵窦区硬脑膜动静脉瘘,向左侧眼上静脉引流。供血动脉为左侧颈内动脉(ICA)发出的下外侧干(ILT)。之前曾试图通过静脉入路栓塞此硬脑膜动静脉瘘未能成功,其原因是无法到达引流瘘和向眼上静脉引流的海绵窦分隔腔。

5.1.2 影像学检查

见图5.1。

5.1.3 诊断

硬脑膜动静脉瘘,由ILT供血。

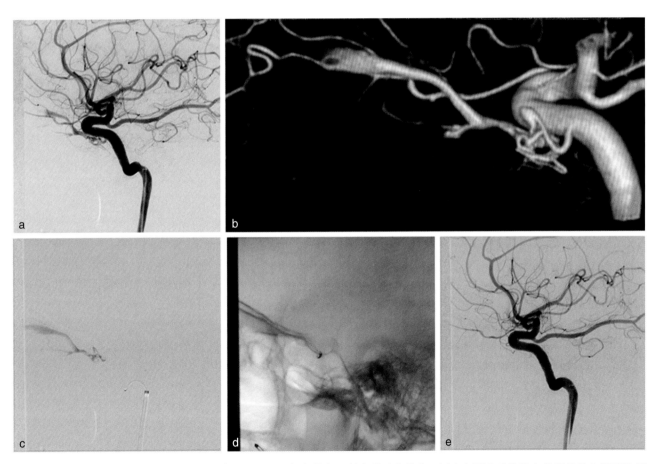

图5.1 左颈内动脉造影侧位(a)和3D重建(b)显示,左侧海绵窦区硬脑膜动静脉瘘。证实由颈内动脉发出的增粗的左侧下外侧干单支供血。早期可见经左侧眼上静脉引流以及左侧眼下静脉近端的早期充盈。虽然眼上静脉充盈更早,但血流缓慢,造影剂排空延迟及滞留。微导管进入下外侧干的近端,微量造影(c)显示,导管头在下外侧干远端位置稳定,瘘口显影。瘘口血流较慢,推测下外侧干内的微导管影响了血流。尽管采用多种微导管及微导丝反复尝试,仍无法将微导管放置至更远位置。考虑到安全范围较小,未采用液体栓塞剂栓塞。本例硬脑膜动静脉瘘为单一低流量类型,因此决定采取经动脉封堵方法治疗,采用电解弹簧圈经下外侧干(d)进入远端的瘘瘘段进行栓塞,造影显示瘘消失。一年后,复查颈外动脉及颈内动脉造影(e),未见瘘复发。

5.2　解剖学

ICA 海绵窦段发出诸多分支,最常见的是脑膜垂体干(MHT)和下外侧干。脑膜垂体干自 ICA 海绵窦段后膝部发出后向后、向外走行,分为四个分支:小脑幕缘动脉(或 Bernasconi 和 Cassinari 动脉)、脑膜背侧动脉(也称为背侧或外侧斜坡动脉)、小脑幕基底动脉、垂体下动脉。小脑幕缘动脉沿着海绵窦顶部向后向小脑幕游离缘走行。脑膜背侧动脉于展神经外上方进入 Dorello 管并供应斜坡的硬脑膜,并于此处与咽升动脉的斜坡分支吻合。小脑幕基底动脉走行于岩骨的顶侧,沿幕缘和岩骨脊之间靠外侧走行。垂体下动脉供应海绵窦内侧壁。

ILT 起自 ICA 海绵窦水平段,发出三大主要分支:上支、前支及后支(见图 5.2)。

上支供应海绵窦顶部以及动眼神经、滑车神经的近端。前支和后支均有内外侧两个分支。前内侧分支向眶上裂走行,供应的动眼神经、滑车神经和展神经的远端部分,并且(作为眼动脉深回旋支)与眶内眼动脉吻合。前外侧支进入圆孔,与颈外动脉(ECA;通过圆孔动脉,源自上颌动脉)吻合。后内侧支向卵圆孔走

行,与颈外动脉的副脑膜动脉在卵圆孔处相吻合,供应展神经、三叉神经节和三叉神经运动根。ILT 后外侧支在棘孔处与脑膜中动脉吻合,也参与三叉神经节供血。

5.3　临床影响

颅神经血供和潜在的 ECA-ICA 吻合在不同章节中均有描述,作者认为 ILT 和 MHT 值得特别关注,因为它们是典型的"危险"血管,只有充分理解它们的解剖特点后,才可以进行安全的栓塞。ILT 和 MHT 是ECA - ICA 吻合的重要途径,在海绵窦区域的颅神经供血方面发挥了重大作用。在该区域操作时,需要记住以下吻合:ILT 的前外侧支和圆孔动脉在圆孔吻合,ILT 后内侧支与副脑膜动脉在卵圆孔吻合,ILT 后外侧支和脑膜中动脉在棘孔吻合,MHT 的外侧斜坡动脉和咽升动脉的斜坡分支在破裂孔水平的吻合。ILT 和 MHT 与颅神经供血关系:

动眼神经:ILT 的上支。

滑车神经:ILT 的上支和前内侧分支,以及 MHT 的小脑幕动脉。

三叉神经:ILT 后内侧支和后外侧支。

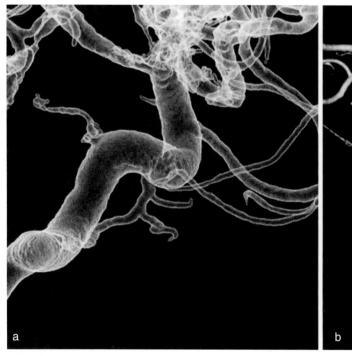
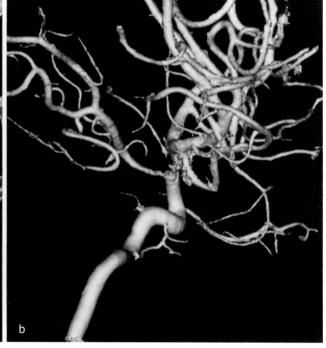

图 5.2　颈内动脉造影三维重建(a,b)显示,下外侧干的三个主要分支:分别走向海绵窦顶部的上支、走向圆孔的前支和走向卵圆孔的后支。

展神经:ILT 前内侧支和后内侧支、MHT 的小脑幕动脉和 MHT 的外侧斜坡动脉。

为防止小的神经滋养血管在微粒栓塞术中出现误栓(如脑膜瘤术前栓塞),作者建议在这些血管中使用大于 150μm 的微粒。在这些动脉供血的硬脑膜动静脉瘘病例治疗中,静脉入路(特别是海绵窦区硬脑膜瘘)可能比动脉入路更为可取。因为经动脉途径治疗中,液体栓塞材料可能渗透较深,或者采用楔式注胶模式,可以导致侧支循环和一些潜在吻合开放。因此,可能出现一些颅内循环意外栓塞或者影响颅神经血供。

对于经动脉途径,液体栓塞材料深穿透或楔式注射带来侧支血管和吻合开放的风险,可能导致颅内动脉循环意外栓塞,以及影响颅内神经血供。

5.4 补充信息和病例

采用微导管超选这些小动脉(MHT 和 ILT)非常困难,因为导管必须从一个直径相比非常大的动脉中进入一个直径小得多的动脉,而这个较小的动脉多在血管弯曲处发出或以锐角发出。这种情况下,向前推送微导管,更容易进入直径较大的血管而非直径较小的供血动脉,因而,临时在大血管中充盈的不可脱球囊有助于微导管超选。膨胀的球囊不仅可以防止导管脱出进入大动脉,同时改变了指向 MHT 或 ILT 的向前推力的轨迹。一旦达到远端位置,球囊还有助于防止微导管回弹,进一步稳定微导管的位置(见图 5.3 和图 5.4)。

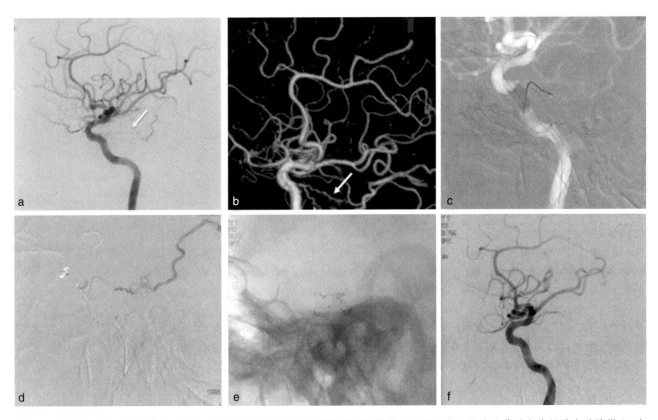

图 5.3 右颈内动脉造影侧位(a)和 3D 重建(b)显示,小脑幕硬脑膜动静脉瘘,由 MHT 发出的小脑幕游离缘的单支动脉供血(白色箭头所示)。该血管与颈内动脉之间的角度很大,微导丝仅能进入血管开口,但无法进入血管远端。将球囊放置于 MHT 远端并充盈,使微导管得以进入远端的供血血管(c,d)。注射液体栓塞剂之前,再次调整球囊位置,使之堵塞 MHT 的开口,由此稳定微导管,并阻止栓塞剂逆流至 ICA。X 线平片(e)显示胶铸型。该动静脉瘘完全闭塞(f)。

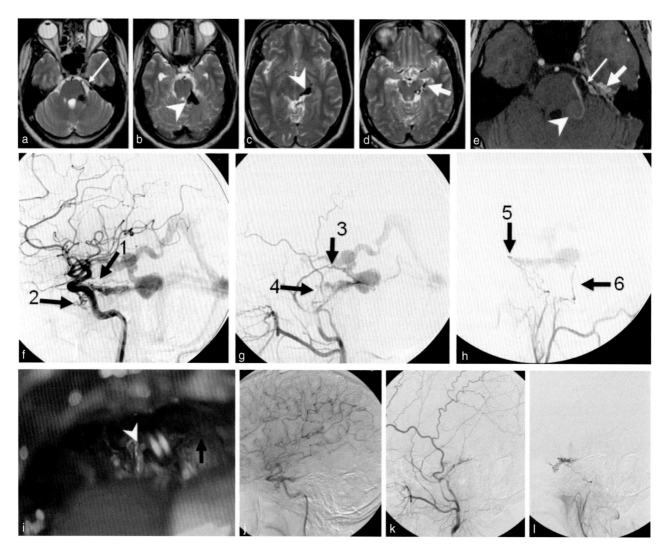

图5.4　患者,36岁,左耳持续杂音,行MRI检查。轴位T2加权多个层面扫描(a~d)和时间飞跃MRA(e)显示,中脑外侧静脉扩张(a~e中的三角箭头所示)向Rosenthal基底静脉引流(d中的箭头所示)。该静脉由岩上静脉汇流而来(a和e中的小箭头所示),后者起源于岩尖进入脑桥侧面的中脑静脉。由于岩尖部有明显的血管流空影(e中的白色箭头所示),因此高度怀疑该区域为瘘发生区域。左侧ICA(f侧位图)、颌内动脉(g)和共干枕动脉及咽升动脉常规血管造影(h)显示,硬脑膜动静脉瘘,瘘口由MHT的小脑幕游离缘动脉(1)和ILT后支(2)供血,后者通过其外侧支与MMA(3)发生吻合,通过内侧分支与脑膜副动脉(4)吻合。咽升动脉通过外侧斜坡分支与MHT(5)吻合参与瘘口供血。注意枕动脉的茎乳支(6)与MMA的岩支发生吻合供应面神经管内面神经。鉴于存在丰富的吻合以及与面神经血供的密切关系,优先采用手术切断岩静脉的方法进行治疗。手术图像(i)显示,夹闭岩静脉(箭头指向已空虚的静脉残端)。血管夹放置在岩静脉穿过硬脑膜处(箭头指向覆盖岩尖的硬脑膜)。术后左侧ICA(侧位图j)、颌内动脉(k)及共干枕动脉和咽升动脉(h)常规造影显示,瘘口完全消失,无皮层静脉反流。

要点及注意事项

- ILT和MHT解剖变异很大,从这些主干上发出的动脉在正常情况下非常细小,很难辨认。
- 在动-静脉分流性疾病(尤其是小脑幕和海绵窦区的硬脑膜动静脉瘘,面部动静脉畸形)血供丰富的脑膜瘤、海绵状血管瘤海绵窦、青少年鼻咽

纤维血管瘤和副神经节瘤等情况下,这些动脉都会增粗。

- 采用球囊辅助可能更容易超选进入以上血管,球囊不仅仅可以防止导管回弹入大血管(如颈内动脉),还可以保持微导管在靶血管中的稳定性。

推荐读物

[1] Capo H, Kupersmith MJ, Berenstein A, Choi IS, Diamond GA. The clinical importance of the inferolateral trunk of the internal carotid artery. Neurosurgery 1991; 28: 733–737, discussion 737–738

[2] Lasjaunias P, Moret J, Mink J. The anatomy of the inferolateral trunk (ILT) of the internal carotid artery. Neuroradiology 1977; 13: 215–220

[3] Marinkovic S, Gibo H, Vucevic R, Petrovic P. Anatomy of the cavernous sinus region. J Clin Neurosci 2001; 8 Suppl 1: 78–81

[4] Reisch R, Vutskits L, Patonay L, Fries G. The meningohypophyseal trunk and its blood supply to different intracranial structures. An anatomical study. Minim Invasive Neurosurg 1996; 39: 78–81

[5] Robinson DH, Song JK, Eskridge JM. Embolization of meningohypophyseal and inferolateral branches of the cavernous internal carotid artery. AJNR Am J Neuroradiol 1999; 20: 1061–1067

[6] Zhao WY, Krings T, Yang PF et al. Balloon-assisted superselective microcatheterization for transarterial treatment of cranial dural arteriovenous fistulas: technique and results. Neurosurgery 2012; 71 Suppl Operative: ons269–ons273, discussion ons273

第 6 章

硬脑膜环和颈动脉窝

6.1 病例描述

6.1.1 临床表现

女性患者,33 岁,长期偏头痛,常规 MRI 检查意外发现颅内动脉瘤。

6.1.2 影像学检查

见图 6.1。

6.1.3 诊断

未破裂的垂体上动脉瘤,位于硬膜远环上方。

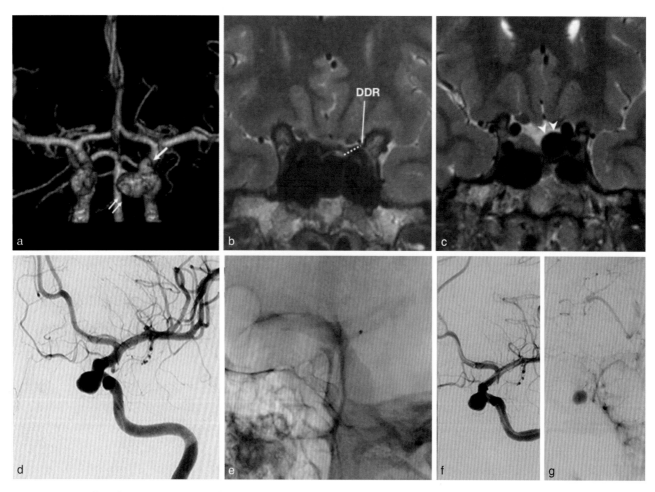

图 6.1 CTA 三维重建(a)显示,颈内动脉床突段指向内侧的动脉瘤(双箭头所示),瘤颈位于眼动脉开口之下(箭头所示)。高分辨率磁共振冠状位 T2 加权像(b,c)显示,远端硬膜环的位置(b 图上,DDR)。动脉瘤颈位于远端硬膜环之上,动脉瘤顶因此突入蛛网膜下隙(三角箭头所示)。术前左颈内动脉斜位造影(d)显示,床突段动脉瘤指向内侧。植入两枚血流导向支架后斜位 X 线片(e)显示,两枚支架的重叠部位于动脉瘤颈。治疗后,左颈内动脉造影动脉期(f)和静脉期(g)显示,动脉瘤腔造影剂停滞,血流导向效果满意。

6.2 解剖学

前床突(ACP)周围和所谓的颈内动脉床突旁段的解剖结构非常复杂。前床突通过视神经管上壁和蝶鞍平台连接,通过视柱和蝶骨体相连,内侧的视神经管和外侧的眶上裂被视柱分隔开。该区域有三个硬脑膜褶皱:镰状韧带、远端硬膜环与近端硬膜环,近端硬膜环也被称为颈动脉动眼神经膜(COM)。镰状韧带是这三个硬脑膜褶皱中最靠近颅侧的,恰好位于视神经进入视神经管口的上方,向内侧与覆盖蝶骨平台硬脑膜融合。在该区域行动脉瘤显微外科手术时,镰状韧带是一个重要的解剖标志。

近端硬膜环或 COM 是颈内动脉海绵窦段向床突段过渡的标志。该环位于 ACP 的下界,将 ACP 与动眼神经分隔开来,自动眼神经内侧延伸并包绕颈内动脉,于颈内动脉前缘和外侧缘形成明确的环,此环在颈内动脉的内侧的结构是不完整的。

远端硬膜环(DDR)是 ACP 上方的硬脑膜向内侧延伸、视柱上表面的硬脑膜向后延伸、颈动脉沟的硬脑膜向外延伸、鞍隔和后床突上表面的硬膜向前延伸构成。颈动脉环(carotid collar)是位于 COM 和 DDR 之间的薄的硬膜,后者环绕床突段 ICA。颈动脉环松散附着于 ICA,但在 DDR 处与之融合成一个连续的硬膜层,与 ICA 连接紧密。DDR 和 COM 融合于前床突后尖部形成一单层硬脑膜,并和鞍隔融为一体。

ICA 床突段位于近端和远端硬膜环之间。DDR 是 ICA 颅内段和和硬膜外段分界的解剖学标志,也是颈内动脉眼动脉段和床突段的分界。

远端硬膜环与颈内动脉外侧壁附着紧密,但在颈内动脉的内侧,该环在附着于颈内动脉之前向下折返,形成一个局部的陷窝。Kobayashi 和他的同事在 1989 年将颈内动脉内侧和 DDR 之间的陷窝命名为"颈动脉窝"。此陷窝的重要性在于蛛网膜可突入这个陷窝,并于 DDR 之下形成蛛网膜下隙。尸体解剖学研究发现,约 75% 的个体存在此陷窝。

在颈动脉窝区域内颈内动脉发出两个主要分支:眼动脉(OA)和垂体上动脉复合体。

眼动脉多起源于远端硬膜环的远端、视神经下方的硬膜内颈内动脉。有时,眼动脉起源于颈内动脉床突段(即远端硬膜环下方),在硬膜外走行一段后进入硬膜下,称为硬膜间起源(约 7%)。另外,眼动脉也可起源于海绵窦段,如背侧眼动脉,更少见的起自 A1,称为原始腹侧眼动脉(见病例 7)。

垂体上动脉复合体起自邻近 OA 的颈内动脉内侧壁("床突旁"颈内动脉),多为 1~5 支小的血管分支。垂体上动脉可在 DDR 上方或下方,可能与颈动脉窝动脉瘤的发生有关。

6.3 临床影响

当评估这一区域的动脉瘤破裂风险并选择合适的治疗手段时,明确动脉瘤的正确位置是非常重要的。一般来说,DDR 下方的动脉瘤通常视为硬膜外,意味着几乎没有蛛网膜下隙出血的风险。硬膜外动脉瘤主要临床表现是占位效应,小动脉瘤一般无症状,作者一般采用保守治疗。而 DDR 远端的动脉瘤则位于硬膜下,因此,有破裂导致蛛网膜下隙出血的风险,需要积极治疗。

颈动脉窝动脉瘤被视为最近端的硬膜内动脉瘤,治疗非常具有挑战性。这些动脉瘤可能位于 DDR 下方,但因为颈动脉窝内可能存在蛛网膜陷窝,所以仍有可能动脉瘤瘤顶暴露于蛛网膜下隙。当动脉瘤指向前内侧方向时,更容易出现这种情况,此时颈动脉窝位置更深,甚至可以低至 COM 水平。

直接清晰地显示 DDR 和颈内动脉窝极具挑战性。非减影血管造影片中的骨性标志可以用来作为替代标志,包括 APC 的基底、ACP 的上表面、鞍结节。但这些骨性标志不是非常有效,因为 DDR 的解剖结构较这些骨性标志要多变得多。

眼动脉的发出点也可作为 DDR 的定位标志。眼动脉近端动脉瘤可视为硬膜外动脉瘤,而位于眼动脉和眼动脉远端的动脉瘤则视为硬膜内动脉瘤。这种划分方法有两个缺点,一是高达 15% 的患者眼动脉的起源可能是"非典型"的,这一点前面已有介绍;二是这种分法没有考虑到起自颈动脉窝的垂体上的动脉瘤。

CT 片上,构成视神经管底部的视柱(ACP 的后根)也可以作为 DDR 替代骨性标志。如前所述,DDR 在附着于颈内动脉内侧之前可以向下返折,因此,可能位于视柱水平下方。

高场强 MRI 采用高清晰度 T2 加权冠状位加速回旋序列(T2W-FSE)或者 MRA 与 3D 稳态 T2 加权融合技术已用来尝试直接显示 DDR。这些技术都有可能成功,有助于了解该区域的复杂解剖,但目前仍缺乏大样本手术来充分验证这些方法的有效性。

颈动脉窝动脉瘤有潜在的蛛网膜下隙出血风险，但目前尚没有将这种动脉瘤亚型和其他床突旁动脉瘤区分开来，因此，对其自然病史的了解也十分有限。颈动脉窝动脉瘤治疗决策需要以具体病例特点为基础，同时也要求充分了解局部解剖。MRI 对硬膜褶皱的解剖定位，尤其是 DDR，非常有帮助。

6.4   补充信息和病例

见图 6.2 和图 6.3。

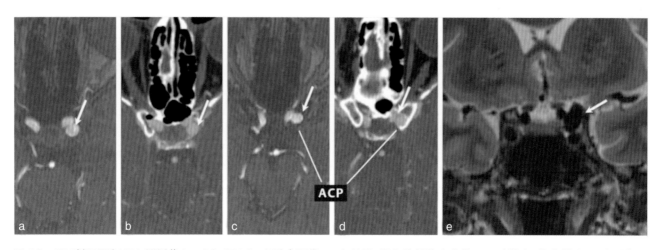

图 6.2   3T 时间飞跃 MRA 源图像 (a,c) 和 CTA (b,d) 融合图像 (a–d) 显示，指向外侧的床突段 ICA 动脉瘤 (箭头所示)。瘤颈位于颈内动脉的后外侧壁。瘤顶指向外侧的 ACP，局部骨质部分重构。冠状位 MRI 高分辨 T2 加权像 (e) 显示，动脉瘤指向外侧，位于预期的 DDR 下方。考虑到动脉瘤指向外侧，而在此部位 DDR 与 ICA 附着紧密，因此动脉瘤完全位于硬膜外，没有蛛网膜下隙出血的风险，建议保守治疗。

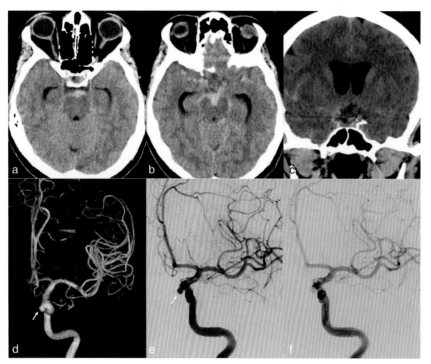

图 6.3   轴位 (a,b) 和冠状位 (c) 常规 CT 扫描显示，基底池和双侧外侧裂弥漫高密度影，诊断为蛛网膜下隙出血。尤其是在左侧颈动脉窝显示有积血。左 ICA 造影 (d,e) 显示，单一左颈内动脉窝动脉瘤 (白色箭头所示)，考虑到其位置、出血分布，同时也没有发现其他"责任"病变，故确认其为"犯罪"病变，随后给予栓塞 (f)。

要点及注意事项

- DDR 是 ICA 从硬脑膜外向硬脑膜下过渡的解剖学标志。
- DDR 内侧有一狭小陷窝称为颈动脉窝,该陷窝在前内侧方更深。
- 颈动脉窝动脉瘤虽然位于 DDR 的替代骨性标志(即视柱)水平之下,仍有可能有部分动脉瘤结构位于硬膜内。
- 突向外侧的床突段动脉瘤位于硬膜外,其瘤顶与颈动脉窝无关。
- 高分辨 MRI 序列有助于直接显示该区域的硬脑膜皱褶,尤其是 DDR。

推荐读物

[1] Beretta F, Sepahi AN, Zuccarello M, Tomsick TA, Keller JT. Radiographic imaging of the distal dural ring for determining the intradural or extradural location of aneurysms. Skull Base 2005; 15: 253–261, discussion 261–262

[2] Joo W, Funaki T, Yoshioka F, Rhoton AL, Jr. Microsurgical anatomy of the carotid cave. Neurosurgery 2012; 70 Suppl Operative: 300–311, discussion 311–312

[3] Kobayashi S, Koike G, Orz Y, Okudera H. Juxta-dural ring aneurysms of the internal carotid artery. J Clin Neurosci 1995; 2: 345–349

[4] Kobayashi S, Kyoshima K, Gibo H, Hegde SA, Takemae T, Sugita K. Carotid cave aneurysms of the internal carotid artery. J Neurosurg 1989; 70: 216–221

[5] Rhoton AL, Jr. Aneurysms. Neurosurgery 2002; 51 Suppl: S121–S158

[6] Thines L, Lee SK, Dehdashti AR et al. Direct imaging of the distal dural ring and paraclinoid internal carotid artery aneurysms with high-resolution T2 turbo-spin echo technique at 3-T magnetic resonance imaging. Neurosurgery 2009; 64: 1059–1064, discussion 1064

[7] Watanabe Y, Nakazawa T, Yamada N et al. Identification of the distal dural ring with use of fusion images with 3D-MR cisternography and MR angiography: application to paraclinoid aneurysms. AJNR Am J Neuroradiol 2009; 30: 845–850

第7章

背侧和腹侧眼动脉

7.1 病例描述

7.1.1 临床表现

男性患者,22岁,面部AVM二期治疗前行影像学检查。

7.1.2 影像学检查

见图7.1。

7.1.3 诊断

背侧眼动脉向面部AVM的眶部供血。

7.2 胚胎学和解剖学

眶部包含各种胚层分化而来的结构:神经外胚层[视神经(ON)、视网膜、睫状体]、近轴中胚层(肌肉腱膜系统、骨、软骨)和表面外胚层(晶状体、泪腺、眼睑)。人类有三套动脉系统可能参与眶区的供血:原始腹侧眼动脉(PVOA)、背侧眼动脉(DOA)和眶动脉,后者为镫骨动脉分支,镫骨动脉构成未来的脑膜中动脉(见病例3)。因此,成人眼动脉(OA)最终形态和眶内血供形式是胚胎早期多个血管退化和吻合的结果。

PVOA自大脑前动脉(ACA)A1段的前体血管发出,供应从神经外胚层分化而来的结构,伴随视神经走行。视神经被认为是中枢神经系统的眶内延伸。动脉经视神经管入眶,走行于视神经的内下方,发出视网膜中央动脉和鼻睫动脉。

DOA起自颈内动脉海绵窦段(或第五段),经眶上裂入眶,于视神经下外侧方走行,发出颞侧睫状动脉。

眶动脉(未来的脑膜中动脉的分支)经眶上裂入眶,然后分为内侧鼻筛支和外侧泪腺支。这两支血管均伴随三叉神经眼支(V1)的诸多分支,为肌肉腱膜系统和眼睑供血。

Lasjaunias等认为,胚胎期POVA和DOA在眶内视神经附近发生吻合。POVA和DOA的近端退化过程中,颈内动脉床突上段和POVA形成新的吻合,形成未来的OA起始部,这一发育过程存在很大的不可预测性。残留的DOA构成部分下外侧干(ILT)。在20mm阶段,眶动脉(未来的脑膜中动脉的分支)的鼻筛支(内侧支)由外向内侧从视神经上方越过与未来发育成眼动脉眶段的动脉发生吻合。此阶段,环绕视神经的动脉环形成。在胚胎期40mm阶段,眶动脉开始并入眼动脉,此过程一旦完成,成人形态的眼动脉也就形成。

由于这些原始血管退化和短暂吻合的多重变异性,导致OA起源和眶内供血模式的不同类型:

- 如果POVA退化并且床突上段ICA没有补充

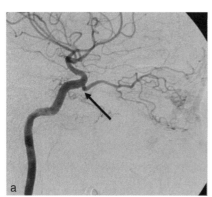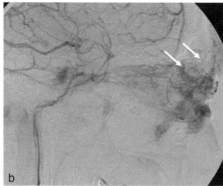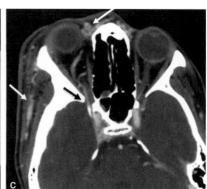

图7.1 左颈内动脉早期(a)和晚期(b)侧位造影显示,眼动脉起源于海绵窦水平段和床突段交界处(箭头所示),即ILT的范围,参与一弥散AVM的面部部分的供血(b图中白色箭头所示)。增强CT(c)显示,鼻顶部的异常血管分布于右侧面部(白色箭头所示)。眼动脉经眶上裂入眶(c图中黑色箭头所示)。

供血,眶内的血供将由 DOA 提供(所谓留存 DOA)。这种情况下,眼动脉将由颈内动脉海绵窦段 ILT 区域发出,经眶上裂入眶。

- DOA 可与成人型 OA 并存(即双起源 OA),更少见的是 DOA 与 POVA 并存。如果两支血管在眶内发生吻合,两支血管则均向眼感觉结构供血。如果眶内没有发生吻合,视网膜中心动脉将由最远端的血管(腹侧)发出。

- 如果 POVA 没有被床突上段 ICA 取代,前者将成为眼感觉结构主要供血(即所谓留存 POVA)。在这种情况下,POVA 起源于 ACA A1 段,并通过视神经管入眶,供血视网膜动脉。这种变异可与成人型 OA 或 DOA 并存,后者将供应剩余的眶内组织。少数情况下,留存 POVA 可作为眶内组织的唯一供血动脉。

- 一种变异的情况下,如果 A1 段缺如,大脑前动脉可能由 POVA 发出,即视神经下走行的 ACA(见病例 10)。

7.3 临床影响

存在 DOA 和正常眼动脉或者 PVOA 的患者,其眼感觉结构由最远端的动脉供血。DOA 和正常 OA 或 PVOA 共存的情况下,如果 DOA 和 PVOA 或 OA 之间没有吻合,则通过 DOA 进行栓塞将是非常安全的。

7.4 补充信息和病例

见图 7.2 至图 7.7。

> **要点及注意事项**
>
> - 成人 DOA 残留成形下外侧干。
> - 如果存在 DOA,其将经眶上裂入眶,所以它的所有的行程均在硬膜外。
> - PVOA 可能自 A1 段发出,经视神经管入眶。
> - 如果存在双重起源眼动脉(即 DOA 和 PVOA 或正常位置的眼动脉),眼感觉性结构由最远的动脉供血。

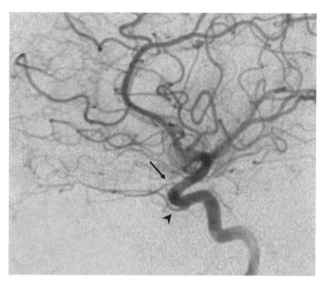

图 7.3 左侧位 ICA 造影显示,留存背侧眼动脉(三角箭头所示)和成人型眼动脉(箭头所示)或称为双起源眼动脉。这种情况下,视网膜中央动脉自床突上眼动脉发出(更远端或更腹侧的动脉)。

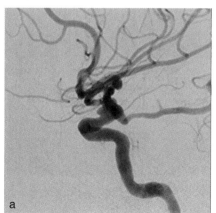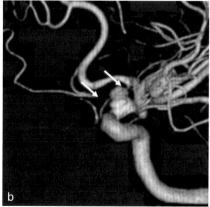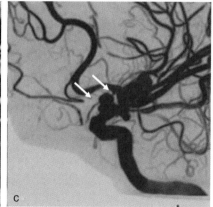

图 7.2 男性患者,54 岁,SAH。左侧位 ICA 造影(a)显示,床突上段远端宽颈动脉瘤。注意:床突段和床突上段交界处未见眼动脉。左 ICA 3D 旋转重建(b)、最大密度投影图像(c)显示,自左侧 A1 近端(白色箭头所示)向下方发出的一支动脉,入眶并供应眶内组织,考虑为原始腹侧眼动脉。

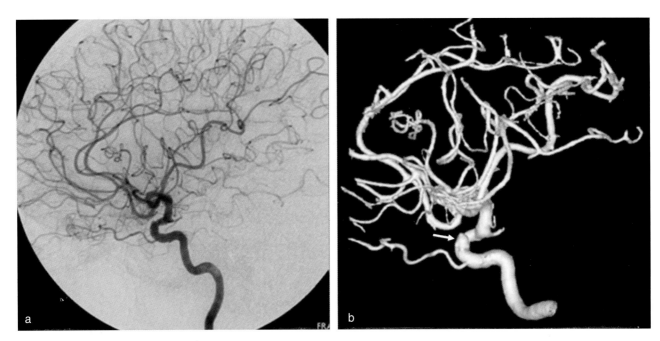

图 7.4 左侧颈内动脉造影侧位(a)和 3D 旋转重建(b)显示,留存 DOA,ICA 床突上段未能代偿的已退化的原始腹侧眼动脉。请注意,颈内动脉眼段动脉瘤(白色箭头所示),该患者临床表现为 SAH。

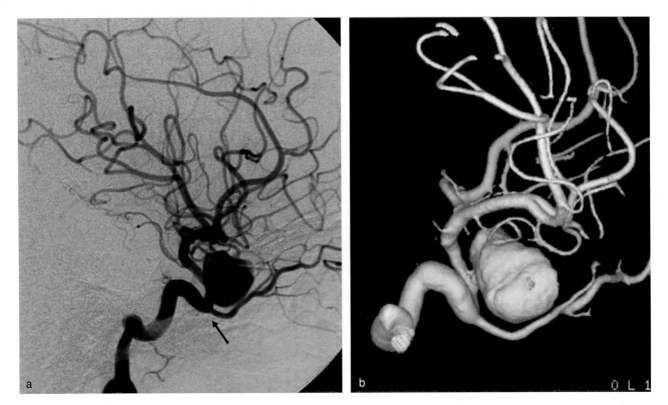

图 7.5 右侧颈内动脉造影侧位(a)和 3D 旋转重建(b)显示,DOA 起自右侧下外侧干(箭头所示)。检查发现患者右侧巨大颈内动脉眼动脉段动脉瘤。

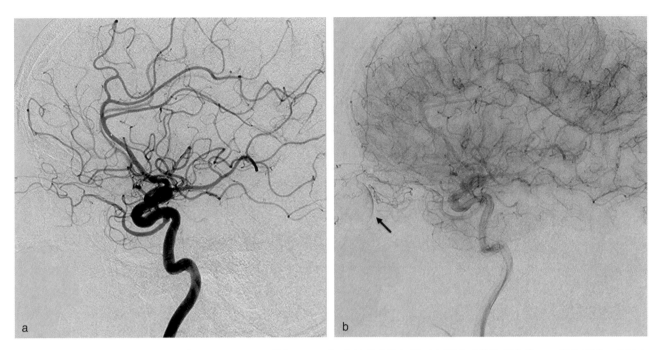

图 7.6　左侧颈内动脉造影侧位动脉期(a)和毛细血管期(b)显示,背侧眼动脉起源于左颈内动脉海绵窦段 ILT 所在区域。毛细血管期(箭头所示)可见脉络膜染色,为视网膜中央动脉起源的标志。

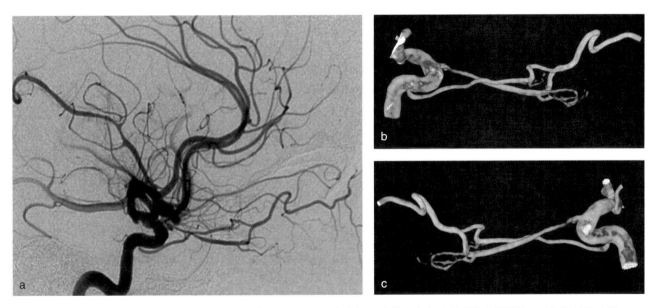

图 7.7　右侧颈内动脉造影侧位(a)和 3D 重建(b,c)显示,留存背侧眼动脉和成人型眼动脉或所谓的双重起源的眼动脉。

推荐读物

[1] Agarwal N, Singh PL, Karimi RJ, Gandhi CD, Prestigiacomo CJ. Persistent vestige of dorsal ophthalmic artery: a case report. J Neurointerv Surg 2013; 5: e25

[2] Hayreh SS. Orbital vascular anatomy. Eye (Lond) 2006; 20: 1130–1144

[3] Komiyama M. Letter to the editor – embryology of the ophthalmic artery: a revived concept. Interv Neuroradiol 2009; 15: 363–368

[4] Lasjaunias P, Berenstein A, ter Brugge KG. Surgical Neuroangiography. Vol. 1. 2nd ed. Berlin: Springer; 2006

[5] Willinsky R, Lasjaunias P, Berenstein A. Intracavernous branches of the internal carotid artery (ICA). Comprehensive review of their variations. Surg Radiol Anat 1987; 9: 201–215

第 8 章

眼动脉的分支

8.1 病例描述

8.1.1 临床表现

男性患者,54 岁,表现为左侧眶周内侧长期搏动性肿物。

8.1.2 影像学检查

见图 8.1。

8.1.3 诊断

眶内侧 AVM,主要由眼动脉(OA)分支供血。

8.2 解剖学

眶区主要由眼动脉供血,同时颈外动脉(ECA)提供少量供血。OA 眶内段发出多个分支血管供应眶内结构。OA 分支的起源的顺序和位置多变,概念上可以把这些分支分为四组:眼组(视网膜中央动脉和睫状动脉);眶组(泪腺和肌动脉);眶外组(筛动脉、眶上动脉、滑车上动脉、眼睑动脉和鼻背动脉)和硬膜组(回返深、浅动脉)。典型情况下,这些分支都是眼动脉的属支,形成"成人型"眼动脉模式。

8.2.1 眼组

眼组经腹侧眼动脉(舌骨支)起自胚胎期颈内动脉,变异较少。眼组分支发出顺序不受眼动脉起源影响,但受眼动脉是否走行于视神经(ON)上方(83%)或下方(17%)的影响。如果眼动脉在视神经上方走行,第一个分支为视网膜中央动脉(CRA),其后为睫状后长动脉。而眼动脉在视神经下方走行时,第一个分支为睫状后外侧长动脉,第二个分支为视网膜中央动脉。视网膜中央动脉属于终末支,和其他血管之间无吻合。因此,如果栓塞过程中牺牲了该动脉,将不可避免导致视网膜缺血和单眼盲。睫状后长动脉可以单独发出,也可以作为肌睫干的分支发出,供应脉络膜。造影时,可表现为脉络膜染色。因为睫状动脉和视网膜中央动脉从 OA 发出时的位置接近,因此,脉络膜染色也可作为 CRA 的间接标志。

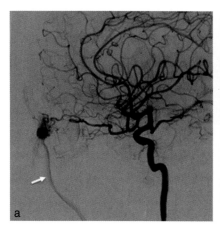 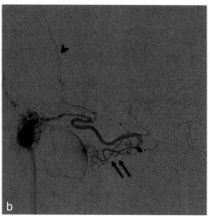 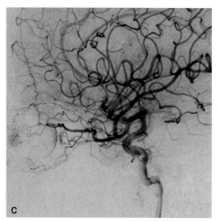

图 8.1 左侧 ICA 侧位像(a)显示,眶内侧 AVM 巢,主要由眼睑内侧动脉供血,通过内眦静脉向面总静脉引流(白色箭头所示)。在特征性 OA 弯曲处微导管超选眼动脉微量造影(b)显示睫状长动脉(黑色双箭头所示)和脉络膜染色,表明导管位于 CRA 近端,因此,此处为栓塞非安全位置(见后)。注意,前镰前动脉(黑色三角箭头所示),为筛前动脉远端分支。将微导管送至血管更远端并进行液体栓塞剂栓塞后,左侧颈内动脉造影侧位(c)显示,无动静脉分流残留,以及脉络膜染色存在,意味着 CRA 得以保护。

8.2.2　眶组和泪腺动脉

第三个分支通常为泪腺动脉。泪腺动脉通常起源于第一弯,视神经的外侧,并伴随泪腺神经斜向外走行,于眼外直肌的上内侧方向抵达泪腺。脑膜中动脉脑膜返支通过眶上裂汇入泪腺动脉,是 ECA 和 ICA 之间潜在的吻合。另外,泪腺动脉也可以起源自脑膜中动脉(脑膜–泪腺变异;见病例 25),并通过 Hyrtl 孔入眶。泪腺动脉最后分为肌支、颞支和腺支。后者发出睑外侧动脉(见下文)。

8.2.3　眶外组

筛动脉供应筛窦、鼻腔、鼻中隔。筛前动脉在上斜肌内下方走行,经筛前孔入颅后续行为镰前动脉。动脉的直径大小取决于供应大脑镰和前颅窝的硬膜范围,变异性较大。筛后动脉不是恒定发出的动脉,通过筛后孔入颅,供应前颅窝后内 1/3 硬脑膜。至少有一个筛动脉分支会参与前颅窝的脑膜瘤或硬脑膜 AV 瘘的供血。鼻中隔也是筛动脉主要供血部位,这也解释了为什么通过 ECA 栓塞治疗顽固性鼻出血失败的原因。

眶上动脉一般起自眼动脉第三段 (OA 绕过视神经弯曲以远),沿眶顶走行,出眶上孔,供应上眼睑和头皮,并与颞浅动脉分支吻合。

眼睑动脉由内侧组(上支、下支)、眼动脉的远端分支和泪腺动脉的外侧眼睑分支组成。这些动脉在眼睑内形成了丰富的吻合。

滑车上动脉、鼻背动脉是眼动脉的终末支,在眶内侧角出眶。双侧滑车上动脉之间有丰富的吻合,同时和供应该区域皮肤的颈外动脉之间也有丰富的吻合。鼻背动脉也越过鼻根与对侧鼻背动脉吻合,同时也和面动脉的内眦支相互吻合(见表 8.1)。

8.3　临床影响

了解眼动脉的眶段血管解剖是安全进行眶内病变栓塞的基础。只要微导管头在视网膜中央动脉发出位置以远(血管造影侧位像可以看见动脉弯曲)且不发生反流,那么眼动脉的远端分支可以进行安全栓塞。此外,在经 ECA 和(或)眼动脉栓塞治疗前需要充分理解脉络膜染色(眼组的睫状动脉供血)的重要性。如果没有遵守这些安全措施,栓塞治疗就可能导致视网膜栓塞而至失明。

8.4　补充信息和病例

见图 8.2 和图 8.3。

要点及注意事项

- 眼动脉可视为颈外动脉各分支之间吻合的枢纽。
- 视网膜中央动脉属于终末支,无有效吻合术。介入治疗过程中,如牺牲此动脉,将导致单眼盲。
- 眼动脉发出的筛动脉分支可供应硬脑膜,所以前颅窝硬脑膜动静脉瘘必然有此动脉供血。
- 筛动脉供应鼻中隔的分布范围变异很大,鼻出血经颈外动脉栓塞失败者,可通过外科手术闭塞这些分支。

表 8.1　OA 和 ECA 主要吻合术

OA 分支	连接动脉	ECA 分支
泪腺动脉	脑膜动脉返支	脑膜中动脉
	面横动脉	颞浅动脉
筛动脉	鼻中隔动脉	蝶腭动脉(颌内动脉)
眶上动脉	额支	颞浅动脉
眼睑动脉	颞支	颞浅动脉
	眶下动脉	颌内动脉
	内眦动脉	面动脉
滑车上动脉	额支	颞浅动脉
鼻背动脉	内眦动脉	面动脉
	鼻外侧动脉	面动脉

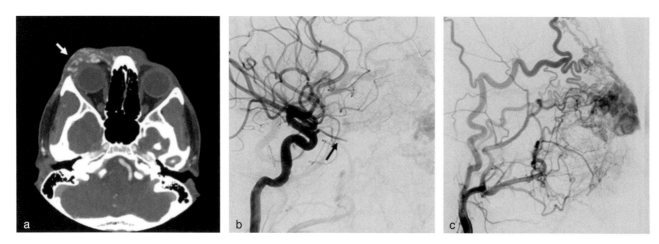

图 8.2 男性患者,19 岁,眶部巨大 AVM,已部分栓塞。CTA 轴位图像(a)显示,上眼睑占位性病变,伴多发迂曲血管,是面部 AVM (白色箭头所示)的特征性表现。右侧 ICA 造影侧位(b)显示,优势 OA 结扎(黑色箭头所示),可见脉络膜染色(未显示)。右侧 ECA 造影侧位(c)显示,AVM 由不同的颞浅动脉和颌内动脉分支供血。

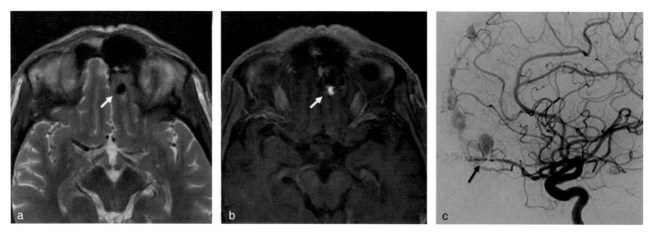

图 8.3 男性患者,70 岁,表现为非特异性头痛。T2 加权像轴位(a)和 T1 加权对比增强轴位(b)MRI 显示,左侧前颅窝增强的血管流空影像,符合静脉瘤表现(白色箭头所示),考虑硬脑膜动静脉瘘(DAVF)可能性大。左侧颈内动脉造影侧位(c)显示,Borden Ⅲ型筛部 DAVF,由筛前动脉的硬膜支供血(黑色箭头所示)。

推荐读物

[1] Agid R, ter Brugge K, Rodesch G, Andersson T, Söderman M. Management strategies for anterior cranial fossa (ethmoidal) dural arteriovenous fistulas with an emphasis on endovascular treatment. J Neurosurg 2009; 110: 79–84

[2] Hayreh SS. Orbital vascular anatomy. Eye (Lond) 2006; 20: 1130–1144

[3] Lasjaunias P, Berenstein A, ter Brugge KG. Surgical Neuroangiography. Vol. 1. 2nd ed. Berlin: Springer; 2006

[4] Perrini P, Cardia A, Fraser K, Lanzino G. A microsurgical study of the anatomy and course of the ophthalmic artery and its possibly dangerous anastomoses. J Neurosurg 2007; 106: 142–150

[5] Willems PW, Farb RI, Agid R. Endovascular treatment of epistaxis. AJNR Am J Neuroradiol 2009; 30: 1637–1645

9.1 病例描述

9.1.1 临床表现

患者为 50 岁女性,急性发作性头痛至急诊就诊,CT 显示蛛网膜下隙出血。行 DSA 检查。

9.1.2 影像学检查

见图 9.1。

9.1.3 诊断

脉络膜前动脉(AChoA)动脉瘤,脉络膜前动脉重复。

9.2 胚胎学和解剖学

在发育期解剖中,颈内动脉(ICA)末端分叉分为喙侧(头端)和尾侧分支。在成人期,喙侧分支发出后交通动脉(PcomA)以远的 ICA、AChoA 和大脑前动脉(ACA)及大脑中动脉。尾侧分支则形成后交通动脉、基底动脉的一部分和大脑后动脉(PCA)。在发育期的脉络膜段(大约 5 周左右),头端分支发出明显的 A-CA 和 AChoA 供应脉络膜,并且通过各自的脉络膜分支在室间孔处相互吻合。此外,这两支血管也发出向脑泡(即后期发育成半球)走行的端脑和间脑穿支。其中,AChoA 供应脑泡更靠后的部分。

此阶段,尾侧支发出脉络膜后动脉,后者与 A-ChoA 在房部发生吻合。随着大脑半球的发育以及与颈内动脉尾侧分支相连的基底动脉系统顺行血流增加,脉络膜后动脉端脑分支逐渐向 AChoA 供血区域增加供血,并且在后期形成 PCA,进而接替 AChoA 向大脑半球供血。随着大脑半球进一步发育,AChoA 供应大脑的体积缩小,供血区域由 PCA 取代。但是,A-CA、PCA 以及 AChoA 供血有很多变异,可以用之前提到的胚胎学理论来解释。早期胚胎发育阶段,发育中的皮层后内侧部分主要由 AChoA 供血,可以想到,如果胚胎期脉络膜后动脉的端脑分支没有取代这一区域的供血,那么 AChoA 将持续存在并成为颞叶、顶叶和枕叶皮层的主要供血动脉。事实上,具体情况十

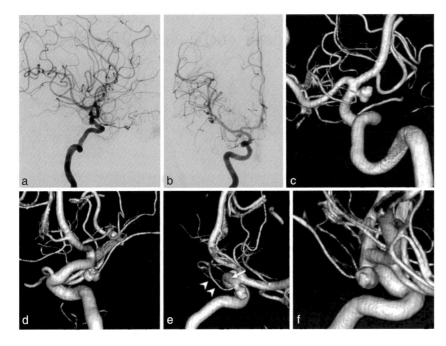

图 9.1 右侧 ICA 造影侧位(a)和前后位(b)以及 3D 旋转重建(c~f)显示,4mm 窄颈动脉瘤,动脉瘤位于 AChoA 起源处远端并指向外下方。AChoA 重复,上支较细(白色箭头所示),向内侧沟回方向走行较短距离,下支粗大(三角箭头所示)向脉络膜裂走行。

分多变,可以是单支皮层支从 AChoA 发出,也可能是多支 AChoA 分支完全替代 PCA 供血。

典型的 AChoA 是胚胎期颈内动脉头侧支自后壁发出的第一个分支,而脉络膜前动脉在其以远。虽然有脉络膜前动脉"重复"起源的报道,但更可能是 A-ChoA 的沟回(或端脑)支和间脑分支或脉络丛分支分别自 ICA 发出。

典型的 AChoA 走行通常分为脑池段和脑室内段。大多数情况下,AChoA 将通过环池,沿大脑脚,靠近 Rosenthal 基底静脉和视束走行。AChoA 在外侧膝状体的前外侧进入脉络膜裂,抵达颞角的脉络丛。AChoA 进入脑室的位置被称为丛点脉络点,这一位置非常重要,因为 AChoA 在此点之后再无供应脑组织的分支血管。脉络点可以通过 AChoA 进入脉络裂时形成的特征性的血管弯曲(突然向下走行几毫米,随后锐角转向后方)来辨认(见图9.2)。

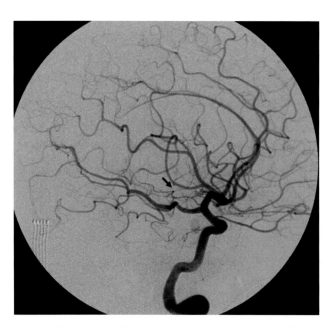

图 9.2　右侧 ICA 造影侧位显示,AChoA 起自后交通动脉的头侧,并向后走行进入脉络裂。丛点(或脉络点)处形成一个血管急弯,然后向后走行(箭头所示)。注意此患者垂体明显染色。

AChoA 供应钩回、杏仁核、梨状皮质以及海马前部;此外,还发出分支供应苍白球和内囊后肢;继续向后方走行,发出分支供应视束、外侧膝状体、丘脑腹外侧核和中脑(包括红核、黑质和丘脑底核);经过脉络点后仅向脉络丛供血。

9.3　临床影响

AChoA 潜在地向众多的大脑精细结构供血,此动脉的闭塞可能给患者造成严重影响。AChoA 供血区域梗死最常见的症状是由于内囊后肢的椎体束受损而导致的偏瘫;也会出现由于影响丘脑腹外侧核导致的偏身感觉缺失和影响外侧膝状体或膝状体与距状裂之间的视束导致同向偏盲症状;半身忽略症和失语也有发生。症状如此多样与其供血范围的解剖变异和潜在的侧支供血相关。这些区域的梗死多为小血管病变,房颤或动脉粥样硬化也可引起,而医源性梗死可能和动脉夹层相关。

9.4　补充信息和病例

见图 9.3 至图 9.10。

要点及注意事项
● 胚胎发育期,脉络膜前动脉短暂地向广泛的皮层供血,后期被大脑后动脉所替代。因此,在不同患者之间,AChoA 的供血范围变异非常大。
● AChoA 穿入脑室后再无供应大脑的分支,因此,在脉络点以远进行栓塞治疗非常安全。
● AChoA 与大脑后动脉发出的脉络膜后动脉在脉络丛水平吻合,在室间孔与大脑前动脉吻合。

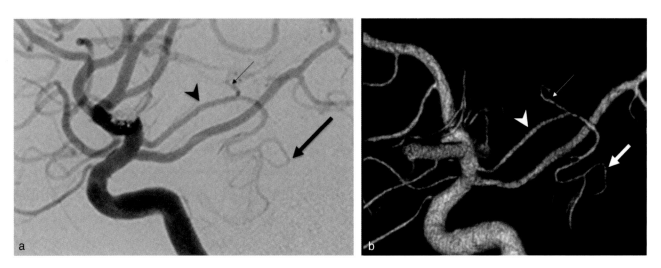

图 9.3 左侧 ICA 造影侧位(a)和 3D 旋转重建(b)显示,前颞叶皮层(箭头所示)由优势 AChoA(三角箭头所示)供血。通常情况下,前颞叶下部脑组织由大脑后动脉的颞下前分支供血,其外侧部由大脑中动脉下干的颞前支供血。本例患者,由于大脑后动脉向颞前叶供血不足,导致脉络膜前动脉端脑分支退化不全。

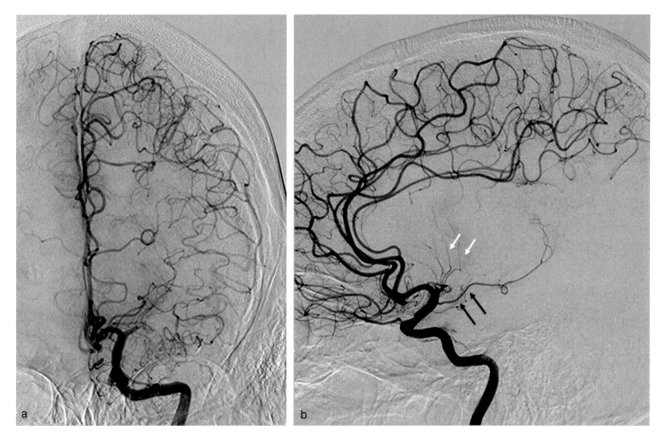

图 9.4 患者为急性脑梗死,左侧 ICA 前后位(a)和侧位(b)造影显示,左大脑中动脉远端闭塞,脉络膜前动脉(黑色箭头所示)向钩回、杏仁核、梨状皮质和海马前部以及后方的苍白球和内囊后肢供血。请注意,脉络膜前动脉与豆纹动脉的空间关系(白色箭头所示)。

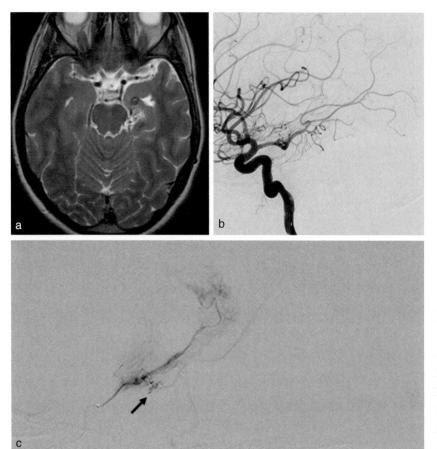

图 9.5　患者, 23 岁, 左侧颞叶动静脉畸形
(AVM)放疗术后随访期间, 此前该动静脉
畸形曾出血破入海马。治疗 4 年后, 复查
MRI T2 像(a)显示, 残留血管巢, 经左侧
ICA 侧位(b)超选择造影(c)证实。AChoA
超选造影显示, AVM 起自脉络膜点的近
端, 由 AChoA 进入脉络裂之前的远端的细
小穿支供血(箭头所示)。

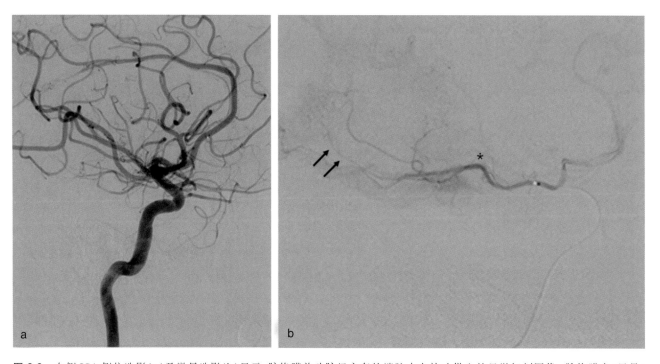

图 9.6　右侧 ICA 侧位造影(a)及微量造影(b)显示, 脉络膜前动脉经永存的端脑支向枕叶供血的显微解剖图像。脉络膜点(星号)
以远处, 在患者的供应枕叶的端脑血管清晰可见(箭头所示)。

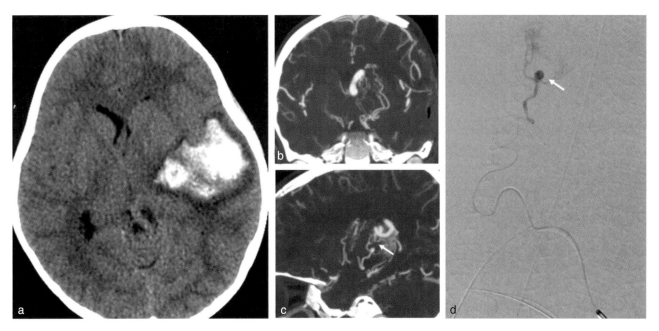

图 9.7 患者,14 岁,急性头痛、偏瘫,随后出现昏迷。常规 CT(**a**)显示,左基底节区出血,行急诊开颅手术。术后的 CTA 冠状(**b**)及矢状位(**c**)图像显示由豆纹动脉和脉络膜动脉供血的 AVM。可见 AChoA 扩张的分支形成假性动脉瘤(白色箭头所示),确认为引起出血的病变。随后行微导管超选(**d**),用胶进行栓塞,防止早期再出血。

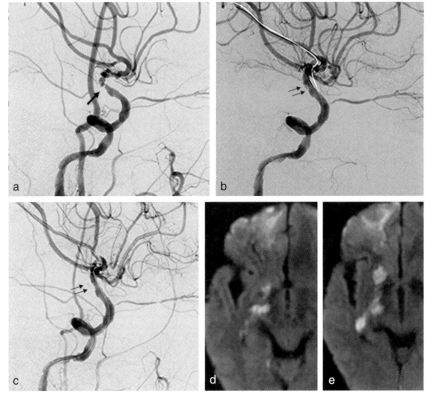

图 9.8 患者,71 岁,反复缺血发作,最后一次发作虽然经过积极药物治疗,仍导致中等程度的偏瘫。CT 灌注造影显示,整个右侧半球灌注不足,血压低时,症状加重。右侧 ICA 侧位造影(**a**)显示,ICA 硬膜内段重度狭窄(箭头所示)。考虑到其症状严重以及药物治疗效果差,尽管狭窄斑块和 AChoA 之间的距离很近,仍然尝试进行球囊血管成形术。血管成形后(**b,c**),可见血管夹层形成(细线双箭头所示),在支架沿交换导丝植入的过程中,夹层瓣膜已堵塞 AChoA。术后 MRI 弥散成像(**d,e**)检查显示,AChoA 供血区域包括钩回、海马和大脑脚的急性梗死。

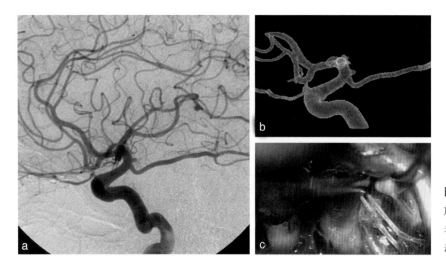

图 9.9　左侧颈内动脉造影侧位 (a) 和 3D 旋转重建 (b) 显示，AChoA 小动脉瘤。该患者临床表现为急性 SAH，选择行手术夹闭动脉瘤 (c)。

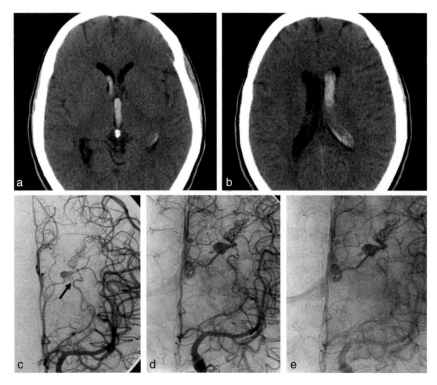

图 9.10　头痛患者，轴位 CT 平扫 (a,b) 显示，脑室内出血。左侧 ICA 造影前后位 (c, d,e) 显示深部 AVM，由软脑膜穿支血管和 AChoA 供血。脉络膜动脉供应畸形巢内囊状血管凸起，后者被认为是出血来源。A-ChoA 朝向脑室又离开脑室的走行 (箭头所示) 标志其进入脑室的具体位置。

推荐读物

[1] Hupperts RM, Lodder J, Heuts-van Raak EP, Kessels F. Infarcts in the anterior choroidal artery territory. Anatomical distribution, clinical syndromes, presumed pathogenesis and early outcome. Brain 1994; 117: 825–834

[2] Hussein S, Renella RR, Dietz H. Microsurgical anatomy of the anterior choroidal artery. Acta Neurochir (Wien) 1988; 92: 19–28

[3] Lasjaunias P, Berenstein A, ter Brugge KG. Surgical Neuroangiography. Vol. 1. 2nd ed. Berlin: Springer; 2006:563–575

[4] Rhoton AL, Jr, Fujii K, Fradd B. Microsurgical anatomy of the anterior choroidal artery. Surg Neurol 1979; 12: 171–187

[5] Rosner SS, Rhoton AL, Jr, Ono M, Barry M. Microsurgical anatomy of the anterior perforating arteries. J Neurosurg 1984; 61: 468–485

第 **3** 部分
前循环

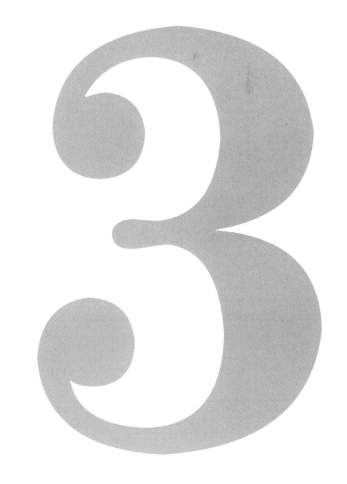

第 10 章

视神经下大脑前动脉

10.1 病例描述

10.1.1 临床表现

男性患者,34 岁,焦虑相关性高血压。体检发现心脏杂音、左手先天性缺失环指和小指。随后被诊断为二叶主动脉瓣和导管后主动脉缩窄,以主动脉支架成功治疗了主动脉缩窄。脑磁共振血管造影检查发现,双侧大脑前动脉(ACA)位于视神经下方和一个偶发直径为 7.5mm 的前交通动脉瘤(AcomA)。

10.1.2 影像学检查

见图 10.1。

10.1.3 诊断

左侧前交通动脉瘤合并视神经下双侧大脑前动脉。

10.2 胚胎学和解剖学

在正常胚胎形成期,视周动脉丛的嘴外侧区产生颈内动脉的终末段和原始眼动脉。在这个部位还发出大脑中动脉、大脑前动脉、后交通动脉、脉络膜前动脉和临时性背侧和腹侧眼动脉。

目前,对于视神经下大脑前动脉的胚胎发生仍有争论。文献中提到以下几种假想:

1. 原始上颌动脉与大脑前动脉的胚胎期吻合保留。

2. 持续扩张的原始背侧与腹侧眼动脉之间的胚胎期吻合环路生发异常血管。

3. 颈内动脉分支、眼动脉、大脑前动脉之间的原始视交叉前吻合永存。

视周动脉丛胚胎发育的错误很可能发生在颈内动脉发育的早期。

视神经下 A1 的特点是起自颈内动脉眼动脉起

始水平,位于视神经下方。通过与邻近的 ACA 吻合供应正常的 ACA 供血区域。大约 75% 的视神经下 ACA发生在右侧,15% 在左侧,10% 为双侧。视神经下 A1 近端 ACA 的结构可以分为四种类型,如图 10.2 所示。

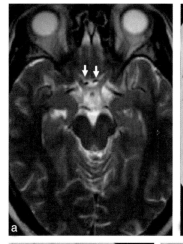
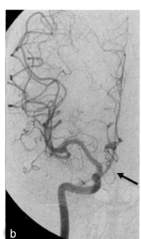
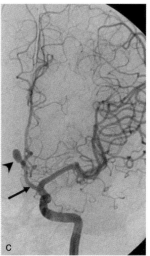
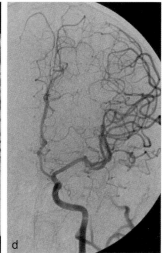

图 10.1 T2 加权 MRI(a)显示,双侧大脑前动脉 A1 段位于视神经下方,A1 段相对于视神经异常靠内(白色箭头所示)。右侧(b)及左侧(c)颈内动脉前后位造影显示,双侧视神经下方走行的 A1 段(箭头所示)。在左侧 A1-A2 交界处有一囊状凸起,为左侧前交通动脉瘤(三角箭头所示)。栓塞后左侧颈内动脉前后位造影证实,左侧前交通动脉瘤被完全栓塞。

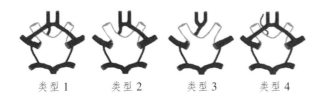

类型1　　　类型2　　　类型3　　　类型4

图10.2　Wong等改良后的4种不同类型视神经下A1。类型1:颈内动脉与ACA之间视神经下血管吻合支,周围的ICA解剖正常。值得注意的是该类型通常较少合并动脉瘤。类型2:在眼动脉起始水平发出视神经下A1,同时没有视神经上A1段血管。类型3:与类型2相似,但缺少对侧A1段血管。类型4:副ACA变异。

10.3　临床影响

对这些变异相关的动脉瘤的治疗要根据ACA神经下走行的类型的变化而改变。对于1型,视下和视上A1血管同时存在,为血管内介入治疗增加了一条额外的路径。对于2型(视神经下A1),如果动脉瘤无法通过血管内介入治疗,则可以选择经前部半球间入路或额下入路手术治疗。然而,对于视神经下A1近端动脉瘤,在开颅时,动脉瘤有可能被视神经遮盖。这

一类型的动脉瘤通常接近于海绵窦和颅神经,因此手术治疗更困难,常常需要扩大的颅底入路来获得近端控制载瘤动脉。对于3型,由于对侧A1缺失,因而限制了临时阻断时间。以上这些考虑也说明针对这种同时存在血管特殊变异的动脉瘤,作者首选血管内治疗的原因。

10.4　补充信息和病例

文献中已经描述了多种与视神经下ACA相关的多种解剖变异,包括胼周动脉融合、对侧ICA发育不全、侧裂动脉异位起源、单支A2、颈动脉-椎基底动脉吻合、丛状AcomA、眼动脉起自脑膜中动脉,以及与动脉缩窄或烟雾病相关的ACA缺失。视神经下ACA常常与颅内动脉瘤相关, 文献报道发生率>50%。约2/3的动脉瘤位于AcomA。动脉瘤的发病机制涉及几个因素,包括遗传性结缔组织疾病、内在结构因素(如中层缺如),以及获得性因素(如高血压和血流动力学应力)。10%泌乳素腺瘤和颅咽管瘤患者存在视神经下ACA。视神经下ACA与先天性头颅畸形罕有相关, 如脑回分段异常和颅面畸形(见图10.3至图10.5)。

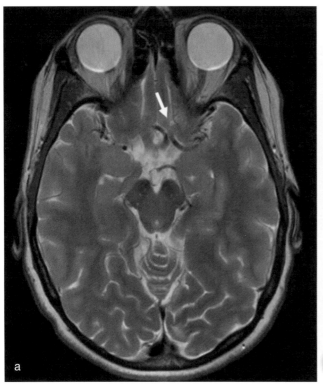

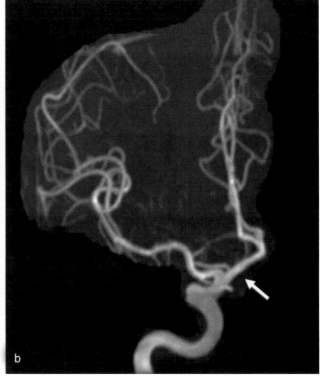

图10.3　T2加权MRI(a)和时间飞跃MRA(b)显示,左侧ACA的A1段(白色箭头所示)在视神经下方走行。

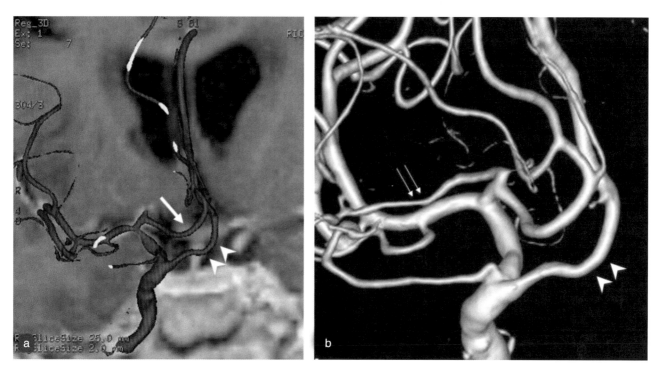

图 10.4　T1 加权冠状位和血管造影融合(a)及右侧 ICA 造影三维旋转重建(b)显示出一个双起点的 ACA，一支是起自分叉处正常 ACA 起点(白色箭头所示)，另一支是起自右侧海绵窦颈内动脉的视神经下 ACA(白色三角箭头所示)。右侧 Heubner 回返动脉非常粗大(细线白色双箭头所示)，它对大脑中动脉的皮层区域供血。

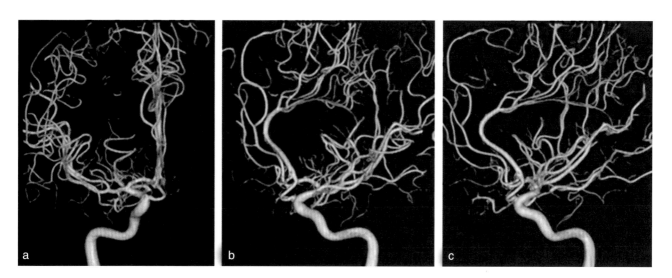

图 10.5　另一患者右侧 ICA 旋转三维造影前后位相(a)、斜位(b)和侧位(c)，证实为右侧 A1 双干(或 1 型视神经下 ACA)。

要点及注意事项

- 如果 A1 在 ICA 的眼动脉处起始，且走行在视神经下方，应诊断为视神经下 A1。
- 多数视神经下 ACA 发生在右侧，但也可以是双侧。
- 视神经下 A1 的患者，A1 近段动脉瘤术中可能被视神经遮盖。

推荐读物

[1] Chakraborty S, Fanning NF, Lee SK, ter Brugge KG. Bilateral infraoptic origin of anterior cerebral arteries: a rare anomaly and its embryological and clinical significance. Interv Neuroradiol 2006; 12: 155–159

[2] Lasjaunias P, Berenstein A, ter Brugge KG. Surgical Neuroangiography. Vol. 1. 2nd ed. Berlin: Springer; 2006

[3] Mercier P, Velut S, Fournier D et al. A rare embryologic variation: carotid-anterior cerebral artery anastomosis or infraoptic course of the anterior cerebral artery. Surg Radiol Anat 1989; 11: 73–77

[4] Spinnato S, Pasqualin A, Chioffi F, Da Pian R. Infraoptic course of the anterior cerebral artery associated with an anterior communicating artery aneurysm: anatomic case report and embryological considerations. Neurosurgery 1999; 44: 1315–1319

[5] Wong ST, Yuen SC, Fok KF, Yam KY, Fong D. Infraoptic anterior cerebral artery: review, report of two cases and an anatomical classification. Acta Neurochir (Wien) 2008; 150: 1087–1096

前交通动脉复合体

第 **11** 章

11.1 病例描述

11.1.1 临床表现

女性患者,37 岁,长期慢性脑积水,因偶然发现未破裂前交通动脉瘤(AComA)入院。

11.1.2 影像学检查

见图 11.1。

11.1.3 诊断

AComA 动脉瘤。

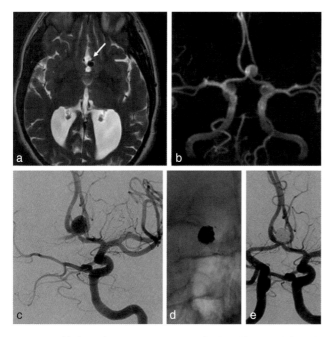

图 11.1 轴位 T2 加权 MRI 显示,脑室扩大及前交通动脉区域显著流空(白色箭头所示)。时间飞跃 MRA(b)和左侧 ICA 造影的工作位显示出一个宽颈动脉瘤。在支架置入及弹簧圈栓塞后,X 线片(d)和同时双侧颈动脉造影(d)显示,动脉瘤被完全栓塞,决定实施支架辅助弹簧圈栓塞是为了保证 AGomA 的通畅。

11.2 解剖学

至今,应用最广的大脑前动脉解剖分类是由 Fischer 在 1938 年提出的。他定义了 5 个节段:A1,交通前段;A2,行走在胼胝体膝部下方的节段;A3,环绕胼胝体膝的节段;A4 和 A5,是大脑前动脉的终末端。考虑到这种命名法已经成为神经血管解剖的通用方法,因此本章仍沿用。

在中线终板处,左右 A1 段连接形成 AComA,70%位于视交叉之上,其次位于视神经的脑池上方(30%)。"经典"解剖是两个尺寸相同的 A1 形成 A-ComA,这仅占 20%。大部分情况是一侧 A1 段为优势,并分为两侧 A2 段。这些病例中,通过发育不良的 A1 汇入部位来确定 AComA。没有 A1 段完全缺如的现象。

AComA 复合体发出穿支的情况多变。通常,当 A1 段对称时,穿支血管将从 AComA 的内侧部分发出。当双侧不均等时,穿支自优势侧发出。在开窗和重复的 AComA 情况下,AComA 各支均有穿支发出。穿支主要分为三组:下丘脑动脉,主要供应终板、下丘脑前部和垂体漏斗;视交叉支;胼胝体下支,供血胼胝体嘴部和膝部、扣带回前部、透明隔和双侧穹隆柱。胼胝体下动脉多数情况下是最大的穿支血管,并且通常是单支发出,而其他组穿支则通常由多支小血管组成。

ACA 发出的内侧豆纹动脉和 Heubner 回返动脉的解剖将在病例 14 中讨论。以下列举 AComA 复合体和它的相邻血管的变异情况。

11.2.1 A1 段成窗

A1 段成窗是少见的,解剖研究中患病率为 0%~4%,在造影研究中少于 0.1%(见图 11.2)。这些成窗可能是由走行其中的视神经引起,正如在前面的章节论述的那样,解释视神经下 A1 走行的理由可以用来解释 A1 段成窗。然而,在大多数情况下,A1 段的成窗

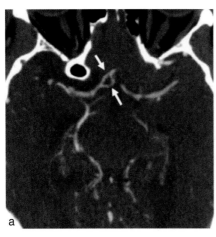 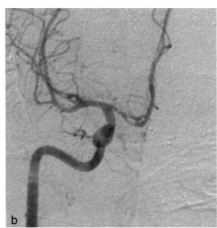 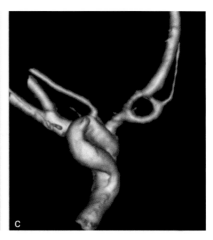

图 11.2　男性患者,60 岁,AVM 术后复查,轴位 CTA(a)显示一个成窗的视神经上 A1 段(箭头所示)。右侧 ICA 造影前后位(b)和 3D 旋转重建更好的描绘出这个解剖变异。

与原始血管网的不完全闭塞有关。有人提出 A1 段成窗与 A1 近端动脉瘤有关,但其主要依据孤立的病例报道。

11.2.2　AComA 成窗

AComA 是在胚胎时期由一个多路径的血管丛发展而来,自胚胎期至出生,发生不同程度上的融合。AComA 的广泛变异与这个过程有关。

AComA 成窗是常见的,大样本的尸解及手术病例报告 AComA 的单窗、双窗甚至三成窗累积占 40%。影像及文献中发病率因使用的技术不同而不同。3D 旋转插管血管造影具有高空间分辨率和出色的后处理能力,是目前血管检查的金标准。应用这种技术,大约在 5% 的病例中都可以发现 AComA 变异。手术文献中变异发病率不同的原因可能是由于并不是所有的血管均行 3D 血管造影,而且来自对侧 A1 的竞争性血流可能阻止较小成窗支的显影。此外,在许多成窗中,桥血管太细小(0.1~0.3mm),因超过 3D 血管造影的空间分辨率而无法显示。

AComA 成窗和动脉瘤被认为有相关性,8% 的 AComA 动脉瘤患者具有可见的 AComA 成窗这一事实支持上述猜想(见图 11.3 和图 11.4)。

11.2.3　留存原始嗅动脉

留存原始嗅动脉是一种少见而熟知的 ACA 近端变异,发病率约为 0.14%。孕 5 周时,作为原始嗅动脉

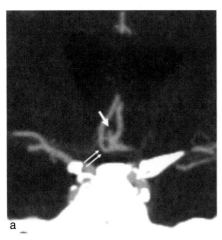 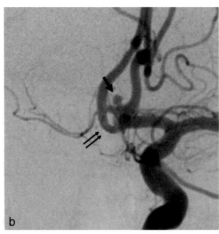 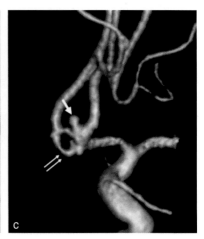

图 11.3　女性患者,63 岁,蛛网膜下隙出血。CTA 冠状位重建(a)显示出一个 AComA 成窗(双箭头所示)伴有成窗上支小动脉瘤(箭头所示)。左 ICA 工作角度(b)和 3D 旋转重建(c)显示更清晰。

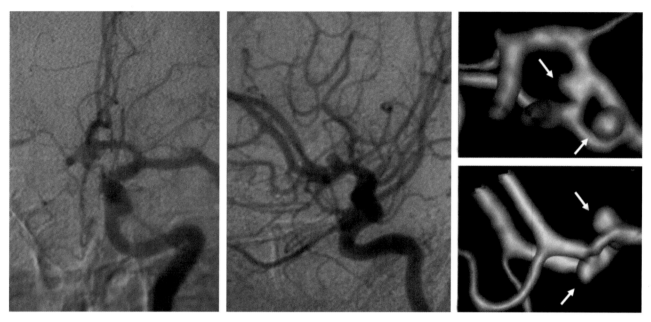

图 11.4　左侧 ICA 造影前后位（a）和侧位（b）及 3D 旋转重建（c,d）显示，A1 成窗，在动脉窗远近端各有一个动脉瘤（箭头所示）。

的第二分支，大脑前动脉开始发育。通常，原始嗅动脉退化并变为 Heuber 回返动脉。如果近端原始嗅动脉的正常退化没有发生，大脑前动脉或大脑前动脉的一些分支或许将从这个留存的胚胎血管上发出（见图 11.5）。留存原始嗅动脉沿直回走行并形成一个

特征性的发夹样形状，转而发出远端 ACA。这些病例造影或许证实 Heubner 回返动脉缺如。曾有报道，具有永久原始嗅动脉的动脉瘤患者，动脉瘤破裂的发生率较高。

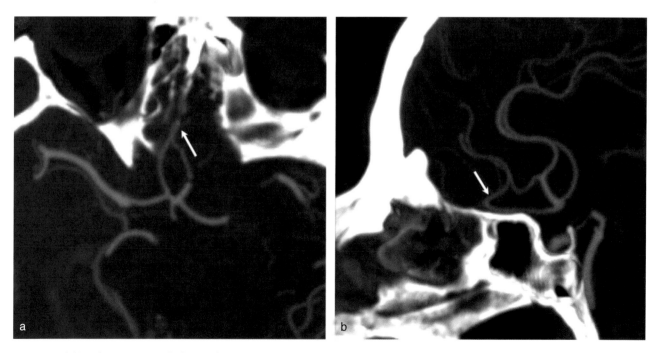

图 11.5　女性患者，62 岁，因有家族性动脉瘤史而行 CTA 检查。CTA 轴位（a）和矢状位（b）显示，一个起自 AComA 复合体区域的大的分支，沿嗅球走行，形成一个末端急转发夹样弯曲（箭头所示）之后，发出额极动脉和前内侧额动脉。影像学符合留存原始嗅动脉。

11.3　临床影响

AComA解剖变异对血管内治疗的主要影响在于治疗路径选择上。对称的A1段单侧可能无法同时容纳两个血管内装置，因此可以考虑采用经双侧股动脉–双侧A1路径。另外，动脉瘤自AComA复合体发出的角度可能使一侧比另一侧更适合作为血管治疗的途径。

清楚局部动脉的解剖以及自该区域发出的分支，同样重要。始终要保护好AComA复合体的分支，因为它们供应重要脑功能区域，术者应熟悉与这些区域缺血相关的神经系统综合征（见图11.6和图11.7）。球囊辅助栓塞期间，即使对侧A1可以充盈远端ACA，也应该尽量缩短球囊导管临时阻断时间。

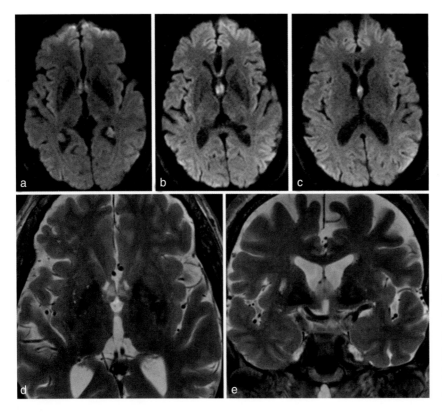

图11.6　男性患者，56岁，平素健康，突然患有顺行性遗忘症（科萨科夫综合征）和情感改变。弥散加权磁共振成像(a,b,c)和T2加权轴位(d)及冠状位(e)显示，胼胝体膝部和双侧穹隆急性缺血。梗死在胼胝体下动脉的供血范围内，该组动脉起自AComA复合体。

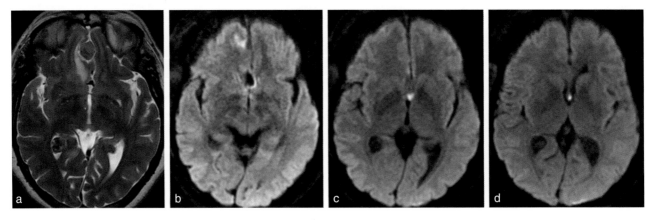

图11.7　患者在切除了嗅沟脑膜瘤的同时，结扎了AComA之后，出现了情感改变和严重的顺行性遗忘症。T2加权MRI(a)和弥散加权像(b,c,d)证实，胼胝体下动脉供血区域脑梗死，这与图11.6中的病例相似。

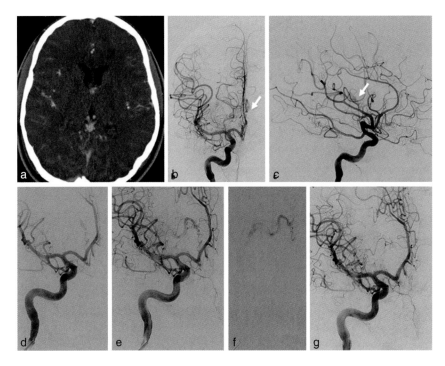

图 11.8　一个 16 岁男孩，因透明隔和脑室出血就诊。增强 CT(a) 显示，一个胼胝体下动静脉畸形。右侧颈内动脉造影的前后位 (b) 和侧位 (c) 像显示，在 Monro 孔（白色箭头所示）处有一个小的 AVM，其由 AComA 发出的胼胝体下动脉供血，斜位显示理想 (d,e)。通过对这支血管进行超选插管 (f)，AVM 被很好地栓塞 (g)。

11.4　补充信息和病例

见图 11.8。

要点及注意事项

- AComA 复合体区域存在高度变异。该区域原始血管网留存的吻合通路可以说明这一点。
- 有几支小的动脉起自前交通动脉并供血具有重要功能的脑区，其中最重要的是胼胝体下动脉。
- 成窗可能与动脉瘤形成有关。

推荐读物

[1] Aktüre E, Arat A, Niemann DB, Salamat MS, Başkaya MK. Bilateral A1 fenestrations: Report of two cases and literature review. Surg Neurol Int 2012; 3: 43

[2] Avci E, Fossett D, Aslan M, Attar A, Egemen N. Branches of the anterior cerebral artery near the anterior communicating artery complex: an anatomic study and surgical perspective. Neurol Med Chir (Tokyo) 2003; 43: 329–333, discussion 333

[3] de Gast AN, van Rooij WJ, Sluzewski M. Fenestrations of the anterior communicating artery: incidence on 3D angiography and relationship to aneurysms. AJNR Am J Neuroradiol 2008; 29: 296–298

[4] Dimmick SJ, Faulder KC. Fenestrated anterior cerebral artery with associated arterial anomalies. Case reports and literature review. Interv Neuroradiol 2008; 14: 441–445

[5] Dimmick SJ, Faulder KC. Normal variants of the cerebral circulation at multidetector CT angiography. Radiographics 2009; 29: 1027–1043

[6] Fischer E. Die Lageabweichungen der vorderen Hirnarterie im Gefäßbild. Zentralbl Neurochir 1938; 3: 300–313

[7] Hernesniemi J, Dashti R, Lehecka M et al. Microneurosurgical management of anterior communicating artery aneurysms. Surg Neurol 2008; 70: 8–28, discussion 29

[8] Kwon WK, Park KJ, Park DH, Kang SH. Ruptured saccular aneurysm arising from fenestrated proximal anterior cerebral artery: case report and literature review. J Korean Neurosurg Soc 2013; 53: 293–296

[9] Serizawa T, Saeki N, Yamaura A. Microsurgical anatomy and clinical significance of the anterior communicating artery and its perforating branches. Neurosurgery 1997; 40: 1211–1216, discussion 1216–1218

[10] van Rooij SB, van Rooij WJ, Sluzewski M, Sprengers ME. Fenestrations of intracranial arteries detected with 3D rotational angiography. AJNR Am J Neuroradiol 2009; 30: 1347–1350

第 12 章

单一大脑前动脉

12.1 病例描述

12.1.1

一位 54 岁女性，因为周期性偏头疼接受检查。之前的非增强 CT 检查发现一个动脉瘤。

12.1.2 影像学检查

见图 12.1。

12.1.3 诊断

单一 ACA 伴有胼缘动脉分叉处动脉瘤。

12.2 胚胎学和解剖学

单一 ACA 是一种不常见的血管变异，发生率为 0.2%~4%。胚胎学上，单一血管是由 A2 段融合形成，而 A2 段的形成起自于胚胎发生 16mm 阶段时嗅动脉的中央支，或者是 20~24mm 阶段胼胝体中央动脉的延续。依据 Baptist 分类，1 型是仅有单一不成对的 ACA；2 型，有双侧半球 ACA，其中一支是主要的，并供血双侧半球；3 型，存在一支起自前交通动脉的中央动脉，同时有一支副 ACA。2 型的发生率为 2%~7%。与单一 ACA 的区别在于它有发育不良的 A2 段。主要临床影响是优势侧 A2 段闭塞会导致双侧 ACA 供血区域梗死。3 型也被命名为 ACA 三分叉。ACA 三分叉的定义是三条 A2 段起自前交通动脉，它的发生率估计为 2%~13%。这种正常的变异，可能是由于胼胝体中央动脉的留存和（或）扩大导致（见图 12.2）。

单一 ACAS 与其他畸形相关联，包括中线异常，例如胼胝体发育不全、前脑无裂畸形、积水性无脑畸形和透明隔缺损。似乎与 AVM（见图 12.3）、囊状动脉瘤、嗅球嗅束缺如以及多囊肾相关。其中，囊状动脉瘤与其最具相关性。在单一 ACA 时，动脉瘤的发生率为 13%~71%。这些动脉瘤通常位于单一 ACA 的末端分

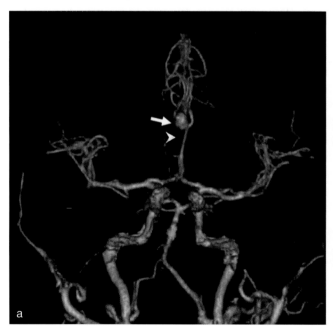
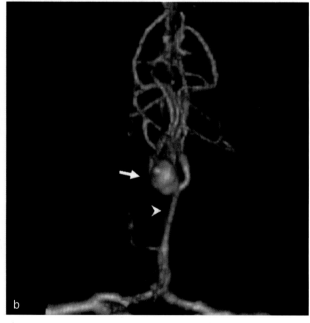

图 12.1 3D CTA 重建（a，b）显示单一 ACA（三角箭头所示），在胼缘动脉分叉处有一动脉瘤（箭头所示）。

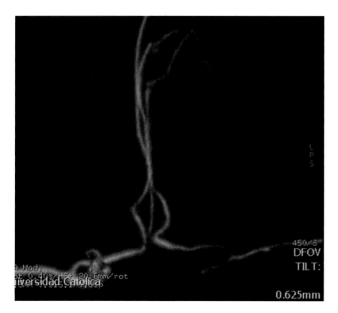

图 12.2 女性患者,76 岁,左分水岭区域卒中。CTA 三维容积重建前后位显示,自前交通动脉复合体区发出三支动脉,与三分叉 ACA 相符。

叉处,一般在胼缘动脉分叉处,血流动力学压力增大是动脉瘤形成的可能原因之一,另一个可能原因是血管壁退行性改变导致单一血管扩张。

12.3 临床影响

对于一个具有单一 ACA 且蛛网膜下隙出血的患者,因其与囊状动脉瘤明显相关,故必须详细评估末端为单一 ACA。因为单一血管供应双侧前部半球,一旦由于血栓、痉挛或外科夹闭闭塞了该血管,则可能是灾难性的后果。

12.4 补充信息和病例

见图 12.4 至图 12.7。

要点及注意事项
● 单一 ACA 可能在它的第一个分叉处伴有末端动脉瘤。 ● 单一 ACA 可能伴有中线畸形,如胼胝体发育不全、前脑无裂畸形、积水性无脑畸形和透明隔缺损。

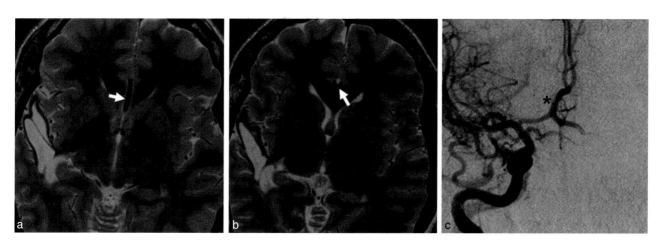

图 12.3 女性患者,25 岁。AVM 术后复查。轴位 T2 加权 MRI(a,b)显示,在半球间裂前部单支明显流空影在胼胝体膝部前部(箭头所示)分为两支。右侧 ICA 造影前后位显示出单一的 A2 段(星号),这是单一 ACA 的外形特征。

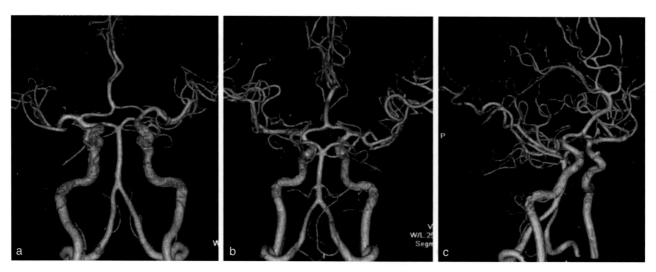

图 12.4　两个不同病例三维 CTA 重建前后位(a,b)和斜位(c)显示 ACA 的单一 A2 段。

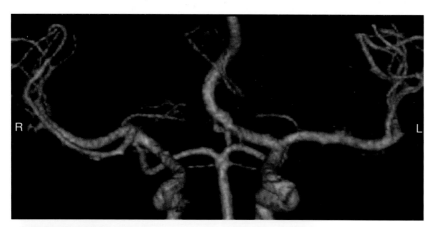

图 12.5　前后位三维 CTA 重建显示,患者为单一 ACA 和右侧 A1 段发育不全。

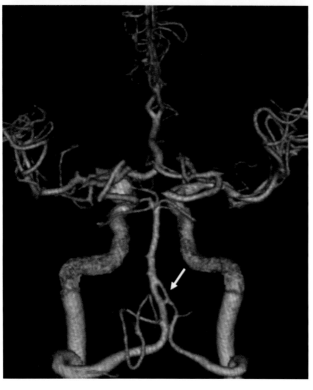

图 12.6　前后位三维 CTA 重建显示,患者为单一 ACA 伴有未融合的基底动脉(箭头所示)。

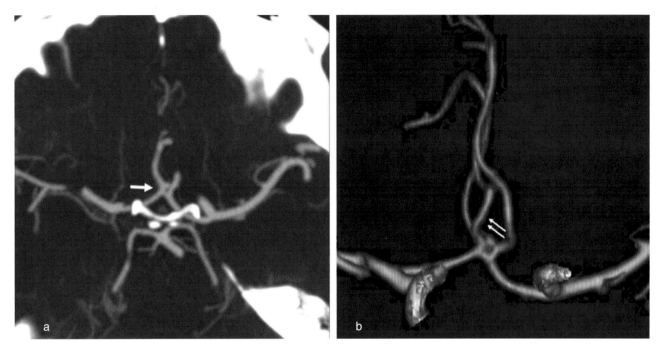

图 12.7　女性患者, 37 岁, 因头痛就诊急诊科。轴位最大密度投影 CTA(a)显示, 重复前交通动脉(箭头所示)。CTA 3D 重建(b)显示, 三支 A2 自 AComA 发出, 中间的一支是留存胼胝体中央动脉(细线双箭头所示)。

推荐读物

[1] Auguste KI, Ware ML, Lawton MT. Nonsaccular aneurysms of the azygos anterior cerebral artery. Neurosurg Focus 2004; 17: E12

[2] Baptista AG. Studies on the arteries of the brain. II. The anterior cerebral artery: some anatomic features and their clinical implications. Neurology 1963; 13: 825–835

[3] Baykal S, Ceylan S, Dinç H, Soylev E, Usul H, Akturk F. Aneurysm of an azygos anterior cerebral artery: report of two cases and review of the literature. Neurosurg Rev 1996; 19: 57–59

[4] Huh JS, Park SK, Shin JJ, Kim TH. Saccular aneurysm of the azygos anterior cerebral artery: three case reports. J Korean Neurosurg Soc 2007; 42: 342–345

[5] Kanemoto Y, Tanaka Y, Nonaka M, Hironaka Y. Giant aneurysm of the azygos anterior cerebral artery—case report. Neurol Med Chir (Tokyo) 2000; 40: 472–475

[6] Lasjaunias P, Berenstein A, ter Brugge KG Surgical Neuroangiography. Vol. 1. 2nd ed. Berlin: Springer; 2006

第 13 章

大脑前动脉皮层支

13.1 病例描述

13.1.1 临床表现

男性患者,53 岁,因突发头痛、左侧偏瘫就诊急诊科。

13.1.2 影像学检查

见图 13.1 至图 13.3。

13.1.3 诊断

动静脉畸形(AVM)破裂,其由 ACA 的顶下支供血。

13.2 胚胎学和解剖学

与病例 16 中讲到的大脑中动脉的分支情况相似,ACA 的皮层分支也存在相当大的变异。这些分支的命名主要依据它们供应的皮层区域。ACA 末端供

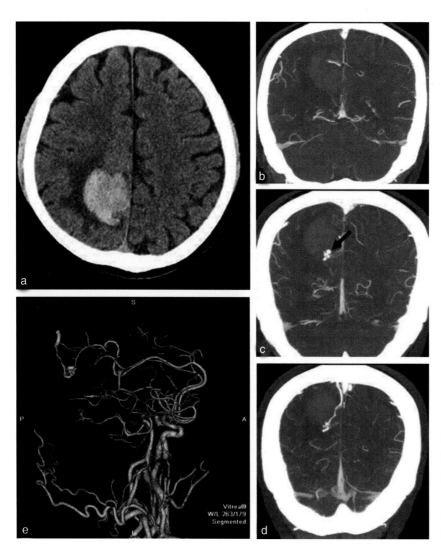

图 13.1 非增强 CT(a)显示右侧额顶血肿。CTA(冠状重组:b,c,d;3D 重建:e)显示,AVM 为出血来源,畸形由末端 ACA 供血(顶下支),局部外突(箭头所示),考虑为出血部位。这个单一间隔 AVM 直接向中间顶叶静脉引流。此病例续图 13.2。

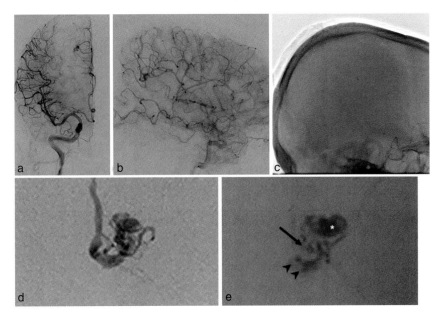

图 13.2 （a–e）右侧颈内动脉造影（前后位和侧位）证实了之前诊断。微导管进入顶下支末端（c），行微导管造影（d）显示出AVM、畸形团内动脉瘤以及引流静脉。液体栓塞剂用胶栓塞之后的形态显示，栓塞的巢内动脉瘤（星号）、末端供血动脉（箭头所示）和近侧引流静脉（三角箭头所示）。此病例续图 13.3。

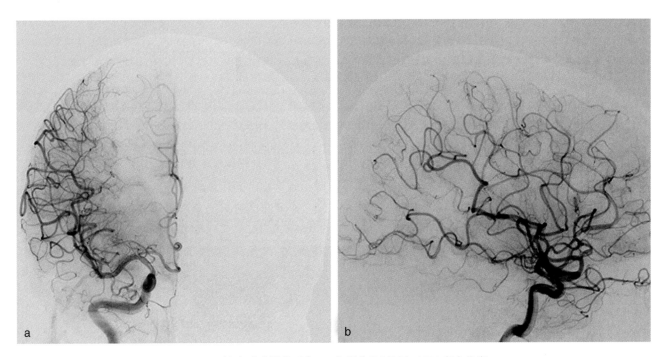

图 13.3 栓塞后造影前后位（a）和侧位（b）显示，AVM 完全栓塞。

应额叶及顶叶内侧面并向半球凸面不同程度扩展，与大脑中动脉的分支达成供血平衡。ACA 是半球间的主要供血，它的闭塞通常导致对侧下肢力弱。在前交通动脉之后，A2 段在终板和胼胝体膝部之下走行并升入半球间裂。血管在胼周池延续为胼周动脉并发出多个分支，根据它们供血的部位命名这些分支。再向后胼周动脉与大脑后动脉的胼周分支在胼胝体压部将达成血流动力学平衡。通过这些吻合，大脑前动脉可以参与内侧脉络膜后动脉的供血。依据出现顺序，大脑前动脉的皮层支依次为眶额动脉、额极动脉、额内侧动脉（前部、中间和后部）、旁中央动脉、顶上动脉和顶下动脉。A2 的最大分支是胼缘动脉，它位于胼周动脉之上，上面提到的一些分支可能自其上发出（见图 13.4）。除了这些皮层分支，胼周动脉通过短的放射状胼胝体动脉供血胼胝体并穿过胼胝体供应透明隔和穹隆。

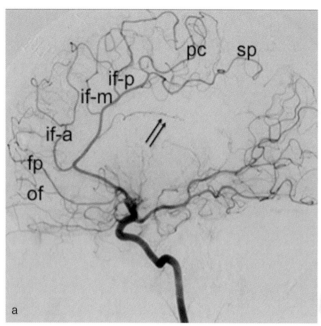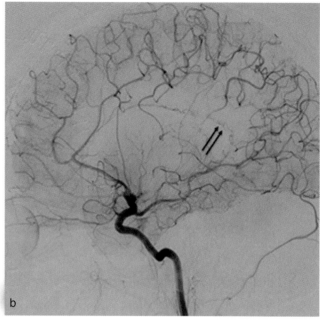

图 13.4　ACA 解剖：侧位动脉早期像 (a) 和动脉晚期像 (b)。该患者大脑中动脉急性闭塞，大脑前动脉的分支易于辨认。注意，在动脉晚期大脑前动脉的脉络膜动脉与大脑后动脉的内侧脉络膜后动脉吻合（箭头所示）。按出现顺序，大脑前动脉的皮层支依次为眶额 (of)、额极 (fp)、额内侧 (if)[前 (a)，中 (m) 和后 (p)]、旁中央 (pc) 和顶上 (sp) 动脉。顶下动脉是 ACA 最少出现的分支。

13.3   临床影响、补充信息和病例

见图 13.5 至图 13.7。

> **要点及注意事项**
>
> - ACA 的皮层分支依据它们的皮层供血区域命名，皮层支自 ACA 远端的起源高度变化。
> - ACA 通过胼周动脉的末端分支与大脑后动脉的皮层支和脉络膜支沟通，在半球突面与大脑中动脉达到血流动力学平衡。

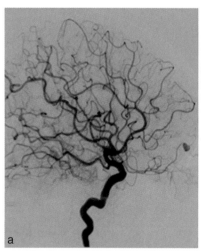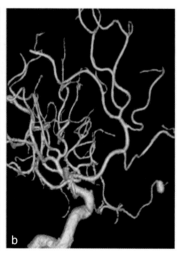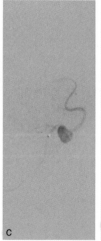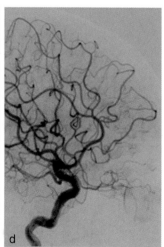

图 13.5　大脑前动脉额极动脉的外伤性动脉瘤。患者，35 岁，头部外伤后 4 周突发严重头痛。影像检查显示，一个小的皮质出血和一个大脑前动脉的额极动脉末端动脉瘤[右侧颈内动脉造影侧位 (a) 和 3D 旋转造影 (b)]。从病理机制来看，尽管小儿组外伤性动脉瘤破裂的情况更常见，但根据本例患者的临床病史和病变部位仍考虑为外伤性动脉瘤。在远端血管额极动脉之后，用胶将动脉瘤载瘤动脉栓塞 (c)。血管造影 (d) 显示，诸血管已闭塞。

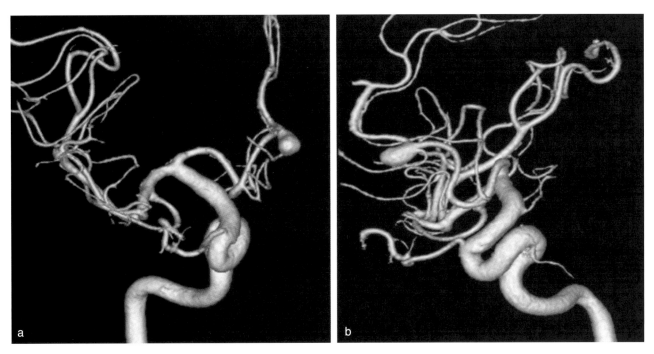

图 13.6　3D 旋转造影前后位和侧位（a,b）显示出一个大脑前动脉的远端动脉瘤,起源于胼周动脉与前内侧额动脉的结合处。该动脉瘤与载瘤动脉和皮层支具有广泛的交通。

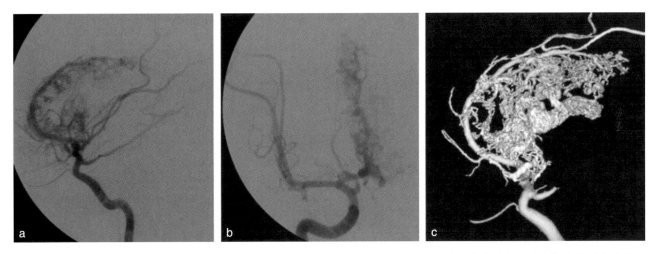

图 13.7　该例胼胝体 AVM 显示,多条小的胼胝体穿支扩张,它们以"沿途"的方式发自胼周动脉并穿过胼胝体[右侧颈内动脉造影,侧位（a）、前后位（b）和 3D 旋转造影（c）]。

推荐读物

[1] Gomes FB, Dujovny M, Umansky F et al. Microanatomy of the anterior cerebral artery. Surg Neurol 1986; 26: 129–141

[2] Morris P. Practical Neuroangiography. 3rd ed. Philadelphia: Lippincott Williams & Wilkins; 2013

[3] Perlmutter D, Rhoton AL, Jr. Microsurgical anatomy of the distal anterior cerebral artery. J Neurosurg 1978; 49: 204–228

[4] Türe U, Yaşargil MG, Krisht AF. The arteries of the corpus callosum: a microsurgical anatomic study. Neurosurgery 1996; 39: 1075–1084, discussion 1084–1085

第 14 章

大脑中动脉主干

14.1 病例描述

14.1.1 临床表现

患者,65 岁,长期高血压,因豆纹动脉与软脑膜动脉之间的分水岭卒中就诊。之前的 MRA 显示,大脑中动脉线性狭窄,患者准备行经皮腔内血管成形术及支架置入术。

14.1.2 影像学检查

见图 14.1 和图 14.2。

14.1.3 诊断

成窗 MCA 的 M1 主干闭塞。

14.2 胚胎学

ACA 是第一个同时也是系统发育上最古老的端脑血管,可以认为是颈内动脉的末支。在胚胎的起初数周,当胚胎 7~12mm 长,外侧纹状动脉起源于它,并向胚胎结构端脑泡供血,该区域最终会成为大脑中动脉的供血区域。第九周左右,在椎基底动脉发育成熟之后,大脑中动脉由 ACA 外侧纹状体组的数个穿支融合发育而来。这种发育的方式与 Heubner 回返动脉(RAH)的方式相似。因为 MCA 和 RAH 具有相同的系统发生起源,它们的供血区域和解剖变异相互关联。

两个血管向中心发出皮层纹状体穿支,向壳核内侧、尾状核、内囊前支的一部分供血,病例 15 中将进

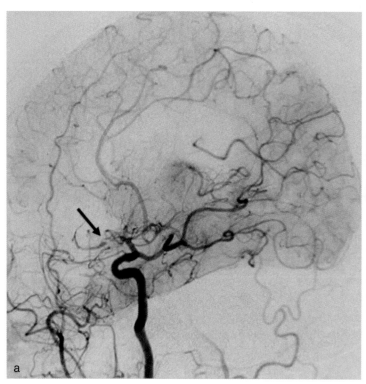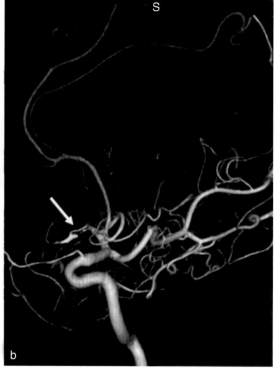

图 14.1 右侧 ICA 血管造影侧位缘(a)和 3D 重建(b)显示,右侧近端 MCA 一短距离闭塞。远端的 MCA 通过一支小的血管充盈,该小血管起自近端 MCA 并进入闭塞段远端的 M1(箭头所示),从而成为一个自然的搭桥(但不充分)。如果经皮腔内血管成形,这个小管径血管将导致血管的破裂,该患者接受了颅内、外搭桥手术以重建远端 MCA 区域血运。此病例续图 14.2。

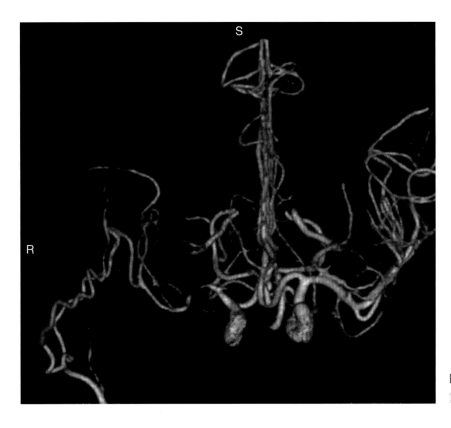

图 14.2　3D CTA 证实颅内外搭桥通畅，重建了远端大脑中动脉的分支血管。

一步讨论。

当制订治疗方案时，为了避免损伤或闭塞起自 MCA 的穿支血管，以及评估它们对大脑中动脉深部供血的作用，必须认识大脑中动脉的解剖变异情况。

大脑中动脉的变异比其他颅内血管少，包括 MCA 成窗以及重复或副 MCA（AMCA）。两种类型的变异都与最终血管树成型过程中某一时刻胚胎期血管留存有关。

14.2.1　成窗

成窗的 MCA 自 ICA 起始时为单一血管，并供应 MCA 的供血区域，但在它的行程上分叉并再融合。这种现象少见，血管造影研究中发现率少于 0.5%，但在解剖研究中的发现率高达 1%。这种变异通常位于 M1 段且为单侧。成窗不应与 MCA 早分支、夹层假腔、血管叠加相混淆。成窗的机制尚不清楚。Gailloud 等报道，在他们的 5 例成窗 MCA 病例中，发现一支提早出现的颞极分支自成窗 MCA 的下方支发出，这提示该血管在早期穿支动脉融合不全时起一定作用。穿支起自开窗的上方支。尽管这是一个没有临床症状的变异，但它是血流动力学压力增大的区域，因此是动脉瘤形成的高风险部位，这与不融合的基底动脉相似

（见图 14.3）。另见病例 20。

14.2.2　重复 MCA 和副 MCA（AMCA）

这两种变异过去通常分开来叙述，但它们或许仅是大脑前动脉的胚胎穿支向 MCA 融合过程中一系列异常的两种终末形式。这些分支可以供应不同的区域。通常一支血管供应穿支，另一支仅供应皮层。然而，也有些病例两支 MCA 都供应穿支血管。

至今已提出数种分类方法；Teal 通过动脉的起始位置辨别 AMCA 和重复 MCA。重复 MCA 的起点在 ICA，而 AMCA 的起点在 ACA。Manelfe 将 AMCA 分为三种类型：1 型，异常血管起源于临近 ICA 分叉处（Teal's 分类中的重复 MCA）；2 型，异常血管起源于 ACA 的近端；3 型，起源于 ACA A1 段的远端靠近 A-comA 处。

Lasjaunias 等提出分为近端型 AMCA（由 Manetfe 1 型和 2 型组成）和远端型（Manelfe）3 型。在近端型，AMCA（如更接近头端的血管）供血内侧和外侧纹状体区域，而 MCA（近侧）仅供血皮层（见图 14.4）。在远端型 AMCA，事实上一个增粗的 RAH 起自 ACA 或接近 AComA （见图 14.5）。在这些病例中，MCA 将不再仅供血皮层，也可能发出外侧穿支。

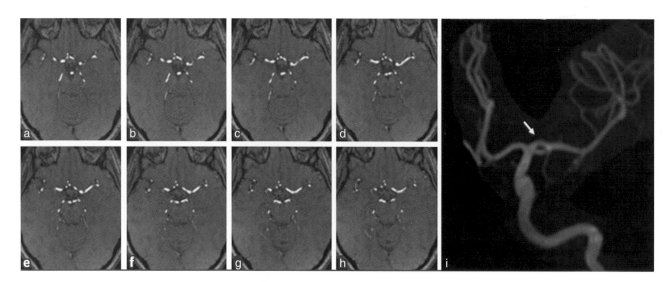

图 14.3   MRI 飞行时间成像 (a~h)、头端至尾端和 3D 重建 (i) 显示，一个左侧成窗 MCA (箭头所示)，并融合成 M1 段。这种解剖异常不应与 M1 段病理改变 (如夹层或腔内血栓) 相混淆。可见起自成窗 MCA 下方的一支早分颞极支。

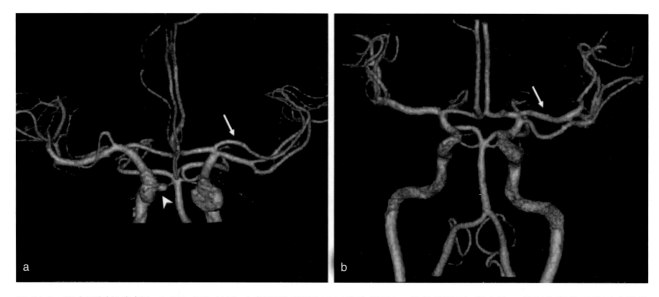

图 14.4   两个不同的病例 (a,b)3D CTA 显示，左侧近端型副 MCA (箭头所示)。该种情况下，穿支将一般起自那条更接近头端的血管，同时那条更下方的血管一般仅供血皮层。第一个病例中有一个右侧颈动脉窝动脉瘤 (三角箭头所示)。

在所有这些情况中，真正的 RAH 或许仍然存在，这将导致评估穿支的供血情况更为复杂甚至导致临床发现 "三分叉" MCA。

14.3　临床影响

在 MCA 主干变异的病例，辨认哪支动脉发出穿支，哪支血管仅供血皮层，或者是否两者均供血深部和浅层区域是十分重要的。十分明显，当计划涉及 ICA、ACA 或 MCA 血管内介入治疗手术时 (如支架置入和 (或) 经皮腔内血管成形治疗颅内血管狭窄，就像作者的病例)，应彻底评估存在的血管变异和它们的供血区域，以及评估穿支血管的供血，正如作者已经看到的，这些穿支血管可以起自上面提到的具有巨大变化的任何血管。不对这些结构进行彻底评估，介入手段可能打破功能平衡，并引起穿支动脉的闭塞。

已有文献很好地记录了重复 MCA 与颅内动脉瘤之间的相关性。

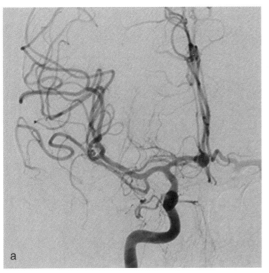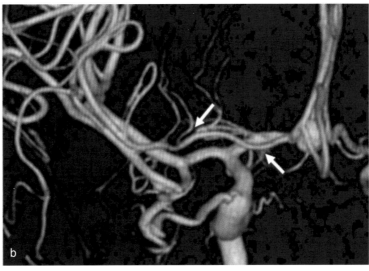

图 14.5　前交通动脉瘤患者,右侧颈内动脉造影前后位像(a)和 3D 旋转重建(b)显示,RAH 沿 MCA 主干行走(箭头所示),且发出所有额底穿支血管。

要点及注意事项

- 在副 MCA 病例中,穿支血管一般起自头侧干,尤其是 AMCA 起始点邻近 ICA。
- M1 段成窗必须与夹层、狭窄或腔内血栓鉴别。

14.4　补充信息和病例

见图 14.6 至图 14.8。

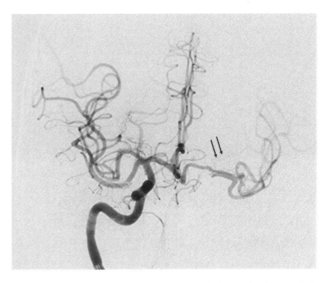

图 14.6　男性患者,55 岁,患有突发性转移性颈部鳞状细胞癌并左侧颈动脉出血。在做左侧 ICA 球囊闭塞试验时,右侧 ICA 造影前后位发现右侧 MCA 重复近端型。尾侧干主要供血皮层,而豆纹动脉(箭头所示)主要起自头侧干。

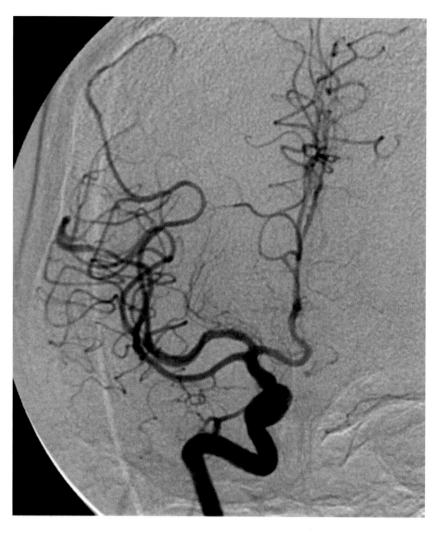

图 14.7   左侧 ICA 造影前后位像显示结果与图 14.4 相似,近端型重复 MCA,豆纹动脉起自头侧干。

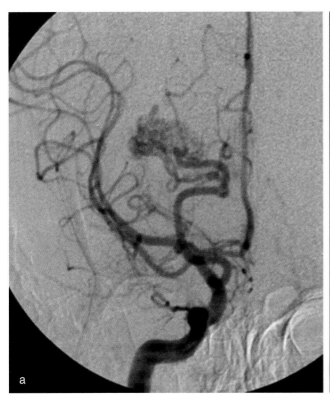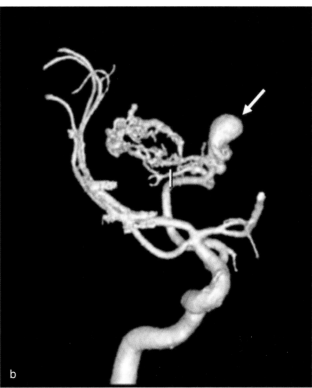

图 14.8 右侧 ICA 造影前后位像（a）和 3D 重建（b）显示出一个 AVM，通过右后交通动脉由右侧大脑后动脉的分支供血，巢内有一动脉瘤（箭头所示）。意外发现右侧 MCA 重复（近端型）和右侧 ACA A1 段成窗。

推荐读物

[1] Dimmick SJ, Faulder KC. Normal variants of the cerebral circulation at multidetector CT angiography. Radiographics 2009; 29: 1027–1043

[2] Feekes JA, Cassell MD. The vascular supply of the functional compartments of the human striatum. Brain 2006; 129: 2189–2201

[3] Gailloud P, Albayram S, Fasel JH, Beauchamp NJ, Murphy KJ. Angiographic and embryologic considerations in five cases of middle cerebral artery fenestration. AJNR Am J Neuroradiol 2002; 23: 585–587

[4] Kang HS, Han MH, Kwon BJ, Kwon OK, Kim SH, Chang KH. Evaluation of the lenticulostriate arteries with rotational angiography and 3D reconstruction. AJNR Am J Neuroradiol 2005; 26: 306–312

[5] Komiyama M, Nakajima H, Nishikawa M, Yasui T. Middle cerebral artery variations: duplicated and accessory arteries. AJNR Am J Neuroradiol 1998; 19: 45–49

[6] LaBorde DV, Mason AM, Riley J, Dion JE, Barrow DL. Aneurysm of a duplicate middle cerebral artery. World Neurosurg 2012; 77: e1–e4

[7] Lasjaunias P, Berenstein A, ter Brugge KG. Surgical Neuroangiography. Vol. 1. 2nd ed. Berlin: Springer; 2006

[8] Manelfe C, David J, Caussanel JP. L'artère cérébrale moyenne accessoire. Colloque d'anatomie radiologique de la tête, Montpellier. 1972

[9] Lasjaunias P, Berenstein A, ter Brugge KG. Surgical Neuroangiography. Vol 3: Clinical and Interventional Aspects in Children. 2nd ed. Berlin: Springer; 2006

第 15 章

豆纹动脉和Heubner回返动脉

15.1 病例描述

15.1.1 临床表现

男性患者,44岁,急性SAH。

15.1.2 影像学检查

见图15.1和图15.2。

15.1.3 诊断

前交通动脉瘤,左侧ICA先天性发育不良,两条扩张的豆纹动脉代偿左侧大脑中动脉。

15.2 胚胎学和解剖学

豆纹动脉是一组小的穿支血管,起自ACA和MCA的近侧端,主要供应(但不仅)纹状体。

胚胎学上,豆纹动脉自外侧纹状体动脉发展而来,起自于ICA喙侧组分支,以适应端脑泡生长发育的需要。这组动脉将发出豆纹动脉,包括Heubner回返动脉,也会形成成熟的MCA。因此,从胚胎学的观点看,MCA来源于ACA一个穿支的扩张。参看病例14。

正像在前面的病例讨论的那样,不同的穿支组由于在胚胎发育过程中不同的融合导致多种变异;因此,它们可以自载体动脉发出多个小血管,或者发自大的主干或者相互替代供血区域。自内向外,可以辨认下列血管:Heubner回返动脉,起自ACA的内侧豆纹动脉,起自MCA的内侧豆纹动脉以及外侧豆纹动脉,这些动脉之间相互联系形成一个网络(最突出的例子是M1或A1的成窗,就像在病例14中讨论的那样)。

RAH约90%起始于A1/A2连接处或在A2段期初的数毫米,仅10%的RAH起始于A1远端。RAH供血纹状体前下部、内囊前肢、嗅区以及下丘脑前部并且与内侧豆纹动脉组处于血流动力学平衡状态。偶尔,RAH可以是重复或者缺失。该动脉有一个回返转

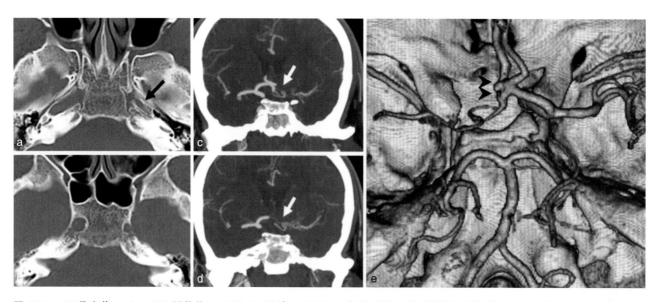

图15.1 CT骨窗像(a,b)、CTA冠状位(c,d)和3D重建(e)显示,左侧破裂孔和颈动脉管(黑箭)发育不全,提示先天性颈动脉发育不全。CTA证实,左侧颈内动脉硬膜内未充盈,且通过起自前交通复合体(白色箭头所示)的两条独立的动脉重建了左侧大脑中动脉。发现一个小的宽基底的前交通动脉动脉瘤(黑色箭头所示),考虑为出血的原因。病例续图15.2。

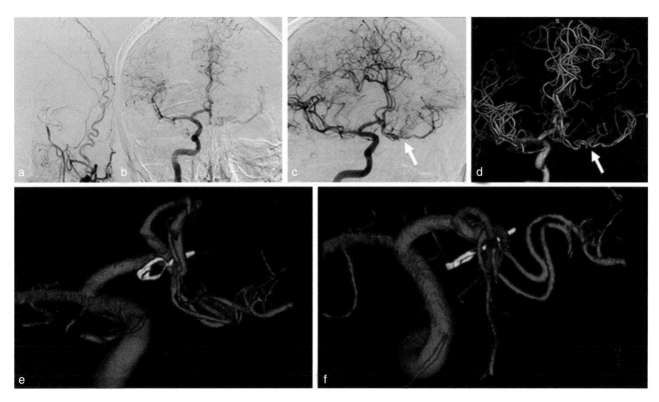

图 15.2　动脉瘤夹闭之后，左侧颈总动脉造影前后位像证实 ICA 发育不全。右侧 ICA 造影前后位(b)、斜位(c)和 3D 重建(d、e、f)显示，通过两条平行走行的起自前交通复合体动脉重建了 MCA，豆纹动脉(箭头所示)起自这两条血管。

向外侧的路径，走行在 A1 之上（约 60%），A1 之前（约 35%），罕见地走行于 A1 之后（约 3%）。RAH 的供血区域是变化的，因为它与内侧豆纹动脉处于平衡状态（见图 15.3 和图 15.4）。

内侧豆纹动脉组起源于 A1 段的近侧一半，直径和数量高度变化，平均 8 支(范围 2~15)。大约一半的

内侧豆纹动脉进入前穿质，向基底节、透明隔、内囊前肢供血。另外的一半将供血局部的结构，包括下丘脑和视交叉。

起自大脑中动脉的豆纹动脉可以被分成一个小的内侧组和一个大的外侧组，尽管如此，仅约 40% 的病例在两组之间有清晰的界限。它们与起自 ACA 的

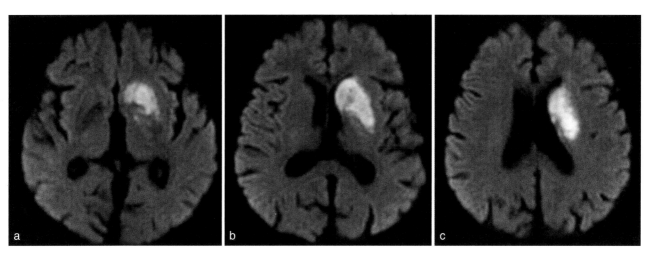

图 15.3　一位患者左侧 Heubner 供血区域广泛梗死，弥散加权 MRI(a、b、c)显示，尾状核头和基底节前部不正常高信号。

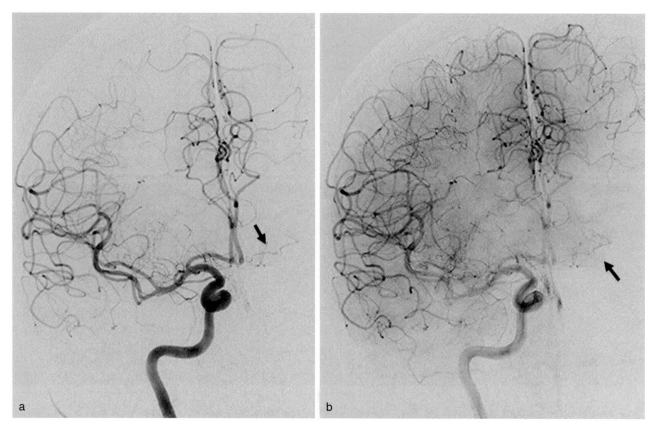

图 15.4　右侧 ICA 造影前后位动脉期(a)和毛细血管期(b)显示,左侧 RAH 的行程和供血(b 图中毛细血管充盈)。

豆纹动脉保持平衡,平衡主要涉及内侧组。

　　每个大脑半球有 6~20 支豆纹动脉。约 50% 的病例,它们起自单一的血管或一个主干(叫烛台动脉),随后分为单个的小动脉。豆纹动脉最常见起自 M1 段后上面,但在约 20% 的病例中,它们可以起自 MCA 的上干或下干,少数情况下可自一支早发的 MCA 皮层支发出。

　　内侧豆纹动脉发出后,通过前穿质上升,径直走向豆状核,与起自 ACA 和 RAH 的内侧豆纹动脉一起

供血尾状核头的前下部分、壳核的前 1/3、内囊前肢、苍白球的前外侧、前联合的内侧面和下丘脑前部。

　　外侧组在进入前穿质的外侧 2/3 之前位于脑池段时,形成一个明显的向后向内的回返,它们起初上升,围绕或穿过豆状核,然后穿过内囊上部转向内侧,朝向尾状核。它们将负责供血尾状核头和体的上部、壳核、外侧苍白球、前联合的外侧半、内囊两个支的上部、壳核外侧结构的血供,包括屏状核和外囊,是由起源于 MCA 岛叶分支的穿支供血(见图 15.5)。

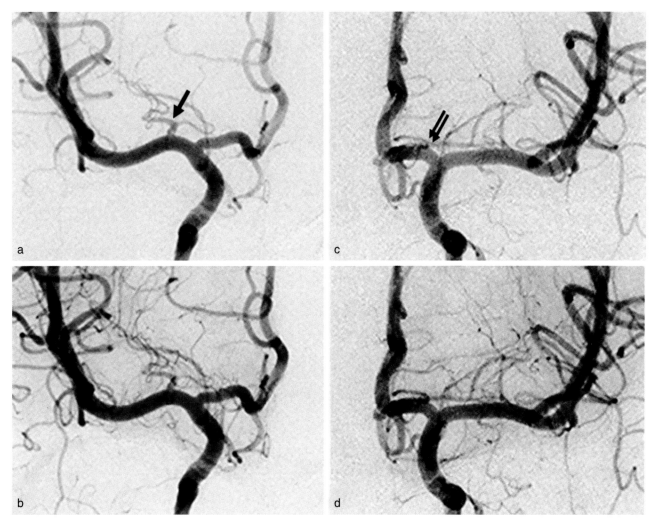

图 15.5 豆纹动脉起点的变化：右侧 ICA 造影前后位动脉早期(a)和动脉晚期(b)显示，内侧和外侧豆纹动脉组起自共同的干(箭头所示)，同时左侧 ICA 造影动脉早期(c)和动脉晚期(d)显示出一个主要的 RAH(细双箭头所示)，在它行向外侧时，发出所有的穿支，在远端与 MCA 的主干吻合。

15.3 临床影响、补充信息和病例

接下来，选择了一些病例，突出表现在不同的临床情况下，豆纹动脉和 RAH 解剖的重要性(见图 15.6 至图 15.13)。

> **要点及注意事项**
>
> - 胚胎学上讲，前穿支起源于 ACA 外侧纹状体动脉。尽管传统上分为三组(RAH、内侧和外侧豆纹动脉组)，但它们的起点有明显不同，有的起自共同的干，有的发自于 A2 近端至 M2 近端的多个独立的起点。
> - 在评估 MCA 介入治疗的风险时，穿支起源、供血区域以及颅内狭窄病变之间的关系非常重要。

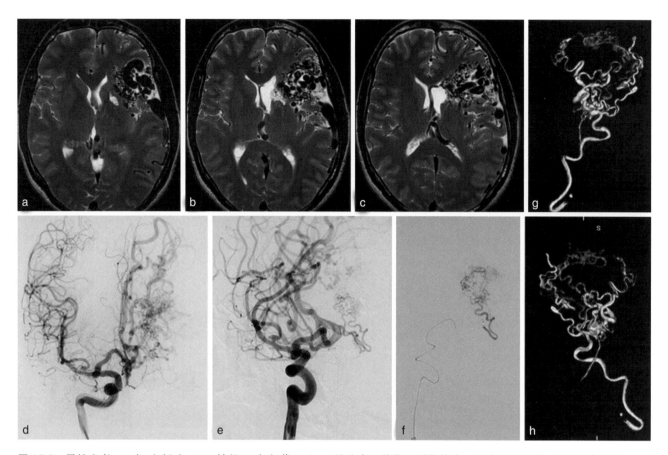

图 15.6   男性患者,45 岁,左额叶 AVM,轴径 T2 加权像(a,b,c)见脑内血肿位于尾状核头。因为出血局限,超选评估了 Heubner 动脉供应区域,以排除可能的巢内动脉瘤,而巢内动脉瘤被认为是潜在的栓塞靶点。右侧 ICA 造影前后位(d)和半斜位(e)及同时的微导管超选造影(f)以及 3D 旋转重建(g,h)显示,左侧 Heubner 动脉和它的供血区域,以及向偏颅侧的其他分流供血。超选造影没有发现局部的结构薄弱点。因为没有发现栓塞治疗的靶点,手术终止。

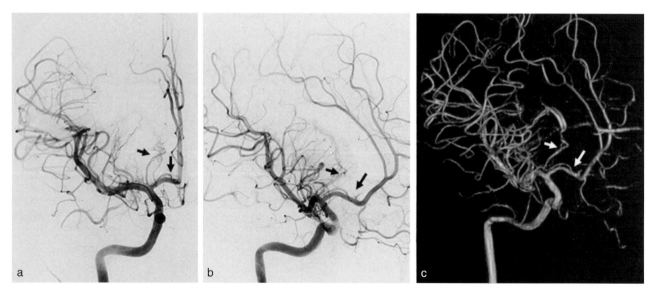

图 15.7   女性患者,16 岁,右侧 ICA 造影前后位(a)、斜位(b)和 3D 旋转重建(c)显示出一个微小 AVM,由 Heubner 动脉供血(箭头所示)。

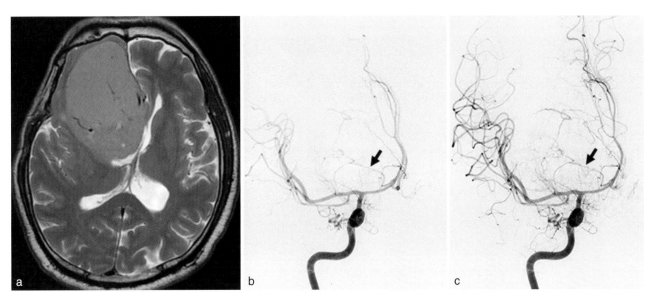

图 15.8　男性患者,60 岁,右额巨大脑膜瘤,轴位 T2 加权 MRI(a),为可能的栓塞治疗进行检查。右侧 ICA 造影前后位动脉早期
(b)和动脉晚期显示,软脑膜血管供血肿瘤,血供来自于 Heubner 动脉(箭头所示)。一条副脑膜中动脉起源于右侧眼动脉。

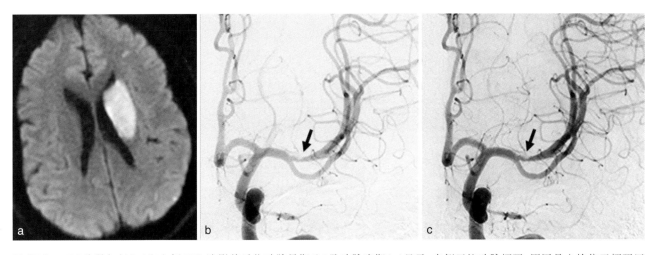

图 15.9　MRI 弥散加权(a)和左侧 ICA 造影前后位动脉早期(b)及动脉晚期(c)显示,内侧豆纹动脉梗死,原因是血栓位于梗死区
域的供血动脉开口处。

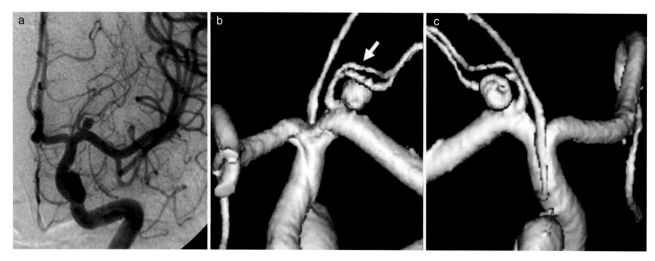

图 15.10　左侧 ICA 造影前后位 (a) 和弹簧圈栓塞后 3D 旋转重建 (b,c) 显示,一个位于内侧豆纹动脉起点处的近端 M1 动脉瘤。

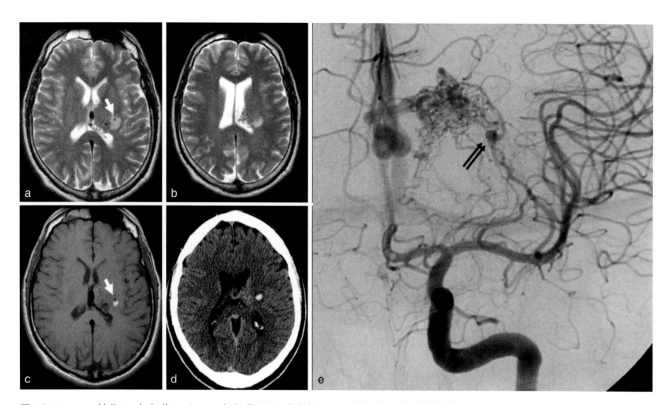

图 15.11　MRI 轴位 T2 加权像 (a,b)、T1 加权像 (c) 和非增强 CT(d) 显示出一个破裂的脑 AVM。在 MRI 上,一个临近血肿的圆形流空影在左侧 ICA 造影 AP 像 (e) 上被证实是一个外突的局部动脉瘤 (黑色双箭头所示),起源于左侧豆纹动脉的一条穿支。

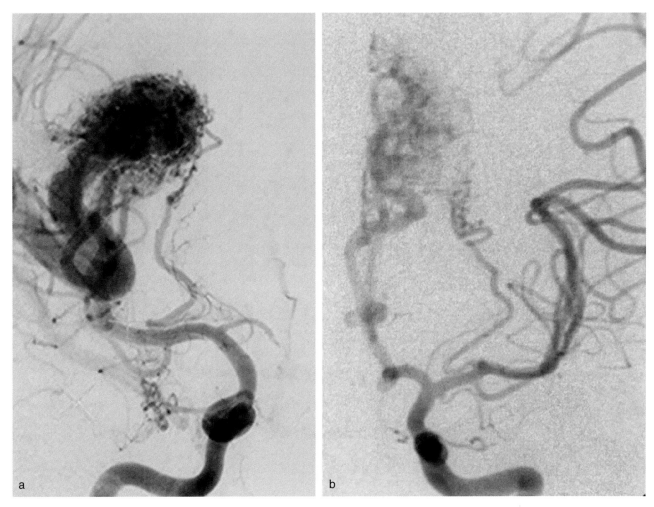

图 15.12 两个患者的右侧 ICA（a）和右侧 ICA（b）造影前后位显示，岛叶 AVM（a）和扣带回 AVM（b）来自于豆纹动脉的继发供血。这种脑 AVM 的深部供血是术前栓塞的潜在靶点。

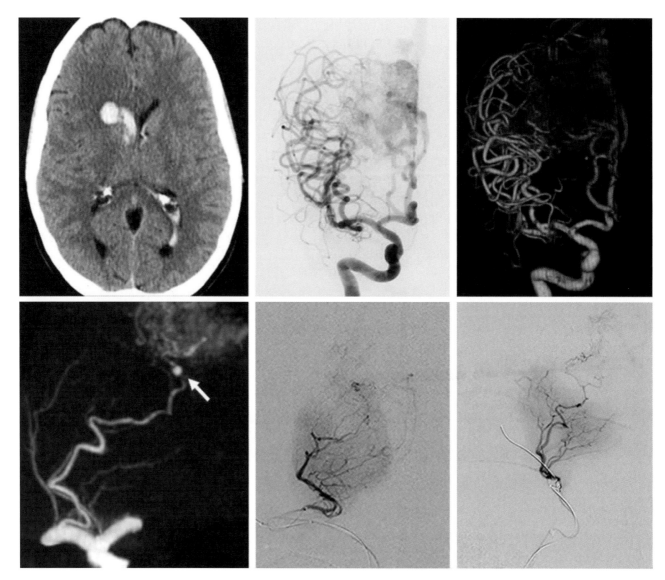

图 15.13　患者, 48 岁, 非增强 CT 轴位 (a) 显示, 右侧尾状核头出血破入脑室。入院时, 右侧 ICA 造影前后位 (b) 及 3D 旋转重建 (c,d) 显示, 一个小的巢前动脉瘤 (箭头), 位于继发供血的右外侧豆纹动脉的最远端。在与血管神经外科团队讨论后, 决定进行靶点栓塞, 手术在造影 4 天后实施。手术开始时, 无法将导管插入目标血管, 因此, 我们将一个球囊放入 M1, 使其刚好越过目标血管的起点。充盈球囊, 这样就提供了非常好的支撑, 于是者操纵微导管进入外侧豆纹动脉。微导管造影 (e,f) 显示, 先前看到的假性动脉瘤消失了, 考虑是自发血栓形成引起。造影也显示, 供应内侧和外侧豆纹动脉区域的血供来自单一的血管。

推荐读物

[1] Komiyama M, Nakajima H, Nishikawa M, Yasui T. Middle cerebral artery variations: duplicated and accessory arteries. AJNR Am J Neuroradiol 1998; 19: 45–49

[2] Lasjaunias P, Berenstein A, ter Brugge KG. Surgical Neuroangiography. Vol. 1. 2nd ed. Berlin: Springer; 2006

[3] Newton TH, Potts DG. Radiology of the Skull and Brain. Angiography. Vol. 3, Book 2. St. Louis, MO: Mosby; 1974

[4] Takahashi S, Goto K, Fukasawa H, Kawata Y, Uemura K, Suzuki K. Computed tomography of cerebral infarction along the distribution of the basal perforating arteries. Part I: Striate arterial group. Radiology 1985; 155: 107–118

第 16 章

大脑中动脉的皮层支

16.1 病例描述

16.1.1 临床表现

女性患者,30岁,因筛查家族性动脉瘤行MR检查。偶然发现左侧大脑中动脉基底宽8mm的动脉瘤。

患者被建议去看神经外科医生。

16.1.2 影像学检查

见图16.1至图16.3。

16.1.3 诊断

急性大脑中动脉闭塞及血栓切除术。

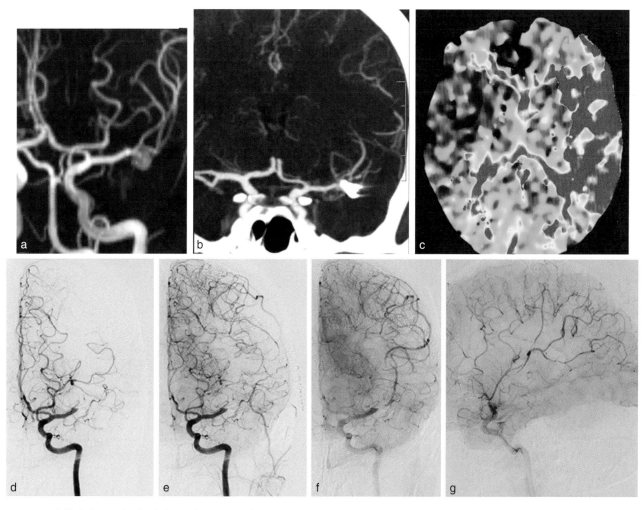

图16.1 女性患者,30岁,偶然发现左侧MCA动脉瘤(a为MR血管造影)。夹闭术后即可出现完全右侧偏瘫和失语。CTA(b)没能显示正常的MCA分叉,而灌注CT扫描[c为达峰时间(TTP)图]显示左半球明显低灌注。该患者立即再次手术,重新放置动脉瘤夹。然而,在术中探查时,术者注意到在MCA分叉处有血栓,从而急诊行血栓切除术。左侧ICA造影动脉早期(d)、动脉晚期(e)和毛细血管期(f,g)显示,M1的远端闭塞,豆纹动脉充盈良好。来自ACA区域的代偿血管重建了MCA的优势上干。病例续图16.2。

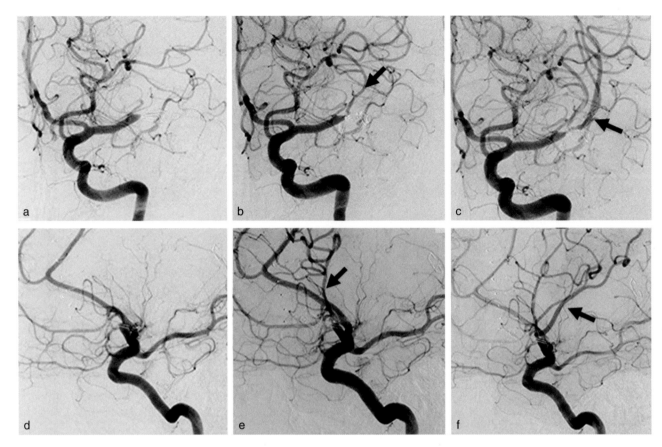

图 16.2　最初的血管造影(a,d),第一次取栓后造影(b,e),第二次取栓后造影(c,f)。在第一次取栓后,额前动脉及盖部动脉开通(b,e 箭头所示),它们供血 Broca 区域。第二次取栓后,优势上干包括 Rolandic 动脉开通(c,f 箭头所示)。可以看到 MCA 的早期分叉颞前动脉(c 箭头所示)。病例续图 16.3。

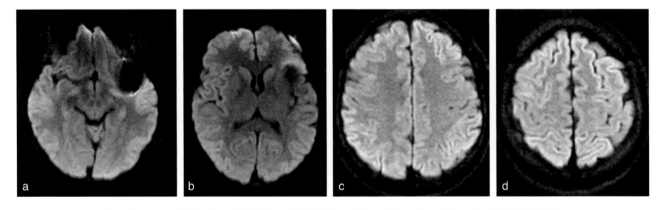

图 16.3　介入治疗后 24 小时不同水平轴位弥散加权像未见缺血区,患者也没有神经功能缺失。

16.2　胚胎学和解剖学

　　MCA 主干以远,通常分为两支:上干和下干,两者保持血流动力学平衡,而且优势干的变化较大(伴随供血区域的变化而变化)。上干供血额叶凸面,而下干供血颞叶。顶叶可以由任一干供血(通常是优势干)或者由 MCA 独立的分支供血;在这些病例中,可能存在 MCA 三分叉。颞前动脉可以从 MCA 主干的近端发出。在额叶和顶叶的凸面,MCA 的末端分支与 ACA

的分支供血达到血流动力学平衡（ACA–MCA 分水岭），而在颞叶，MCA 与 PCA 供血达到平衡（参看病例 17）。除了供血皮层之外，MCA 末端分支也发出软脑膜穿动脉供应外层白质；而且会与起自 MCA 主干的豆纹动脉构成血流动力学分水岭。M3 和 M4 分支相当多变，这也是为什么这些分支的命名多变的原因。实践中，血管的命名是依据它们供血的皮层区域，而不考虑它们的起点。据此，MCA 的分支有：眶额、额前、Rolandic 前、Rolandic、顶叶、角回、颞枕、颞叶后部、中部和前部动脉。这些分支在侧位像上最易理解（见图 16.4）。

16.3 临床影响、补充信息和病例

见图 16.5 至图 16.10。

要点及注意事项
• MCA 的皮层分支的命名是依靠它们供血的皮层区域，因此最好是在侧位像上从远端到近端进行评估。 • MCA 二分叉为下干和上干，并彼此维持血流动力学平衡，它们分别供血颞叶和额叶，并分担顶叶的供血。

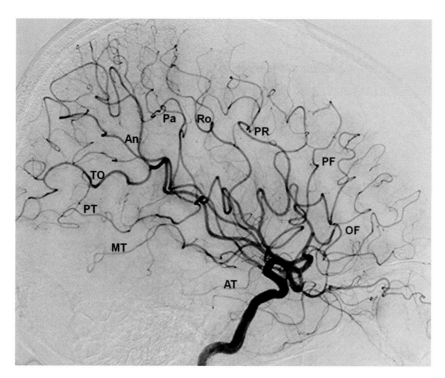

图 16.4 患者 A1 段发育不良，侧位像能更好分清 MCA 的分支。OF，眶额；PF，额前；RO，Rolandic；Pa，顶叶；An，角回；TO，颞枕；PT，颞后；MT，颞中；AT，颞前。

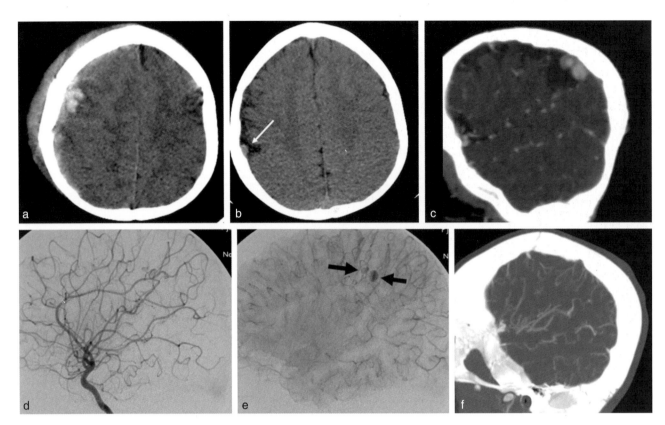

图 16.5   女孩,15 岁,坠落,颅骨骨折,小的硬膜下血肿和脑挫伤血肿(a 图为非增强 CT)。患者恢复良好,未留运动功能缺失。3 个月后影像随访复查,可见到脑软化。在先前骨折处,可见到一小的轴外软组织密度影,以 CTA、DSA 进一步检查。CTA(c)通过对感兴趣区的矢状位重建,显示两个相邻的向外突出的动脉瘤。DSA 右侧 ICA 造影侧位像动脉期(d)和毛细血管期(e)证实了这一诊断,并且动脉瘤起于 Rolandic 动脉末端。毛细血管期,可见到动脉瘤内造影剂滞留(e 箭头所示)。考虑受累血管的重要功能以及动脉瘤可能已经开始形成血栓,因此选择了保守治疗。随访 CTA(f)显示动脉瘤完全闭塞。

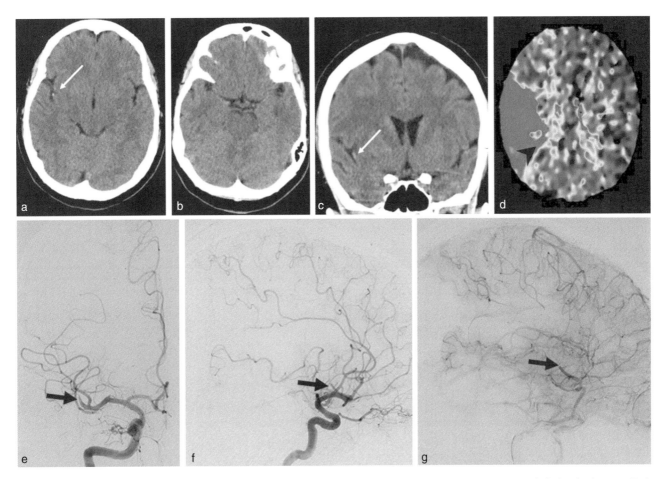

图 16.6　女性患者,56 岁,表现为左侧忽略,左上肢中度乏力,构音障碍,非增强 CT 显示,右侧裂中有一高密度"点"征(a,c 箭头所示),是远端 MCA 分支(M2)闭塞的征象,CTA 和 CT 灌注扫描(TTP 图;d)证实了这一点。右侧 ICA 造影前后位(e)和侧位(f,g)显示,右侧三分叉大脑中动脉的优势下干突然中断(箭头所示),末端 MCA 区域的代偿不足(侧位造影晚期)。病例续图 16.7。(图 16.6d 见彩图)

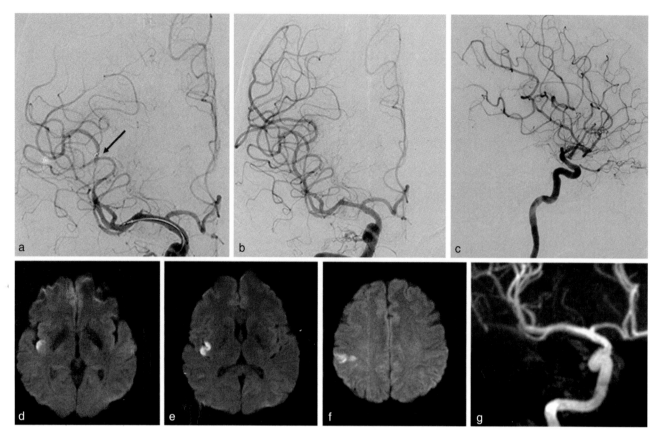

图 16.7 一个取栓支架放入优势下干,在支架扩张时,造影证实之前判断(a,自小箭头至末端)。一次取栓后,造影显示血管完全开通(b,c)。MR 随访(轴位弥散加权像,d~f)可以见到一小面积的梗死灶(临床无症状),MRA 可见 MCA 分支持久开放。

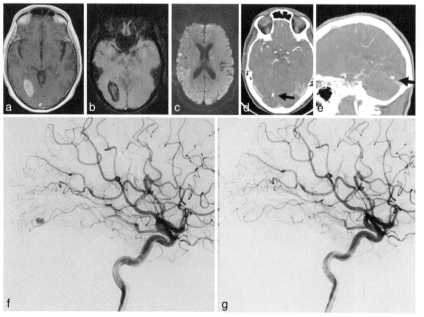

图 16.8 患者患有心内膜炎并且其二尖瓣上有疣状赘生物,因右枕出血 [MRI T1 (a)加权和磁敏感(b)加权]和栓塞(弥散加权像 c)就诊。轴位(d)和矢状位(e)CTA 显示出一个末端动脉瘤,考虑为出血的来源。因为患者预急诊行心脏瓣膜置换术,故要求栓塞治疗这一推测为真菌性动脉瘤。栓塞前,右侧 ICA 造影侧位像显示,末梢 MCA 动脉瘤,它起自于 MCA 的颞枕支,随后微导管到位。动脉瘤采用胶栓塞 [栓塞后的即刻结果(g)]。

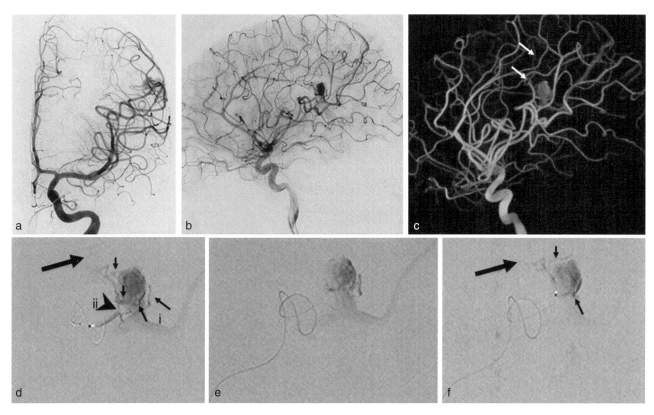

图 16.9　男孩，14 岁，癫痫。检查时，发现一个脑动静脉畸形（AVM），随后行血管造影以进行可能的栓塞治疗。左侧 ICA 造影前后位（a）、前位（b）和 3D 旋转造影的半斜位（c）显示，AVM 由 Rolandic 动脉供血。在 AVM 巢以远，供血动脉继续供血中央前回（c 图中箭头所示）。Rolandic 动脉近端微导管造影显示，有 4 支供血动脉进入畸形团（黑色小箭头所示），Rolandic 动脉远端继续供血运动皮质区。随即，在箭头标记处（i 和 ii）实施造影。在（e）（i）位置微导管造影，这是一个栓塞安全的血管，因为它是末端型，与供血动脉有足够的安全距离。然而，胶将很可能进入静脉端而堵塞静脉，而该静脉是 AVM 的唯一流出道。如果有别的动脉输入存在，将很有可能出现 AVM 出血。在位置（ii）（f）微导管造影显示，有两个小的血管进入 AVM，而它们起自"过路"血管 Rolandic 动脉，可见到模糊的远端与 ICA 相续。鉴于这些解剖和血管畸形构筑特点的发现，最终未能实施栓塞。

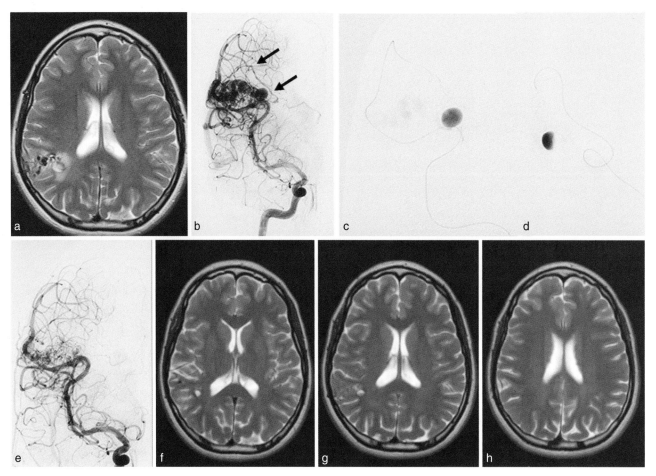

图 16.10　无症状的年轻患者,MR T2 加权(a)像显示出右顶叶 AVM。AVM 深部突出部分的周围可见水肿。右侧 ICA 造影(b)显示,一条扩张的软脑膜经动脉供血 AVM 的内侧部分(深部),即磁共振上显示的 AVM 突出的部分(b 图箭头所示)。供血动脉行微导管插管造影,显示出一个大的畸形团内动脉瘤(c,d),随即行动脉瘤栓塞(栓塞后的即刻结果参看图 e)。此后,患者接受伽马刀放射治疗,2 年随访轴位 MRI T2 加权序列显示 AVM 闭塞,患者没有任何神经功能损伤。

推荐读物

[1] Gibo H, Carver CC, Rhoton AL, Jr, Lenkey C, Mitchell RJ. Microsurgical anatomy of the middle cerebral artery. J Neurosurg 1981; 54: 151–169

[2] Morris P. Practical Neuroangiography. 3rd ed. Philadelphia: Lippincott, Williams & Wilkins; 2013

[3] Umansky F, Gomes FB, Dujovny M et al. The perforating branches of the middle cerebral artery. A microanatomical study. J Neurosurg 1985; 62: 261–268

[4] van der Zwan A, Hillen B, Tulleken CAF, Dujovny M, Dragovic L. Variability of the territories of the major cerebral arteries. J Neurosurg 1992; 77: 927–940

[5] van der Zwan A, Hillen B, Tulleken CAF, Dujovny M. A quantitative investigation of the variability of the major cerebral arterial territories. Stroke 1993; 24: 1951–1959

第 17 章

软脑膜吻合

17.1 病例描述

17.1.1 临床表现

男性患者,30岁,过去有人工瓣膜置换并伴有风湿病史,抗凝治疗不充分。因失语和左侧偏瘫(上肢较下肢重)就诊急诊科。因为患者对静脉内使用重组组织型纤维蛋白酶原激活剂存在一个绝对禁忌证,因此被送至血管造影单元行机械取栓术。

17.1.2 影像学检查

见图17.1和图17.2。

17.1.3 诊断

急性卒中,MCA 上干血栓性闭塞并伴有极好的软脑膜侧支循环。

17.2 解剖学

软脑膜吻合(LMA),又叫软脑膜侧支循环(50~400μm),是供应相邻皮层区域的两个不同大脑动脉之间的小血管连接。1684年,Thomas 最早予以记述。1874年,Heubner 充分证明了它们的存在。这些血管形成一个广泛的网络,与大血管沟通和 Willis 环一起为侧支灌注提供潜在的通路。

根据血液动力学和代谢的需要,LMA 内血液可以双向流动。这样就可以允许逆行灌注相邻区域。有关它们的存在、数量、大小和位置,在个体之间存在高度差异,同一个人不同半球之间也是如此。它们倾向于在半球凸面分布更广泛,联结 MCA、ACA、PCA 区

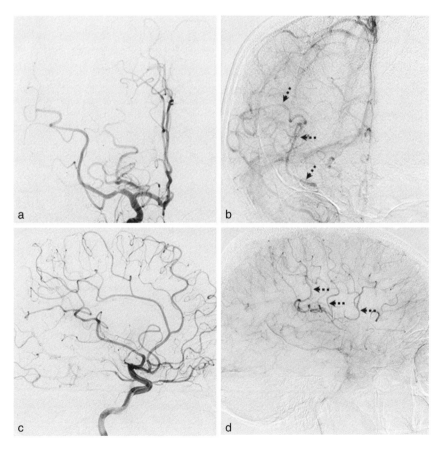

图 17.1 右侧 ICA 造影前后位(a,b)和侧位(c,d)像的动脉期(a,c)及毛细血管期(b,d)。MCA 的上干闭塞,M1 外在充盈缺损(箭头所示)。毛细血管晚期造影显示,通过来自 ACA 的 LMA 逆行充盈 MCA 的上干(b,d,细箭头所示)。病例续图17.2。

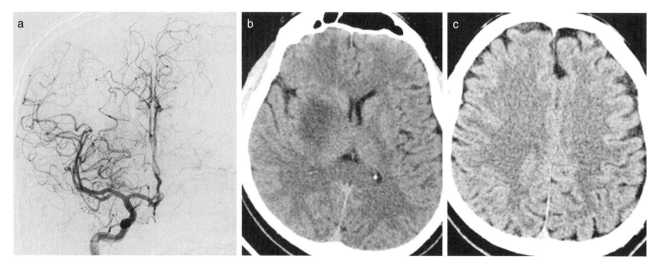

图 17.2　取栓后右侧 ICA 造影前后位显示 MCA 上干完全再通,正向血流良好,没有充盈缺损。取栓后 24 小时非增强轴位 CT 显示,右侧纹状体梗死,但在 MCA 上干供血区域未见皮层梗死,因为,在 MCA 闭塞时,皮质可接受侧支供血而穿支不能。

域,但是,也有 LMA 联结 ACA 和 PCA 区域(楔前叶和胼胝体压部),同样,双侧 ACA 区域(通过胼胝体动脉)之间,双侧 MCA、PCA 和 ACA 远端分支之间也存在 LMA(见表 17.1)。

　　LMA 在血管闭塞时的代偿能力依赖于四个主要因素:LMA 的存在和数量、体循环血压、闭塞程度、患者年龄。正像前面讲到的,不同个体之间 LMA 的数量和直径变化明显,但是受影响区域和不受影响区域之间的血压梯度、流速会受体循环压力的影响。然而,已经发现慢性收缩性高血压患者具有较少的 LMA 的功能,因为脑血流的自动调节功能受损。血管逐渐闭塞的患者(烟雾综合症或者颅内、外血管狭窄)会产生更广泛的 LMA 网络,比突发动脉闭塞的患者有更好的血流代偿的能力。LMA 的代偿能力随着年龄增长而

消失,这或许是由于 LMA 数量的减少而导致,同样,粥样硬化引起的血管"硬化",降低了血管随血流和代谢要求而适当扩张的能力。

17.3　临床影响

　　现在通常认为 LMA 对血管闭塞的代偿能力是急性卒中患者预后的决定性因素之一,也是选择动脉血管内卒中治疗的关键因素。LMA 的良好侧支血流是与患者良好的预后相关的独立因素,因为,在再灌注以前,它具有维持缺血半暗带血供的能力。CTA 能粗略地估计侧支血流,尤其是在延迟的血管造影像上。但对于定量和正确分类侧支血流的最优影像模式是什么,仍然存在争议。不仅影像技术重要,成像时间也

表 17.1　最常见软脑膜吻合的供血区域、涉及动脉、和部位:眶额(MCA)与额眶和额极(ACA)

区域	吻合动脉	吻合部位
MCA 和 ACA	眶额(MCA)与额眶和额极(ACA)	额下和额中回
	额前动脉(MCA)与内侧额动脉的前/中动脉(ACA)	额上回
	中央前动脉(MCA)与内侧额动脉后支(ACA)	中央前沟
	中央动脉(MCA)与旁中央动脉(ACA)	中央沟
	中央动脉(MCA)与顶上动脉(ACA)	中央后沟和顶间沟
MCA 和 PCA	角回和颞后动脉(MCA)与顶枕动脉(PCA)	顶枕或顶间沟
	颞动脉(MCA)与下颞干分支(PCA)	颞中沟
ACA 和 PCA	顶上和胼周动脉(ACA)与顶枕动脉(PCA)	顶枕沟
	胼周动脉(ACA)与压部动脉(PCA)	胼胝体压部

ACA=大脑前动脉;MCA=大脑中动脉;PCA=大脑后动脉。

很重要,因为血流的变化是一个动态过程。这种对于急性血管闭塞的代偿能力,对于动脉瘤的治疗中需要闭塞颅内载瘤动脉的病例同样具有重要意义。我们要记住,LMA 可能充分提供末端动脉供血,但可能无法提供足够的逆向血流去充盈穿支动脉供血区域。

在评估和计划治疗脑 AVM 时,LMA 同样重要。对于患有伴有动静脉瘘的 AVM 的患者,血管造影可显示分水岭偏移, 这是通过 LMA 调节介导的。LMA 可被动开放,来满足 AVM 增加血流的需要。这些开放的 LMA 向正常脑实质供血,因此,无论采用什么治疗方式,治疗过程中都应保护这些血管。这些对于 AVM 放射治疗计划的制订同样适用。动脉盗血也涉及 LMA,当附近的皮层血流通过血管网被"吸入"AVM 巢内时,会导致局部神经功能缺失或慢性低灌注(胶质增生和萎缩)。在治疗过的 AVM 中,如果切除不完全或液体栓塞材料未能到达 AVM 的静脉位置时,LMA 将是充盈 AVM 巢的一个重要途径,导致持续间接供血(LMA)。"结扎"型栓塞(如单纯动脉栓塞、没有浸入静脉的起始段)将会导致 AVM 通过 LMA 复发。相反,液体栓塞剂可向深部浸入相邻血管,或采用楔形栓塞技术栓塞时,可能打开这些侧支循环,从而引起畸形团周围缺血。

17.4　补充信息和病例

见图 17.3 至图 17.7。

要点及注意事项

- 不同患者之间,LMA 的数量和直径变化显著,甚至同一个体不同半球之间也是如此。
- LMA 对于动脉闭塞的代偿能力是卒中预后的重要因素。继续努力标准化侧支吻合程度的分类方法,提高卒中治疗患者筛选的水平。
- LMA 与 AVM 的复发和残留相关,也与高流量瘘型 AVM 的盗血现象相关。当 LMA 出现时,在其走向 AVM 的路程中同时供应正常脑组织,因此,不管采用什么治疗方法,这些血管都应该受到保护。

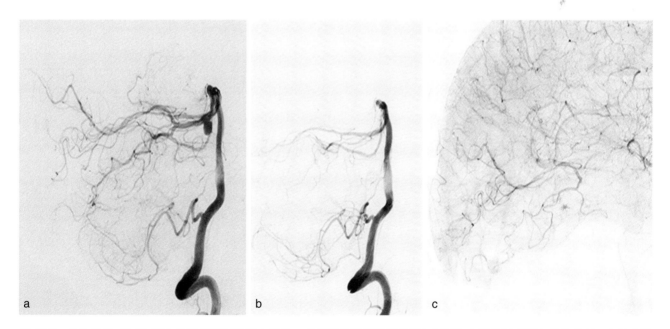

图 17.3　男性患者,66 岁,因急性蛛网膜下隙出血就诊。右侧椎动脉造影侧位像(a)显示,右侧 PCA P1/P2 交界处有一夹层动脉瘤,弹簧圈闭塞 P1 段远端后(b)。术后,即刻行右侧 ICA 造影侧位像(c)显示,通过 LMAs 充盈 PCA 分支的末端,到达 P3 段。

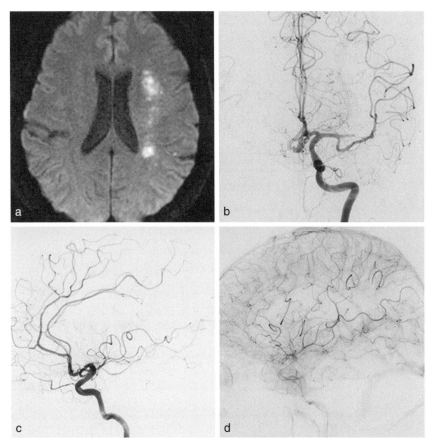

图 17.4　女性患者,57 岁, 急性神经功能缺失。弥散加权 MRI(a) 显示, 在 ACA/MCA 分水岭区有急性缺血灶。左侧 ICA 造影前后位像(b) 显示, 左侧 MCA 上干闭塞。左侧 ICA 造影动脉期(c)和毛细血管晚期显示, 通过 MCA 上干的正向血流明显减少,ACA 的血流通过 LMA 逆向充盈末端皮层支。

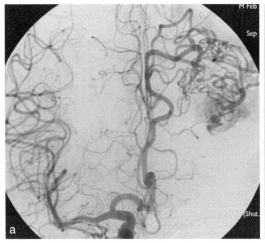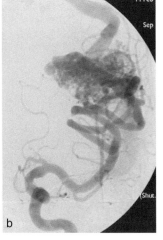

图 17.5　LMA 经常在高流量的 AVM 中由于"泵"的作用而被开放。这可以用高流量畸形团的低阻力解释, 因为, 在畸形团内没有中间的毛细血管床, 从而导致临近区域向畸形团血流增加。AVM 高流量可以导致畸形团周围低氧, 从而导致软脑膜血管扩张。以上因素可致使"分水岭偏移"(如邻近分支血管向 AVM 供血显著), 如本例所显示的。右侧(a)和左侧(b)ICA 造影前后位像显示,ACA 的分支没有直接供血 AVM, 而是继发通过软脑膜血管与MCA 的吻合。必须注意, 在治疗计划中不能包括继发开放的这些血管。

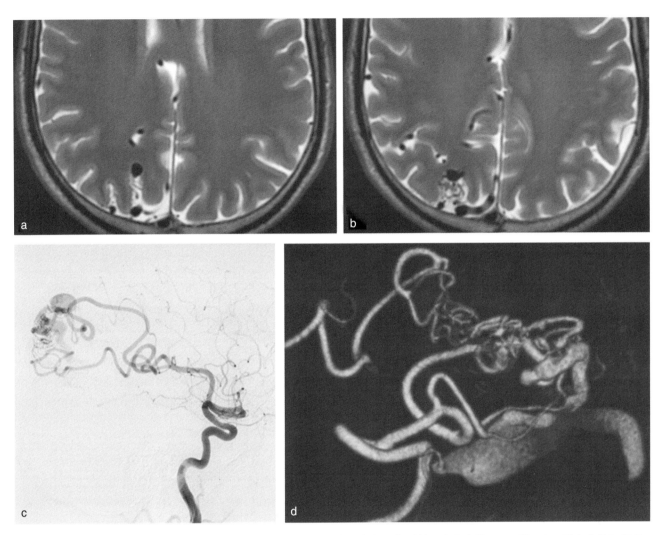

图 17.6 尽管软脑膜侧支引起的分水岭偏移的最显著的形式是从一个大血管到另一个大血管（ACA 到 MCA，反之亦然），但是，它也存在于相邻的软膜血管之间，正如在本病例中看到的，顶叶高流量 AVM 伴有瘘，高分辨磁共振 T2 加权像（a,b）显示，脑回间扩张的血管。右侧 ICA 造影侧位像（c）和 3D 旋转重建（d）显示，角回动脉继发补充顶后血管的供血，而顶后血管是 AVM 的唯一供血动脉。（图 17.6d 见彩图）

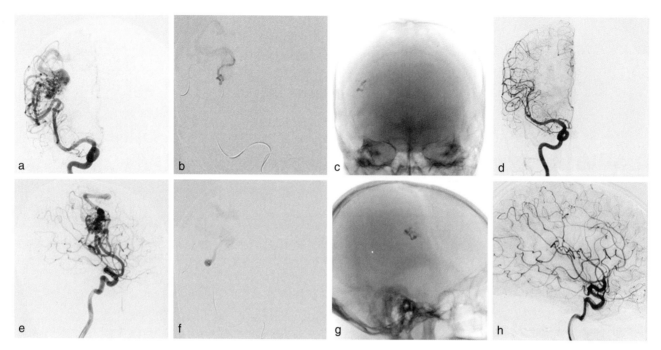

图 17.7   瘘型 AVM 周围软脑膜动脉的作用与临床的相关性,在这位 63 岁的 AVM 患者上得到证实。从右侧 ICA 造影前后位(a)和侧位(b)像看,已经引起明显的软脑膜侧支供血。从平片上看,用了很少的胶栓塞 AVM 内的两个瘘(c,d)成分后,软脑膜侧支供血消退了,因为一旦闭塞了末端动脉和引流瘘的静脉的近端,就不再有朝向 AVM 的"泵效应",这样就可以彻底闭塞 AVM,正如在随访的右侧 ICA 造影(g,h)上看到的一样。如果 AVM 的治疗导致动脉结扎而没有到达静脉,这些软脑膜侧支血管将导致 AVM 再开放,这进一步突显在正确认识解剖的前提下确定栓塞靶点的重要性。

推荐读物

[1] Brozici M, van der Zwan A, Hillen B. Anatomy and functionality of leptomeningeal anastomoses: a review. Stroke 2003; 34: 2750–2762

[2] Kim DJ, Krings T. Whole-brain perfusion CT patterns of brain arteriovenous malformations: a pilot study in 18 patients. AJNR Am J Neuroradiol 2011; 32: 2061–2066

[3] Liebeskind DS. Collateral circulation. Stroke 2003; 34: 2279–2284

[4] Liebeskind DS. Collaterals in acute stroke: beyond the clot. Neuroimaging Clin N Am 2005; 15: 553–573, xx

[5] McVerry F, Liebeskind DS, Muir KW. Systematic review of methods for assessing leptomeningeal collateral flow. AJNR Am J Neuroradiol 2012; 33: 576–582

[6] Nambiar V, Sohn SI, Almekhlafi MA, et al. CTA collateral status and response to recanalization in patients with acute ischemic stroke. AJNR Am J Neuroradiol 2014; 35: 884-890

[7] Shuaib A, Butcher K, Mohammad AA, Saqqur M, Liebeskind DS. Collateral blood vessels in acute ischaemic stroke: a potential therapeutic target. Lancet Neurol 2011; 10: 909–921

[8] Tan IY, Demchuk AM, Hopyan J et al. CT angiography clot burden score and collateral score: correlation with clinical and radiologic outcomes in acute middle cerebral artery infarct. AJNR Am J Neuroradiol 2009; 30: 525–531

第 **4** 部分
后循环

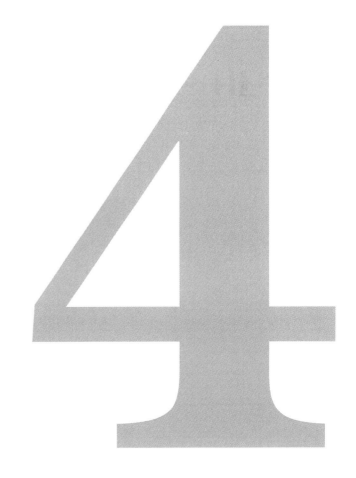

第 18 章

PICA起源的变异

18.1 病例描述

18.1.1 临床表现

男性患者,59岁,表现为中脑周围蛛网膜下隙出血。CTA 检查未发现动脉瘤,DSA 检查结果如下。

18.1.2 影像学检查

见图 18.1。

18.1.3 诊断

起源于三叉动脉的小脑后下动脉(PICA)。未发现其他出血原因。

18.2 胚胎学和解剖学

PICA 是变异最多的小脑动脉,可以一侧缺失或者双侧缺失,以重复的形式从不同位置发出。PICA 的近段直径和根软膜动脉相当,当需要通过四脑室原始脉络丛代偿小脑其他区域供血时,动脉直径可以增粗。PICA 起源位置变异也可以在脊髓不同水平分节段发出,可能的变异,包括起源于 C3 水平椎动脉(VA)或者颈升动脉;在 C2 和 C1 水平通过胚胎寰前动脉(枕-小脑变异)起源于枕动脉;经胚胎舌下动脉起源于咽升动脉(咽-小脑变异);通过小脑镰动脉起源于各种脑膜支。在极少数病例中,可以发现 PICA 起源于三叉动脉。

PICA 分为 5 段:延髓前段沿延髓前方走行;延髓外侧段,走行范围从延髓侧方到舌咽神经、迷走神经、副神经根起点水平;延髓扁桃体段,沿小脑扁桃体尾侧半走行;膜帆扁桃体段,行走于脉络膜、下髓帆头侧和小脑扁桃体上极形成的裂隙内;皮层段是终末段,走行于小脑表面。

大约 50% 的人 PICA 发出穿支动脉供应延髓侧方。与脊髓动脉类似,PICA 多起源于腹侧(或中线侧),在咽-小脑变异的情况下,PICA 最大的变化是可以发出延髓穿支,与脊髓的腹侧软膜动脉相似。与之类似,脊髓的供血血管也可以起源于 PICA。但硬膜外起源的 PICA 很少发出供应脊髓的动脉。如果起源于

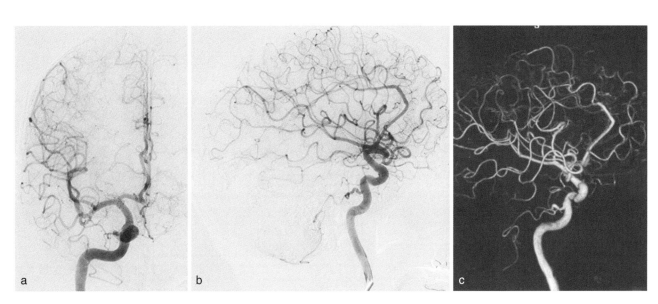

图 18.1 右侧 ICA 血管造影动脉早期像(a)、晚期像(b)和 3D 重建(c)显示,右侧起源的原始三叉动脉供应右侧 PICA(箭头所示)。其他后循环颅内动脉未见显影。(图 18.1c 见彩图)

VA 和枕–小脑变异,则可能在脑干背部形成根软膜动脉供血形式,但供血范围多数较小。

18.3　临床影响

因为 PICA 可能向延髓侧方供血,所以 PICA 堵塞后可以导致延髓侧方综合征,包括同侧半面麻木(损伤三叉神经脊髓束)和偏身感觉障碍(脊髓丘脑束)。其他 PICA 梗死症状还包括吞咽困难,构音障碍,声音嘶哑(损伤了疑核);共济失调,头晕,眩晕,眼球震颤,同侧小脑症状(损伤前庭核和小脑束);同侧 Horner 综合征(延髓侧方网状结构内眼交感纤维受损);呕吐(累及孤束核)。

在颅内椎动脉夹层病例中,PICA 发出位置决定了血管内治疗的可行性。如果夹层未累及 PICA,当患者发生蛛网膜下隙出血,并且对侧椎动脉或后交通动脉代偿良好时,应优选牺牲夹层段椎动脉。但如果夹层累及 PICA 和(或)没有侧支代偿,那只能考虑其他方法(如血流导向支架或血管搭桥手术)进行治疗。

18.4　补充信息和病例

见图 18.2 至图 18.5。

要点及注意事项

- PICA 起源位置多变,在脊髓水平可分节段发出。
- 起源位置越靠近中线(腹侧),越容易发出供应延髓的穿支。
- 如果 PICA 起源于硬膜外,则很少发出供应脊髓或脑干的穿支。
- PICA 近段动脉瘤多数是夹层造成的。

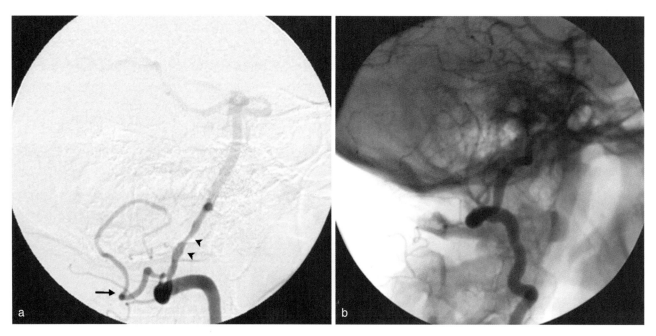

图 18.2　左侧椎动脉斜位(a)造影和侧位未剪影像(b)显示,左侧 PICA(箭头所示)。可见左侧椎动脉硬膜内段从 PICA 发出位置到基底动脉起始部(双箭头所示)由于夹层造成的血管异常。在这个病例中,右侧椎动脉通畅,因此,夹层部分可以被牺牲掉,不会引起其他并发症。

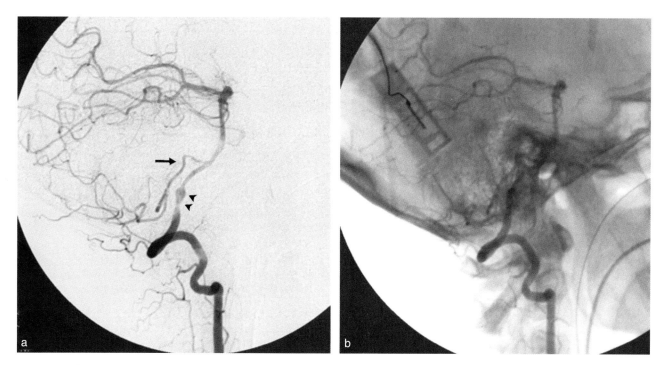

图 18.3　右侧椎动脉造影侧位像(a)和未剪影像(b)显示,右侧 PICA 在近基底动脉起始部位高位发出(箭头所示)。右侧椎动脉颅内段近 PICA 处,可见纺锤样囊性突起(双箭头所示),近端和远端有狭窄,诊断为夹层动脉瘤。因为 PICA 的起始部未受到累及,如果左侧椎动脉可以提供充分的代偿,那么,这一夹层动脉动脉瘤也可以采用牺牲载瘤血管来治疗。

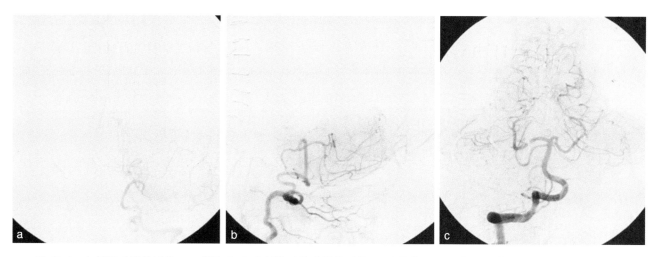

图 18.4　左侧椎动脉前后位(a)、侧位(b)和右侧椎动脉造影前后位(c)造影像显示,左侧椎动脉发出左侧 PICA 后终止。

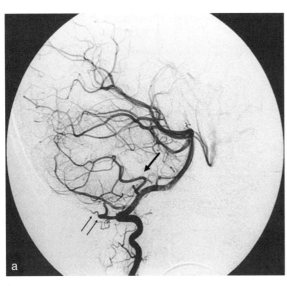 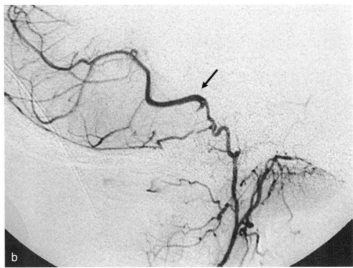

图 18.5　右侧椎动脉（a）和右侧咽升动脉（b）血管造影侧位像显示，神经脑膜干和右侧 PICA（箭头所示）吻合。注意，枕动脉起自寰椎动脉襻上发出的增粗的脊肌支（细双箭头所示）。

推荐读物

[1] Lasjaunias P, Berenstein A, ter Brugge KG. Surgical Neuroangiography. Vol. 1. 2nd ed. Berlin: Springer; 2006

[2] Lister JR, Rhoton AL, Jr, Matsushima T, Peace DA. Microsurgical anatomy of the posterior inferior cerebellar artery. Neurosurgery 1982; 10: 170–199

[3] Peluso JP, van Rooij WJ, Sluzewski M, Beute GN, Majoie CB. Posterior inferior cerebellar artery aneurysms: incidence, clinical presentation, and outcome of endovascular treatment. AJNR Am J Neuroradiol 2008; 29: 86–90

[4] Uchino A, Suzuki C. Posterior inferior cerebellar artery supplied by the jugular branch of the ascending pharyngeal artery diagnosed by MR angiography: report of two cases. Cerebellum 2011; 10: 204–207

第 19 章

小脑动脉

19.1 病例描述

19.1.1 临床表现

　　男性患者,49 岁,因大量蛛网膜下隙出血就诊。CTA 检查未能明确蛛网膜下隙出血原因,进一步行血管造影检查。起初也未能显示明确的出血部位。因此,如果蛛网膜下隙出血量巨大,建议短期内重复血管造影检查。

19.1.2 影像学检查

　　见图 19.1 和图 19.2。

19.1.3 诊断

　　小脑上动脉(SCA)远侧中间段夹层动脉瘤。

19.2 胚胎学和解剖学

　　小脑供血来源于三对动脉:SCA、小脑前下动脉

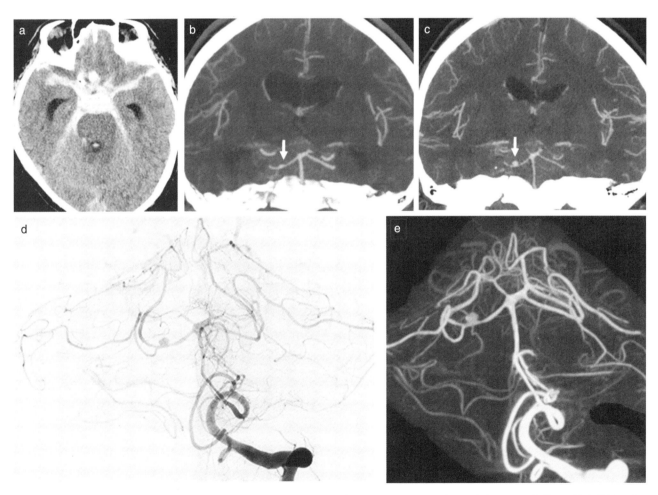

图 19.1　CT 轴位平扫(a)显示弥散性蛛网膜下隙出血。尽管结合第二次 CTA(c)回顾读片,首次 CTA 冠状位(b)判读结果正常。SCA 远端局灶不规则显影一周后,第二次 CTA 扫描显示明显增大,形成梭形囊样突起(箭头所示)。左侧 VA 造影前后位像(AP)(d)和三维旋转重建(e)显示,梭形动脉瘤伴近段狭窄,考虑夹层动脉瘤。病例续图 19.2。

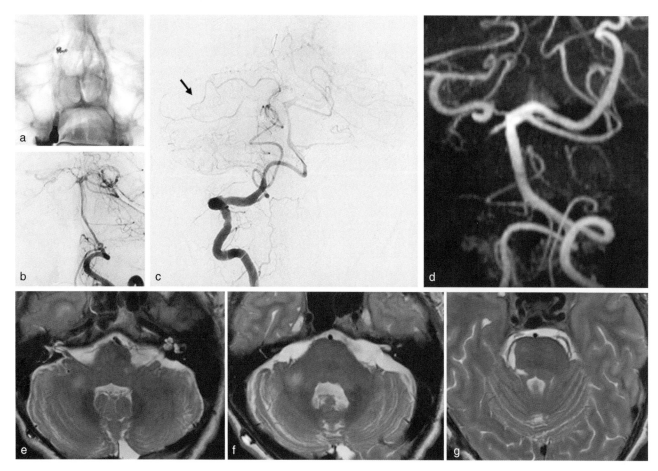

图 19.2　考虑为夹层动脉瘤,因此闭塞了动脉瘤和载瘤动脉(a,b)。右侧椎动脉造影(c)显示,PICA 蚓支向 SCA 内侧蚓支代偿供血(箭头所示)。时间飞跃法 MRA(d)随诊显示动脉瘤完全闭塞。T2 加权 MRIs(e,f,g)显示,桥臂、小脑上脚、被盖小范围缺血灶。

(AICA)和小脑后下动脉(PICA),三者供血区域互补。但是, 三组动脉胚胎学起源完全不同:SCA 属于前循环,自三叉动脉以远的颈动脉尾支起源;AICA 从背侧纵神经动脉,即基底动脉前体血管起源;当小脑包绕末脑的过程中,PICA 是最后形成的小脑供血血管,可以认为是根软膜动脉向小脑区域补充供血。

PICA 起源部位(见病例 18)和供血区域多变。常见变异包括单侧发育不全,双干或重复起源,硬膜外或硬膜起源。PICA 供血范围受起源部位和分支走行影响。约 26%患者可存在 PICA 缺如,这种情况下,其供血区域由优势的 AICA 经由桥延沟内的延髓外侧血管吻合网进行代偿。另一种供血方式是对侧 PICA 双侧供血, 供应双侧小脑半球。这种情况比 AICA-PICA 复合体少见,因为代偿的动脉需要通过中线。硬膜内动脉可以通过 1 支动脉穿过中线供应双侧(例如单支胼周动脉供应双侧半球),或者如小脑蚓部,可以形成没有限制性单侧供血的血管,通过这些血管实现跨中线双侧供血。

多数情况下,PICA 起源于下橄榄核周围的椎动脉,向后绕经延髓,在其后界上行至后髓帆后部,在小脑扁桃体上方或穿过小脑扁桃体形成颅襻。PICA 近段发出众多穿支动脉供应延髓侧后方。颅襻的尖端(在此部位 PICA 也可以发出一些分支供应第四脑室脉络丛)被称为“脉络膜点”,是 PICA 主干发出延髓穿支的最远部位。PICA 随后在扁桃体后裂下行较短距离后分为扁桃体半球支(外侧)和蚓支(内侧)。蚓支供应下蚓部,并与发自 SCA 的上蚓支吻合。外侧支进一步分为扁桃体支供应小脑扁桃体和半球支,半球支供应小脑半球后下方,并于 AICA 和 SCA 吻合。PICA 也可以发出脑膜支,是小脑镰主要供血支,也被称为脑膜后动脉。脑膜后动脉也可直接起源于椎动脉,偶尔也发自颈外动脉系统的咽升动脉或枕动脉。尽管脑膜后动脉是一个典型脑膜后方中线区域供血支,但仍有一些小的分支发出供应侧方脑膜,并且与脑膜中动脉分支,茎乳动脉和颈内动脉分支吻合形成血液动力学平衡点。见病例 31。

AICA 被认为是迷路动脉系统的一部分,因为其固定的发出内听动脉。AICA 行程及供血区域多变,包括三叉神经、听神经,也包括小脑。99% 的情况下,AICA 起源于基底动脉,通常是以单干形式发出。在极少数情况下,永存的三叉动脉发育不完全,AICA、SCA 甚至 PICA 可以从颈内动脉起源。从基底动脉发出后,AICA 向后、外侧、下方向走行至桥小脑脚池,发出内听动脉后,分为两支主要分支。外侧支沿上、下半月小叶之间向外侧走行,沿绒球形成一动脉襻,与 SCA 和 PICA 分支吻合。内侧支向下走行至二腹小叶,与 PICA 分支吻合。AICA 也发出一些小穿支,供应脑桥侧方,延髓上外侧方,发出脉络膜支供应四脑室脉络膜,发出脑膜支,弓状下动脉。弓状下动脉走行于岩乳管或弓状下管内,在桥小脑脚与脑膜中动脉吻合,以及在岩骨内与茎乳动脉分支吻合。

SCA 是最固定的小脑供血动脉。其恰好在分叉前从基底动脉双侧发出,少数情况下,发自大脑后动脉 P1 段。大多数 SCA 是以单干起源,少数情况下,可以重复或三干形式发出。基底动脉尾侧融合越多,SCA 从 P1 段发出的可能性越大,以重复形式发出的可能性越大。重复起源与内侧分支和外侧分支相对应,三干则代表内侧分支或外侧分支额外分出的中间分支(如下)。SCA 发出后沿动眼神经下方,向后外侧环绕脑干,靠近桥脑中脑交界,并发出穿支动脉供应此区域。

SCA 通常在中脑桥脑侧方水平分为内侧和外侧两支,随后走行于小脑中脑裂内。外侧支供应小脑深部神经核团,向后外侧走行到达水平裂(视为边缘动脉),供应小脑上外侧面,并与 AICA 和 PICA 分支吻合。内侧支又分为内侧动脉和外侧动脉两支,内侧动脉参与形成顶盖区域的血管吻合网,向上下丘及小脑上脚供血,外侧动脉则供应小脑上内侧面,同时通过

上蚓支向小脑蚓上部供血。

19.3　临床影响

因为 AICA 和 PICA 变异较多,后颅窝的动静脉畸形或血管性肿瘤造影时,需要行双侧椎动脉造影。在 PICA 供应双侧半球的情况下,处理起始部动脉瘤或椎动脉夹层动脉瘤必须十分小心,避免造成双侧后颅窝梗塞。

PICA 阻塞造成的症状见病例 18。

AICA 阻塞可造成一系列症状,包括面瘫、前庭窝神经麻痹;眩晕、呕吐、累及前庭和迷走神经核造成眼球震颤;同侧半面麻木和角膜感觉减退;Horner 综合征;小脑共济失调;对侧半身感觉异常。

完全 SCA 阻塞可以造成眩晕、同侧 Horner 综合征、肢体共济失调、意向性震颤、构音障碍、对侧脊髓丘脑感觉丧失和对侧上运动元型面瘫,偶尔出现对侧第四对颅神经受损。

19.4　补充信息和病例

见图 19.3 至图 19.8。

要点及注意事项
• AICA 被认为是迷路动脉系统的一部分,因为其固定的发出内听动脉。 • 典型 AICA 发出位置是基底动脉;但 AICA-PICA 复合体变异比较常见。 • 在少数情况下,永存的三叉动脉发育不完全,AICA、SCA 可以从海绵窦段颈内动脉起源。 • 在 PICA 供血双侧半球的病例中,血管内治疗需要小心,避免造成双侧后颅窝梗塞。 • SCA 外侧支供应小脑深部核团。

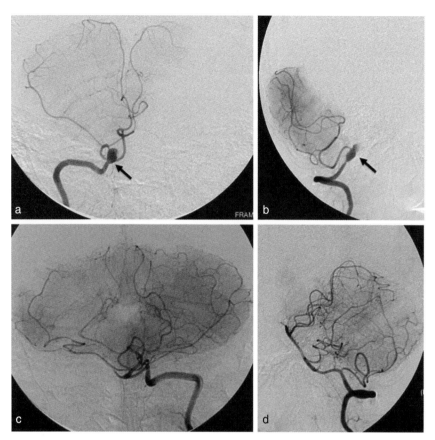

图 19.3　右侧(a,b)和左侧(c,d)VA 造影 AP(a,c)像及侧位像(b,d)显示,梭形囊样突起,累及右侧 PICA,近端狭窄,典型夹层动脉瘤表现。右侧 PICA 供应双侧小脑半球增加了治疗风险。

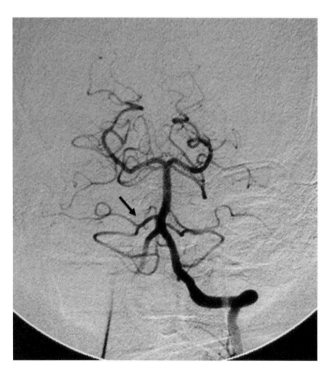

图 19.4　左侧椎动脉造影 AP 像显示,右侧 AICA-PICA 复合体(箭头所示)。

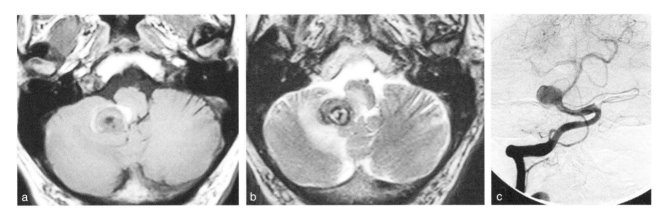

图 19.5 巨大夹层动脉瘤伴部分血栓，T1 加权扫描显示高信号，表示反复发生壁间出血和夹层进展。患者出现急性严重头痛，随后出现延髓背外侧综合征。T1 加权扫描(a)和 T2 加权扫描(b)显示，不但有近期壁间血肿，还有延髓背外侧急性缺血，缺血区域为典型 PICA 近段穿支供血。右侧椎动脉血管造影前后位像(c)显示，巨大动脉瘤瘤内成分。根据疾病自然病程，可以推测反复壁间血肿伴随动脉瘤壁扩张造成穿支动脉闭塞。

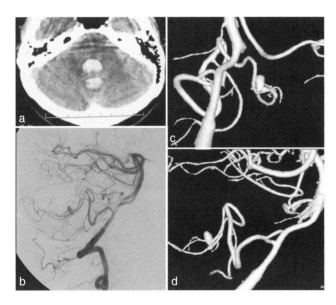

图 19.6 CT 轴位平扫(a)小脑蚓部出血，破入脑室。右侧椎动脉造影侧位像(b)和 3D 重建(c,d)显示，AICA 远端夹层动脉瘤破裂出血。

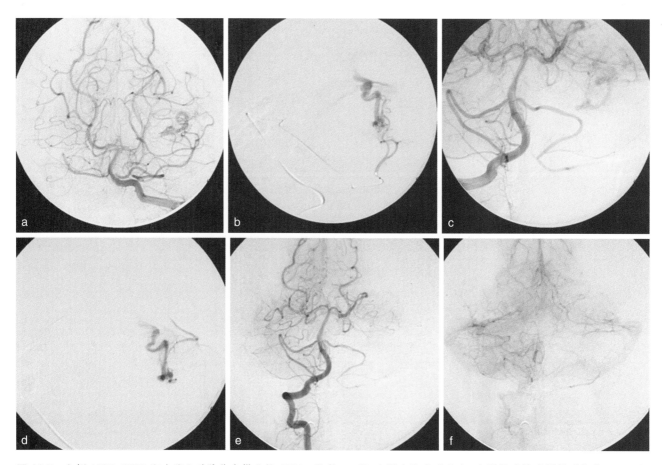

图 19.7　左侧 AICA–PICA 和小脑上动脉分支供血的 AVM。患者, 11 岁, 左侧小脑半球出血, 左侧椎动脉造影前后位像 (a) 显示, 双侧 AICA–PICA 和 SCA 分支供血的 AVM, 表明所有小脑动脉血液动力学平衡。选择性 AICA–PICA 造影并使用胶进行栓塞 (b), 对侧造影 (c) 显示, SCA 分支供血残留 AVM, 随后再次置管栓塞 (d)。左侧椎动脉造影在动脉期 (e) 和静脉期 (f) 明确 AVM 栓塞完全。

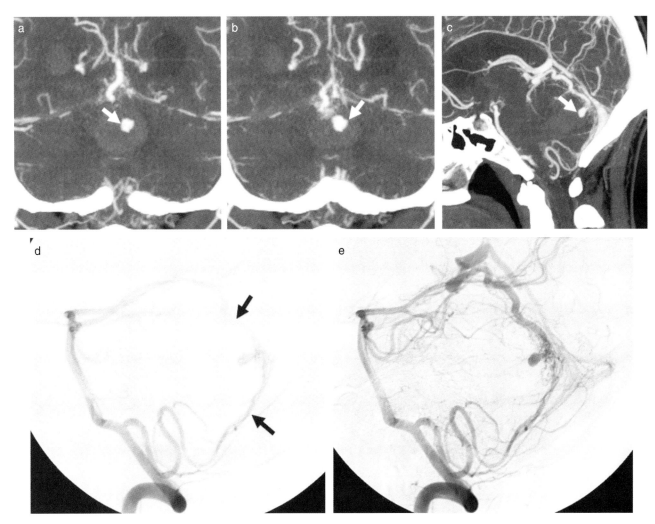

图 19.8　近期破裂的小脑 AVM 冠状位 (a,b) 和矢状位 (c) CTA 像显示，血肿腔内局灶囊样突起，考虑为破裂出血原因 (箭头所示)。动脉早期和晚期血管造影像 (d,e) 显示，AVM 由小脑上和后下动脉在小脑蚓中线吻合支供血，这个部位也是两者血流动力平衡点。

推荐读物

[1] Cullen SP, Ozanne A, Alvarez H, Lasjaunias P. The bihemispheric posterior inferior cerebellar artery. Neuroradiology 2005; 47: 809–812

[2] Lasjaunias P, Berenstein A, ter Brugge KG. Surgical Neuroangiography. Vol. 1. 2nd ed. Berlin: Springer; 2006

[3] Lasjaunias P, Vallee B, Person H, Ter Brugge K, Chiu M. The lateral spinal artery of the upper cervical spinal cord. Anatomy, normal variations, and angiographic aspects. J Neurosurg 1985; 63: 235–241

[4] Naidich TP, Kricheff II, II, George AE, Lin JP. The normal anterior inferior cerebellar artery. Anatomic-radiographic correlation with emphasis on the lateral projection. Radiology 1976; 119: 355–373

[5] Newton TH, Potts DG. Radiology of the Skull and Brain. St. Louis: Mosby; 1974

[6] Reinacher P, Krings T, Buergel U, Hans FJ. Posterior inferior cerebellar artery (PICA) aneurysm arising from a bihemispheric PICA. Clin Neuroradiol. 2006; 16: 190–191

[7] Rodríguez-Hernández A, Rhoton AL, Jr, Lawton MT. Segmental anatomy of cerebellar arteries: a proposed nomenclature. Laboratory investigation. J Neurosurg 2011; 115: 387–397

[8] Takahashi M, Wilson G, Hanafee W. The anterior inferior cerebellar artery, Its radiographic anatomy and significance in the diagnosis of extraaxial tumors of the posterior fossa. Radiology 1968; 90: 281–287

第 20 章

基底动脉干

20.1 病例描述

20.1.1 临床表现

男性患者,39 岁,因工作中突发意识丧失送至急诊。CT 显示弥散性蛛网膜下隙出血伴脑积水。CTA 显示基底动脉近椎动脉汇合处动脉瘤。为进一步评价和治疗,患者进行了血管造影检查。

20.1.2 影像学检查

见图 20.1。

20.1.3 诊断

破裂基底动脉中段动脉瘤伴近段节段性基底动脉融合不全。

20.2 胚胎学和解剖学

基底动脉是由原始成对血管融合而来,与原始三叉动脉退化同时发生。当胚胎 4mm 长时,成对的腹侧纵行神经动脉提供原始后循环尾侧供血,分别在侧方多个部位与原始后脑血管丛相吻合,而原始后循环头侧供血由颈内动脉尾侧分支提供。在头侧,中脑脑桥沟水平,颈内动脉尾侧分支融合形成基底动脉尖,而在尾侧,成对的纵行神经动脉融合成单一基底动脉。融合过程大多在胚胎发育至 9mm 时完成 (即胚胎第五周)。神经动脉融合失败或纵行动脉间桥血管退化失败将会导致不同程度融合不全,从重复基底动脉(极度融合不全)到局灶融合不全。未融合的动脉侧壁结构与正常动脉相同;但在内侧壁中膜结构缺失。另外,弹力层不连续,内膜下层薄弱,基底动脉的肌层也

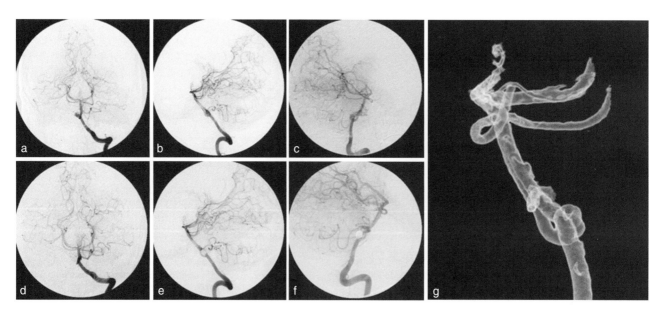

图 20.1 基底动脉干囊状动脉瘤栓塞前(a,b,c,g)和栓塞后(d,e,f),左侧椎动脉造影前后位像(a,d)、侧位像(b,e)、斜位像(c,f)和 3D 重建像(g)。3D 旋转造影显示,动脉瘤起源于基底动脉尾侧未融合的部分("开窗"),指向头侧。单纯弹簧圈致密填塞动脉瘤。

可能缺失。这些结构上的薄弱导致在未融合段形成动脉瘤,和动脉分叉处结构重建类似。另外,可以推测在未完成融合的点血管壁结构同样发育不成熟。这些缺乏选择性细胞类型意味着内皮细胞的"薄弱"(即发育不成熟)部分,在一些继发因素触发下,如血液动力学应力,可能形成动脉瘤。

20.3　临床影响

如果基底动脉未融合部位动脉瘤位于中线和脑干前方,采用介入栓塞的方法治疗是最好的选择。

因为胚胎学发育的原因,未融合节段的基底动脉两支都发出相应脑干供血的穿支动脉。牺牲开窗的单支血管应十分慎重,因为会闭塞穿支动脉而造成单侧脑干梗塞。

如果术前未能辨认小的基底动脉融合不全,在进行球囊成型或过度扩张的操作时,可能造成未融合部位动脉破裂,导致灾难性后果。

20.4　补充信息和病例

"双腔单支动脉"有四种不同的鉴别诊断,但常常被错误的统一归类为"开窗"。

第一,根据以上提到的胚胎发育内容,成对的胚胎血管缺乏融合将导致节段性动脉不融合。这种情况只存在在发育过程中两支胚胎动脉融合的部位;因此,基底动脉或脊髓前动脉均可能存在不融合的节段。

第二,重复可能存在。这里指的"双腔"是由于两支胚胎发育上不同的血管持续存在造成的,其中一支在发育过程中本应退化消失。如果两根血管持续存在就会形成重复。重复的情况可以在颈内动脉(ICA;当颈内动脉第一段发育不全,远端的 ICA 通过来源于咽升动脉系统的血管重构)(见病例 3,见图 3.3),大脑前动脉(ACA;ACA 重复是指存在眶下起源的 ACA)(见病例 10,见图 10.4)或在椎-基底动脉交界部位(脊髓外侧动脉和椎动脉形成重复结构;其中一支血管走行于椎管内,而残余的一支血管位于横突孔内)发现。

第三,穿支动脉间的脑外吻合可以形成单支动脉双腔现象(见病例 14,见图 14.3)。这种情况常可以在前穿质和后穿质的部位发现,并且在胚胎发育期出现穿支血管网的时期就形成了这种结构。

最后,真正的开窗结构是指单支动脉有两个结构完整的的血管管腔。例如,神经或其他解剖结构可以"穿过"动脉开窗,常见于椎动脉,颈部的颈内动脉,少数情况下可见于 A1 段(观图 20.2 至图 20.10)。见病例 11 和病例 14。

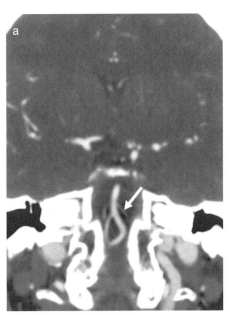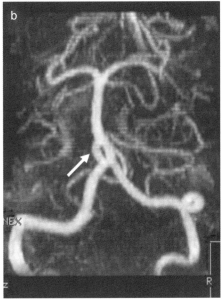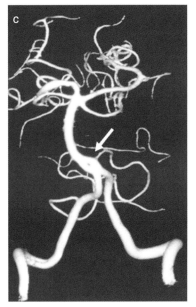

图 20.2　三个不同患者分别行冠状位 CTA(a)、MRA(b)和左侧 VA 血管造影 3D 重建(c),发现基底动脉融合不全(箭头所示)。这种解剖变异典型位于基底动脉下 1/3,主要由于纵行神经动脉融合不全造成的。

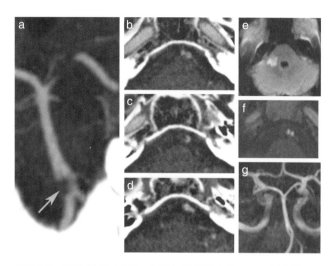

图 20.3　男性患者,84 岁,出现急性脑干症状。CTA 冠状位(a)和轴位 0.5mm 层厚扫描(b,c,d,从上至下)显示,基底动脉右下方充盈缺损(箭头所示)。随后,行磁共振弥散扫描(e)、轴位 TI 加权(f)、3D 时间飞跃 MRA(g)分析充盈缺损部位性质,结果显示融合不全基底动脉右支急性血栓。弥散成像扫描显示,对应区域缺血灶,意味穿支血管自未融合节段基底动脉双支发出。预先辨认这些变异对完成机械取栓,如支架取栓,至关重要。

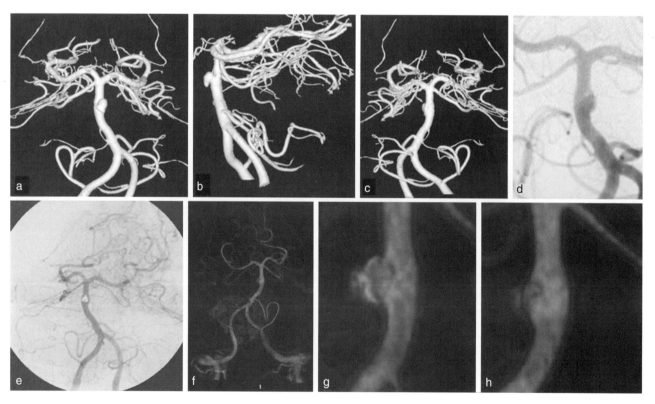

图 20.4　左侧椎动脉造影和 3D 重建,基底动脉干囊性动脉瘤栓塞术前(a~d)和术后(e~h)造影显示,在动脉瘤发出部分有小节段未融合部分,动脉瘤栓塞后显影明显。如果术前未能辨认出微小的未融合节段,术中如果采用球囊成形,则可能撕破基底动脉,造成灾难性后果。(图 20.4f~h 见彩图)

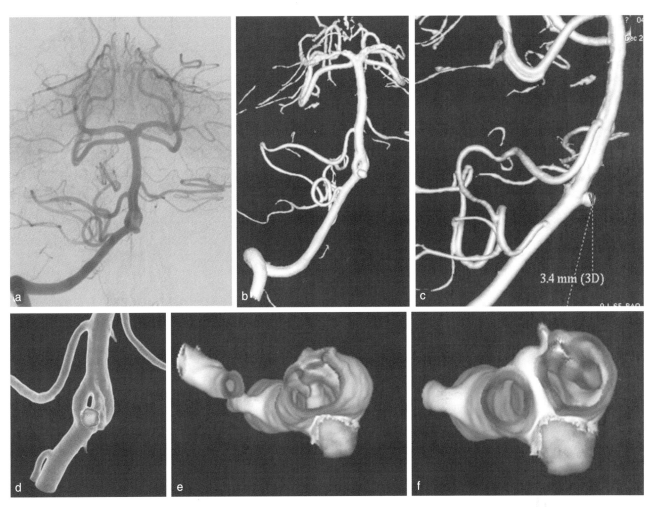

图 20.5 基底动脉尾侧节段性未融合合并基底动脉干囊性动脉瘤栓塞前(a,b,c)和栓塞后(d,e,f)右侧椎动脉造影前后位像(a)及 3D 重建(b~f)结果。发现在未融合节段后方微小"镜像"动脉瘤。这种"对吻"或镜像例型动脉瘤约占未融合节段发出动脉瘤的10%。3D 重建内窥镜技术显示血管内分隔和双管腔结构。(图 20.5d~f 见彩图)

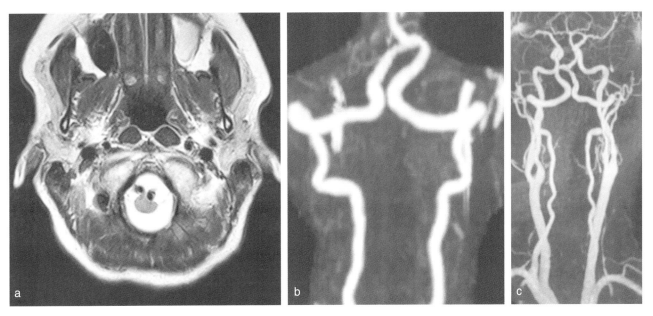

图 20.6 MRI 轴位 T2 像(a)、MRA 未增强(b)和增强像(c)显示,椎动脉在枕骨大孔水平"对吻"样结构。

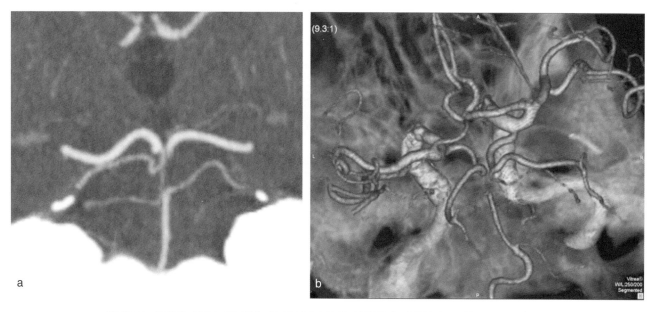

图 20.7　冠状位 CTA(a)和斜位 3D 重建(b)显示,远端基底动脉缺失。(图 20.7b 见彩图)

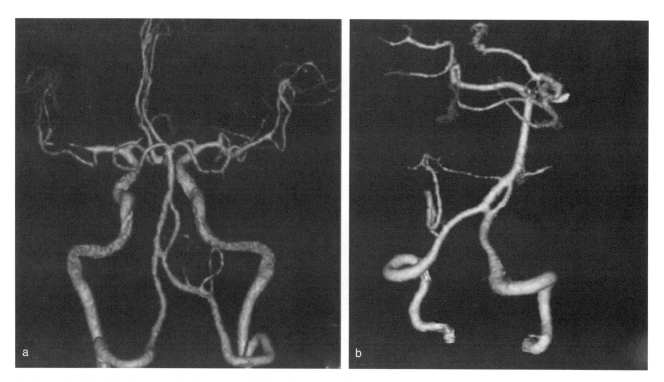

图 20.8　3D CTA 重建前后位(a)和斜位(b)显示两例基底动脉未融合病例。这些变异需要避免与夹层或血栓相混淆。(见彩图)

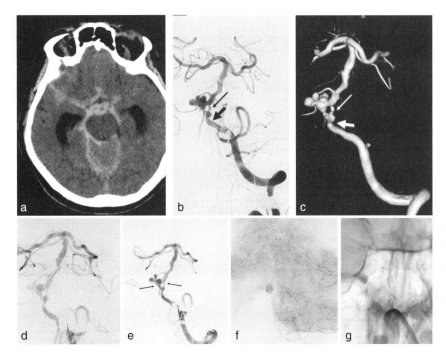

图 20.9 基底动脉近段未融合节段夹层动脉瘤急性蛛网膜下隙出血（CT 平扫 a），动脉瘤（b,c）累及未融合段右支[(b) 左侧椎动脉前后位；(c)3D 旋转血管成像]。因夹层起始部位累及近端未融合的节段，无法牺牲载瘤动脉，因此采用血流导向装置放置右侧支（d），保持双侧支通畅（e 图中箭头所示），造影发现动脉瘤内造影剂滞留（f,g）。（图 20.9c 见彩图）

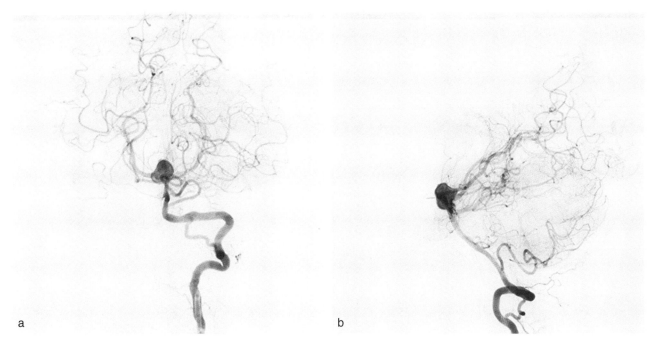

图 20.10 左侧椎动脉造影前后位和侧位像显示基底尖动脉瘤，偶然发现 C2 水平持续存在的脊髓外侧动脉，造成椎动脉远端动脉重复。

推荐读物

[1] Black SP, Ansbacher LE. Saccular aneurysm associated with segmental duplication of the basilar artery. A morphological study. J Neurosurg 1984; 61: 1005–1008

[2] Islak C, Kocer N, Kantarci F, Saatci I, Uzma O, Canbaz B. Endovascular management of basilar artery aneurysms associated with fenestrations. AJNR Am J Neuroradiol 2002; 23: 958–964

[3] Krings T, Baccin CE, Alvarez H, Ozanne A, Stracke P, Lasjaunias PL. Segmental unfused basilar artery with kissing aneurysms: report of three cases and literature review. Acta Neurochir (Wien) 2007; 149: 567–574, discussion 574

[4] Padget DH. The development of the cranial arteries in the human embryo. Contrib Embryol 1948; 32: 205–261

[5] Sanders WP, Sorek PA, Mehta BA. Fenestration of intracranial arteries with special attention to associated aneurysms and other anomalies. AJNR Am J Neuroradiol 1993; 14: 675–680

第 21 章

脑干的穿支动脉

21.1 病例描述

21.1.1 临床表现

老年男性患者,80岁,进行性加重头晕,共济失调,多发间断意识丧失,重影,眼位不正。药物治疗后,症状不缓解。

21.1.2 影像学检查

见图21.1和图21.2。

21.1.3 诊断

基底动脉中段狭窄血管成形和支架植入术后,基底动脉穿支卒中。

21.2 胚胎学和解剖学

基底动脉发出三组不同动脉:小脑动脉(小脑前下动脉、小脑上动脉,约1/4后下动脉也自基底动脉发出)、桥脑动脉(桥延支、上和下桥脑长外侧支和后外侧动脉)和基底穿支动脉。

桥脑的动脉回旋走行,供应脑桥的侧方(短旋支)、背外侧(长旋支)、尾侧(桥延动脉)、中段(长外侧脑桥动脉)和上段(后外侧动脉),脑桥的中心部分有基底动脉穿支供血。穿支动脉可以分为尾侧、中间和喙侧三组,每组有1~10支穿支动脉以总干的形式,或少数情况下以单干形式发自基底动脉。

尾侧穿支起源于AICA和与椎动脉连接部基底动脉的背侧,沿基底动脉沟下行进入位于桥延沟和前正中沟交点的盲孔。中间段穿支在AICA和后外侧动脉之间的基底动脉背侧或背外侧发出或沿基底动脉侧支发出,而喙侧穿支起源于基底动脉终末段背侧和上部,也可以从小脑上动脉和后外侧动脉发出。这些穿支进入脚间窝尾侧大部分区域,恰位于大脑后动脉中脑穿支供血区域尾侧。

每组穿支动脉都有长短终末桥脑内分支,双侧走行靠近中缝。短动脉供应锥体束中间部分,而长动脉供应靠近中缝和四脑室的被盖区,尤其有中缝核、旁中央网状结构、中间纵束、内侧丘系中间部分和外展神经核。因为基底动脉是由一对纵行神经动脉融合而成,因此,左右穿支从基底动脉背部中线起源的情况极其少见;而是以独立的穿支动脉干的形式从基底动脉背外侧发出最常见。

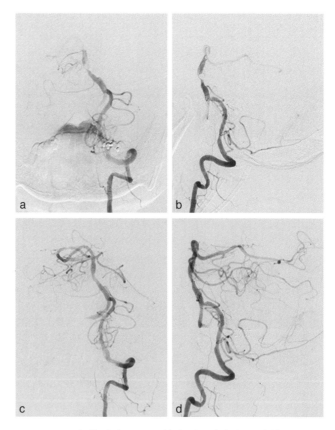

图21.1 左侧椎动脉(VA)血管成形和支架植入术前(a,b)和术后(c,d)的前后位(a,c)及侧位像(b~d)。基底动脉中段重度狭窄,斑块位于后方,流向基底尖血流缓慢(a,b)。此病变被认为与患者症状相关,采用支架辅助血管成形进行治疗,治疗重新打开基底动脉,血流快速充盈基底动脉循环(c,d)。术后,后循环血流改善明显。患者麻醉苏醒后出现左侧面瘫,语言含糊,左侧上下肢力弱。

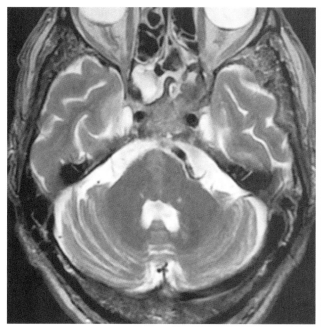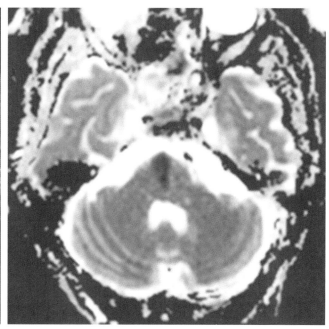

图 21.2　T2 加权 MRI 轴位(a)和表观弥散系数像(b)显示,血管成形和支架植入后的右侧脑干内侧穿支梗死。

21.3　临床影响

尽管解剖描述这些穿支起源和类型有些抽象,但在患者治疗过程中穿支可直接影响治疗效果,这是因为穿支位于背侧核背外侧,如果粥样斑块在基底动脉的后壁,进行球囊血管成形或支架植入的风险较大,而且因为"犁雪"效应可能将把碎片挤进穿支,造成穿支闭塞。

斑块位于前壁则相对风险较小。患者症状如仅由基底动脉穿支动脉缺血造成的,这很难从颅内支架治疗中获益,因为载体动脉支架不能打开穿支开口,并且可以使斑块向背外侧移位,从而可能影响更多的穿支血管。这些基底动脉穿支的解剖结构可以解释为什么在后循环血管内支架植入或血管球囊成形会造成患者症状恶化。

据报道,在基底动脉巨大伴部分血栓形成的梭状动脉瘤患者中,采用血流导向支架结合瘤腔内填塞弹簧圈促进血栓形成的方法有极高的的致死率和致残率。结合作者之前提到的问题,毫无疑问,这种重建基底动脉的方法无法重建穿支动脉,实际上,如果弹簧圈堆积在导向支架和血管壁之间将导致穿支动脉闭塞。

21.4　补充信息和病例

见图 21.3 至图 21.7。

> **要点及注意事项**
>
> - 与后壁和侧壁斑块比较,前壁斑块较少累及基底动脉穿支。
> - 穿支动脉和桥脑旋支血管可以分为三组:尾侧组、中间组和上组。穿支动脉密集区域尾侧组位于盲孔,上组位于脚间窝,中间组位于 AICA 头侧。相较其他部位,基底动脉的穿支在 AICA 近端较稀疏。
> - 与脊髓的沟联合动脉相似,旁中央穿支往往供应脑干核团,而旋支则与脊髓的血管冠系统联系,供养白质束。

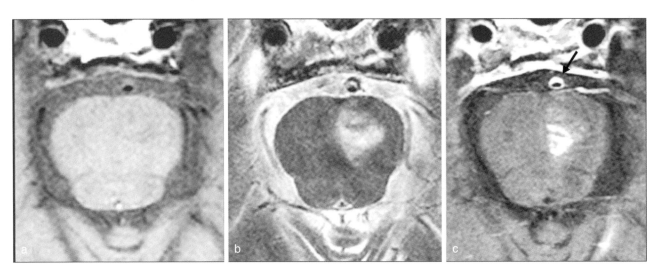

图 21.3　T1(a)、T2(b)和增强 T1 加权(c)MRI 显示,基底动脉急性穿支梗死,基底动脉腹内侧可见增强斑块(黑色箭头所示),累及侧壁穿支血管。缺血位于脑桥中段旁中央区。

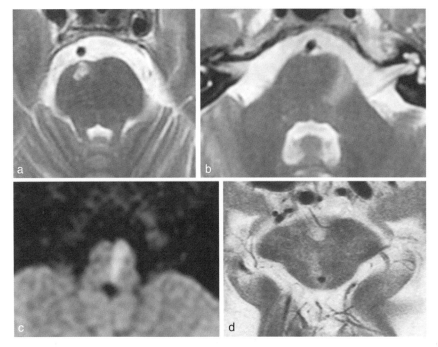

图 21.4　4 个不同患者的 T2 加权(a,b, d)和弥散加权(c)MRI 显示,穿支梗死。短旋支(a)、长旋支(b)、长旁中央支(c)和短旁中央支(d)供血区域。

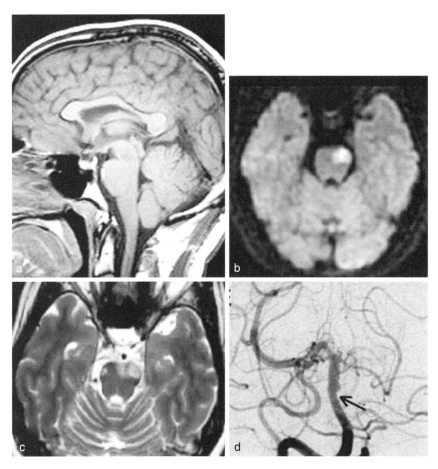

图 21.5　女性患者,48 岁,突发构音障碍,右侧面瘫,右侧肢体协调性下降。矢状位 T1 加权 (a)、轴位弥散加强 (b) 和 T2 加权 (c)MRI 显示,部分脑桥梗死,基底动脉夹层累及左侧短旁中央和旋支供血区域。右 VA 血管造影前后位 (d) 明确夹层存在(箭头所示),基底动脉中段可见局部狭窄伴远端囊样突起。

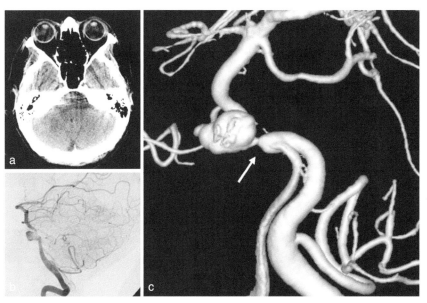

图 21.6　轴位 CT 平扫(a)、左侧 VA 血管成像侧位像 (b) 和 3D 旋转重建 (c) 显示,基底动脉中段出血性夹层,可见夹层起始段特征性动脉瘤前狭窄(箭头所示)。根据基底动脉和穿支动脉部位,夹层可能累及众多穿支动脉,如行载瘤血管闭塞,可能引起穿支动脉闭塞风险。

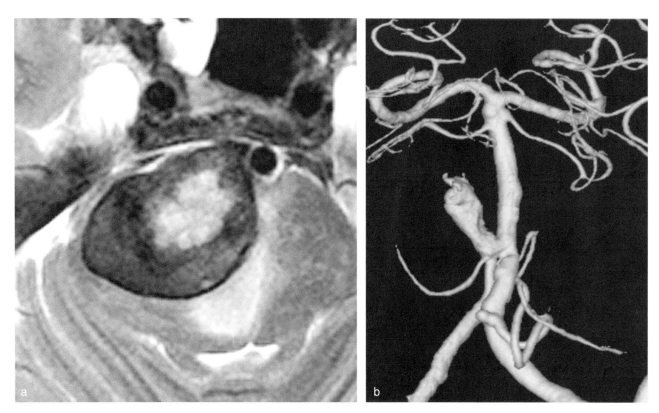

图 21.7　近期症状性中段基底动脉慢性夹层动脉瘤。T2 加权 MRI(a)显示,旁中央穿支梗死,考虑由慢性夹层导致。椎动脉 3D 旋转重建(b)可见慢性夹层,同时夹层累及穿支起始部分。

推荐读物

[1] Kulcsár Z, Ernemann U, Wetzel SG et al. High-profile flow diverter (silk) implantation in the basilar artery: efficacy in the treatment of aneurysms and the role of the perforators. Stroke 2010; 41: 1690–1696

[2] Kumral E, Bayulkem G, Akyol A, Yunten N, Sirin H, Sagduyu A. Mesencephalic and associated posterior circulation infarcts. Stroke 2002; 33: 2224–2231

[3] Marinković SV, Gibo H. The surgical anatomy of the perforating branches of the basilar artery. Neurosurgery 1993; 33: 80–87

第 22 章

基底动脉尖

22.1 病例描述

22.1.1 临床表现

女性患者，44岁，蛛网膜下隙出血48小时转入作者病房。CT平扫显示，脚间窝血肿。CTA和血管造影检查显示，基底动脉尖动脉瘤。

22.1.2 影像学检查

见图 22.1 和图 22.2。

22.1.3 诊断

基底动脉尖囊性动脉瘤、基底动脉尖非对称融合。

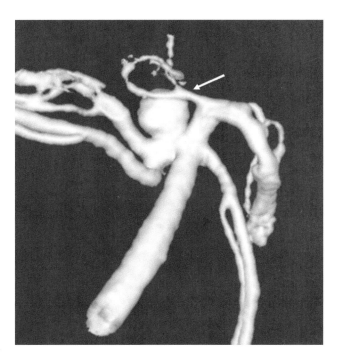

图 22.1 右侧椎动脉造影 3D 重建显示，宽基底基底尖动脉瘤，从基底动脉尖 P1 尾侧发出，基底动脉尖为非对称融合型。注意从 P1 尾侧发出单支供应双侧丘脑的穿支动脉（箭头所示）（即 Percheron 动脉）。

22.2 胚胎学和解剖学

根据远端颈内动脉尾侧部和成对的腹侧纵行神经动脉融合时间不同，基底动脉末端可以分为三种不同类型：头侧对称融合型、尾侧对称融合型和非对称融合型。正如在以前病例中提到的，基底动脉形成过程中为双向融合。从头侧向三叉点融合的过程中包括双侧胚胎颈内动脉尾侧段与前纵行神经动脉融合。如果融合时间早，则前纵行神经动脉从最靠近头侧开始融合，同时在脑桥中脑沟水平与左右两侧颈内动脉尾侧部融合，形成成人型 T 型的基底尖（见图 22.3）。这种融合形式是最"成熟"和完全的融合方式，称为"头侧"融合型。如果两支融合发生较晚，则融合部位位于脑桥中脑沟水平以下，形成 V 型基底尖；这种类型称为"尾侧"融合型。第三种融合类型是由于一侧颈内动脉的尾段与前纵行神经动脉融合早于（偏头侧）另一侧造成的。这种结构错位被称作非对称融合。

22.3 临床影响、补充信息和病例

这种解剖变异对基底动脉尖动脉瘤治疗有两个潜在影响：一个是与 P1 段和基底尖的丘脑穿支动脉解剖相关，另一个是动脉瘤发生率与融合类型相关。

认识基底动脉尖的特殊解剖结构有助于预测基底动脉动脉瘤周围由基底动脉尖发出的穿支动脉起源和供应范围。当融合是对称的，无论头侧（早）或尾侧（晚）融合，脚间窝内穿支动脉或多或少均衡分布；但当融合是不对称时，绝大多数间脑和中脑的穿支动脉干从融合较早侧（即头侧支）P1 段发出。基底动脉尖为尾侧融合型（V型），则 P1 近端发出穿支供应范围较小，而在头侧融合型，供血范围相对较大。在非对称融合的基底动脉尖，双侧丘脑主要供血动脉以单支供血模式自头侧支发出，称为 Percheron 动脉（见病例23）（见图 22.4 和图 22.5）。

考虑到发生率，基底动脉尖动脉瘤在非对称融合

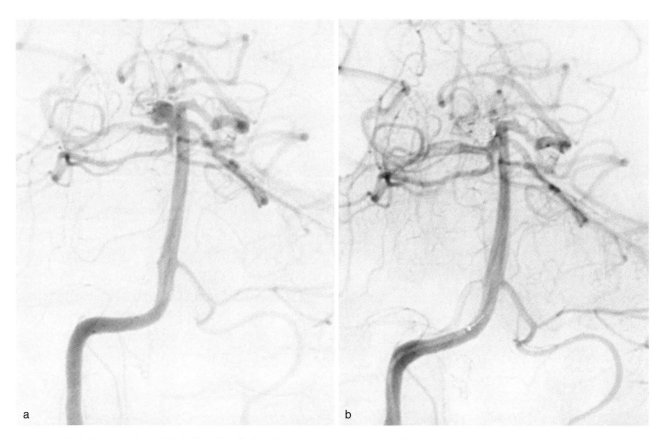

图22.2 栓塞前(a)和后(b)的右侧椎动脉工作位造影。在此病例中,因为动脉瘤宽颈,所以P1尾侧有闭塞的风险。工作位投射可以看清Percheron动脉的发出位置。

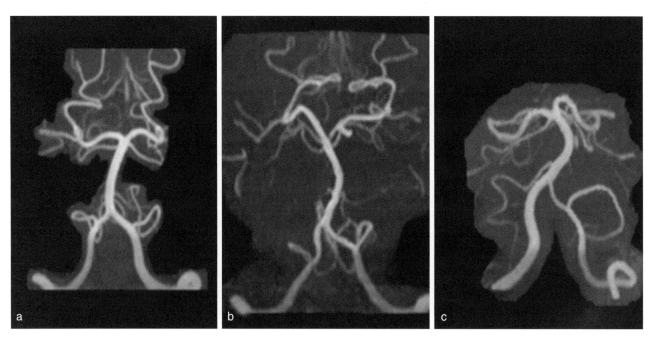

图22.3 MRA显示三种不同的融合类型:头侧对称融合(a)、尾侧对称融合(b)和非对称融合(c)。

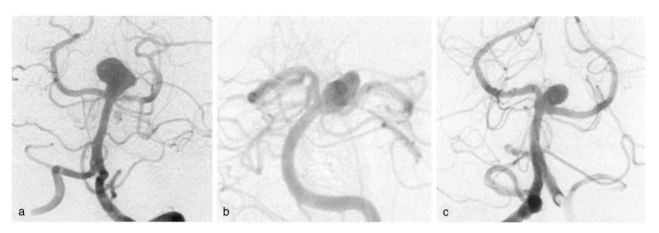

图 22.4 椎动脉造影前后位像显示三种不同的融合类型基底动脉尖动脉瘤:头侧对称融合(a)、尾侧对称融合(b)和非对称融合(c)。

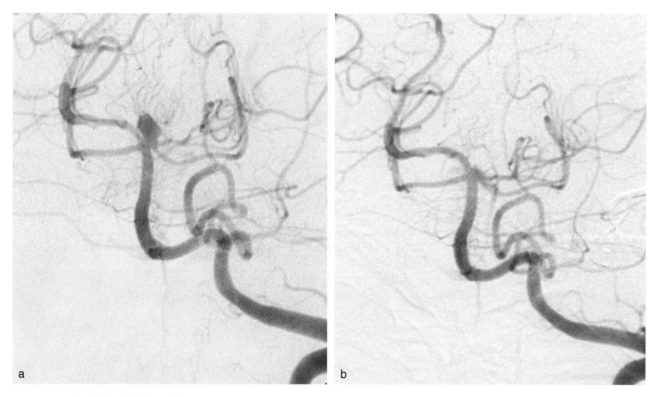

图 22.5 基底动脉尖动脉瘤栓塞术前(a)和术后(b)的左侧椎动脉血管造影前后位像。此病例非常少见,丘脑穿支动脉起源于非对称型尾侧 P1 支(箭头所示)。典型尾侧 P1 支宽颈动脉瘤,有潜在的栓塞风险。

型基底动脉(动脉瘤颈多位于尾侧支 P1 段)中最常见,其次是尾侧对称融合型。在最成熟的基底动脉尖结构(即头侧对称融合型)中,动脉瘤最少见。事实上,非对称型和尾侧型与头侧对称融合型比较更为少见(1:5),因此也意味着在特殊的解剖错位部位更易发生动脉瘤。

Bicêtre 团队在一组连续 113 例多发动脉瘤病例检查中发现 280 个动脉瘤,其中在尾侧或延期融合类型基底动脉、永存胚胎动脉、未融合节段和不完整的前交通动脉复合体部位常见。他们总结这些发现认为,这些情况血管壁不成熟,是出现继发病变的薄弱点。而且,这种现象也可以用血液动力学应力来解释,血液动力学应力变化是继发于这些解剖变异的影响。目前已知在邻近血管分叉部位,血液动力学应力可造成血管弹力层和血管内膜退化,这些变化均是动脉瘤形成前的初始变化。血流状况的改变与解剖结构变异相关。在一些特定的基底动脉尖融合类型中,解剖变异造成血管壁平均剪切力放大,以及血液动力学应力增高,这也就解释了在这些部位动脉瘤高发的原因。

要点及注意事项

- 一些特定的基底动脉尖解剖形态与动脉瘤发生相关。
- 在非对称的基底动脉尖解剖形态,动脉瘤颈多位于尾侧段。
- 在非对称融合的基底动脉尖,丘脑主要供血动脉以单支供血模式自颅侧支发出,称为 Percheron 动脉。
- 头侧对称融合型是基底动脉尖最"成熟"的融合方式。

推荐读物

[1] Brassier G, Morandi X, Fournier D, Velut S, Mercier P. Origin of the perforating arteries of the interpeduncular fossa in relation to the termination of the basilar artery. Interv Neuroradiol 1998; 4: 109–120

[2] Campos C, Churojana A, Rodesch G, Alvarez H, Lasjaunias P. Basilar tip aneurysms and basilar tip anatomy. Interv Neuroradiol 1998; 4: 121–125

[3] Songsaeng D, Geibprasert S, Willinsky R, Tymianski M, TerBrugge KG, Krings T. Impact of anatomical variations of the circle of Willis on the incidence of aneurysms and their recurrence rate following endovascular treatment. Clin Radiol 2010; 65: 895–901

第 23 章

丘脑穿支动脉

23.1 病例描述

23.1.1 临床表现

患者,48岁,因突发意识混乱和共济失调来急诊室。

23.1.2 影像学检查

见图23.1和图23.2。

23.1.3 诊断

丘脑微小动静脉畸形(AVM),供血动脉为丘脑下外侧穿支动脉主要分支。

23.2 解剖学

丘脑穿支动脉(ThPA)主要分三组,分别供应丘脑不同区域。三组动脉无统一的命名,在此章节,三组穿支动脉被命名为丘脑结节动脉、旁中央动脉和下外侧动脉。也有命名为前ThPA、后ThPA和丘脑膝状动脉。每组动脉的数量、起源和供血范围变异较大。一些直径细小的穿支动脉分支难以辨别,但可以在全脑血管造影晚期看见。

丘脑结节动脉从后交通动脉(PcomA)中三分之一段发出,主要供应丘脑腹侧区域,包括网状核,腹前核,腹外侧核的喙侧,中间背侧核的腹侧一部分,乳头体丘脑束,杏仁体腹侧传出通路,内髓板腹侧和丘脑前核。丘脑结节动脉可以分为脚间窝段,下丘脑段,丘脑段。脚间窝段绕视束后方,走行非常短,有时不存在。下丘脑段进入下丘脑,紧靠三脑室侧壁走行。丘脑段以血管丛形式出现,供应上述提到的核团。在正常人群中约30%丘脑结节动脉缺如(一些报道显示可高达60%),其供血区域可以由旁中央组穿支动脉代偿。

旁中央动脉通常分两组从大脑后动脉(PCA)P1段发出,每组动脉数量从1~5根不等。供应范围包括中间背侧核、内髓板、髓内核,被认为是基底动脉旁中央动脉最靠头侧的穿支血管组。旁中央动脉分为脚间窝段,中脑段和丘脑段。脚间窝段非常短,但血管较迂曲。相反,中脑段走行较直,穿过中脑,易于辨认。丘脑段与丘脑结节动脉相似,形成血管丛。旁中央动脉可以以成对的方式分别从P1段发出,也可以以共干的形式发出,供应双侧丘脑(Percheron动脉)(见图23.3)。当丘脑结节动脉缺如时,其供血区域由旁中央动脉供应。

下外侧动脉以5~10支起源于PCA的P2段,分

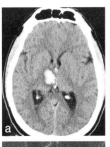
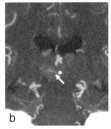
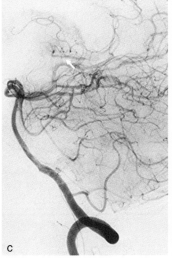
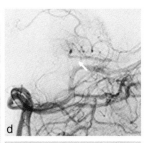
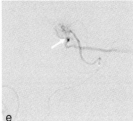

图23.1 CT平扫显示右侧丘脑出血(a)。CT扫描未见微小血管病变证据,无心血管风险病史,完成了CTA(b)和数字减影血管成像。回顾研究影像学检查可发现,CTA显示双侧丘脑血管分布不对称,一条血管走行穿过出血区域(箭头所示)。椎动脉造影(b,c)(d为感兴趣区放大侧位像)显示微小动静脉瘘,局部可见提早显影的静脉影(b,c,d箭头所示)。超选起自PCA P2段的丘脑穿支下外侧主干组(e)显示瘘口位置(箭头所示)。进一步超选后,使用液体栓塞剂对瘘口进行了栓塞。病例续图23.2。

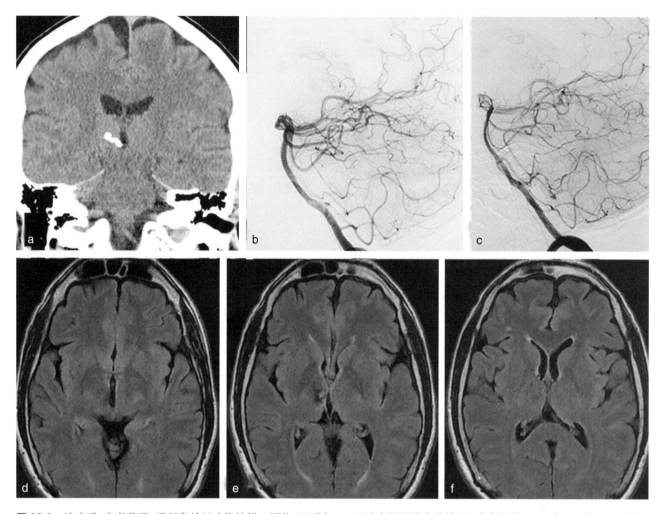

图23.2 治疗后,患者苏醒,无新发神经功能缺损。冠状CT平扫(a)显示病灶处栓塞胶铸型,手术即刻(b)和术后1年(c)血管造影(椎动脉侧位像)显示瘘口完全栓塞。栓塞后的轴位磁共振FLAIR像(d,e,f)显示病灶出血后的表现,未见局部梗死。

为三组:内侧膝状体组,下外侧主干组,丘脑枕下外侧组。内侧组供应内侧膝状体核外侧半。下外侧主干组穿过膝状体之间,在髓板外侧上行,供应腹后核大部分和部分腹外侧核。丘脑枕下外侧组供应丘脑枕喙侧和外侧,以及背外侧核。

23.3 临床影响

23.3.1 后交通动脉和丘脑结节动脉

后交通动脉的粗细与其供应丘脑的范围没有固定关系。因此,在手术或血管内治疗动脉瘤过程中,认为可以牺牲不发达的后交通动脉不会或只有微小损害丘脑供血的想法是错误的。事实上,后交通动脉发育不全可能会增加丘脑结节动脉梗死的可能,并且很难从P1段取得代偿。

23.3.2 基底动脉尾侧融合和ThPA起源

P1段尾侧融合越多,发出穿支共干的可能性越小。这是一个重要的特征,在尾侧融合不对称的病例中(见病例22),旁中央动脉组多从偏颅侧支发出。因此,在尾端融合不对称病例中,尽量避免在偏颅侧支内进行插管或过度操作。

23.3.3 Percheron动脉

Percheron描述了三种丘脑中脑旁中央动脉供血变异:双侧P1段发出小的分支、共干发自一侧P1段(即Percheron动脉),或以动脉弓的形式连接双侧P1段。Percheron动脉是相对少见的解剖变异,以单一粗大动脉干发出,供应双侧丘脑内侧,在一些变异的情况下,其可以供应中脑喙侧。因此,Percheron动脉闭

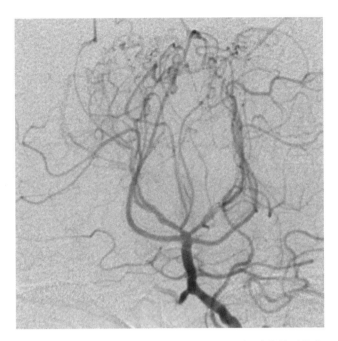

图 23.3　52 岁的烟雾病患者的血管造影。左椎动脉前后位像显示，右侧单干动脉供应双侧丘脑与 Percheron 动脉一致。此患者显示少见的直行的脚间窝动脉段。

塞可以导致特征性旁中央型丘脑梗死，可以伴有中脑受累。

在靠近 Percheron 动脉的基底动脉尖动脉瘤治疗过程中，需要小心保证 P1 段的通畅。另外，在进行球囊塑形时，应缩短球囊充气时间，因为没有其他的动脉供应丘脑这一区域。

23.3.4　AVM 的室管膜下供血和穿中脑供血

对于脉络膜或三脑室的 AVM，重要的一点是区分室管膜下走行的 ThPA 和穿中脑的 ThPA。前者如果微导管能达到远端，可以用来作为栓塞血管，而后者则十分危险。两者可以通过血管造影的侧位相进行区分，室管膜下 ThPA 走行长，在进入血管巢或脉络膜动脉前主要沿三脑室侧壁走行。而穿中脑支走行和其他血管相比更短更直接进入血管巢。

23.4　补充信息和病例

见图 23.4 至图 23.9。

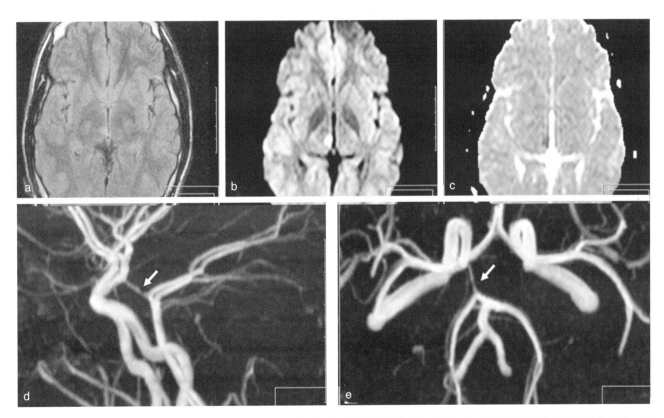

图 23.4　男性患者，16 岁，因急性发作感觉迟钝来急诊室就诊。患者承认服用化学合成致幻剂。药物筛查结果是安非他命阳性。磁共振 FLAIR、DWI、ADC 扫描 (a,b,c) 显示，右侧丘脑旁中央小局灶样梗死 (丘脑腹后内侧核)。这一部位供血多由发自后交通动脉的丘脑结节动脉供血。高分辨时间飞跃 MRA 显示，后交通局灶狭窄 (d,e 箭头所示)，考虑为药物相关的血管炎或药物诱发血管痉挛。

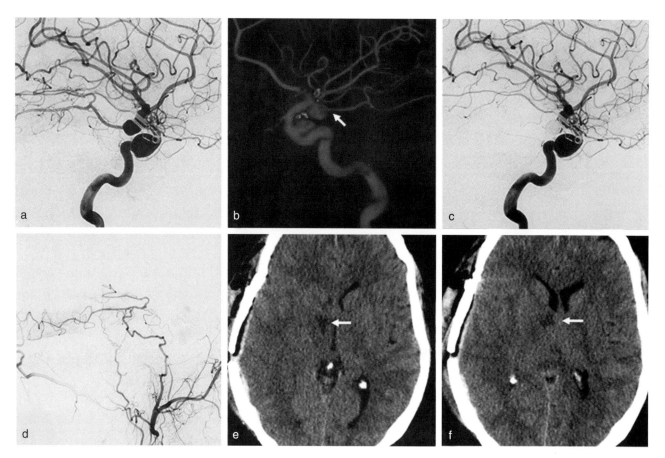

图 23.5　女性患者,54 岁,18 年前因蛛网膜下隙出血发现右侧后交通动脉动脉瘤并行夹闭手术,现复查发现局部复发。胚胎型右侧大脑后动脉自动脉瘤体部发出。经多学科讨论决定行颞浅动脉/大脑后动脉搭桥,随后行动脉瘤栓塞,牺牲右侧胚胎型大脑后动脉起始部。右侧颈内动脉侧位(a)和 3D 血管成像(b)显示,PcomA 动脉瘤复发,胚胎型大脑后动脉起自瘤壁(b 图中箭头所示)。栓塞后的右侧颈内动脉造影(c)显示动脉瘤栓塞完全,大脑后动脉未见显影。右侧颈外动脉造影(d)显示,颅外-PCA 搭桥通畅,大脑后动脉远端血管显影良好,但近端 P2 段和 PcomA 未见逆向充盈。术后,患者出现左侧上肢力弱,不伴有性格改变和记忆受损。术后 24 小时 CT 平扫(e,f)显示,结节动脉供血区新发丘脑梗死(e,f 图中箭头所示)。(图 23.5b 见彩图)

要点及注意事项

- ThPA 分为三组,自 PcomA、P1 段和 P2 段发出。

- 在正常人群中,约 30% 的人有丘脑结节动脉缺如,其供血区域可以由旁中央组穿支动脉代偿。

- PcomA 直径和供应动脉(即丘脑结节动脉)发出之间无固定关系,应避免牺牲不发达的后交通动脉。

- Percheron 动脉是相对少见的解剖变异,以单一粗大动脉干发出,供应双侧丘脑内侧,一些变异的情况下,可以供应中脑喙侧。

- 对于脉络膜或三脑室的 AVM,重要的一点是区分室管膜下走行的 ThPA 和穿中脑的 ThPA。室管膜下 ThPA 可能选择作为栓塞血管。

推荐读物

[1] Endo H, Sato K, Kondo R, Matsumoto Y, Takahashi A, Tominaga T. Tuberothalamic artery infarctions following coil embolization of ruptured posterior communicating artery aneurysms with posterior communicating artery sacrifice. AJNR Am J Neuroradiol 2012; 33: 500–506

[2] George AE, Raybaud C, Salamon G, Kricheff II. Anatomy of the thalamoperforating arteries with special emphasis on arteriography of the third ventricle: Part I. Am J Roentgenol Radium Ther Nucl Med 1975; 124: 220–230

[3] Lazzaro NA, Wright B, Castillo M et al. Artery of percheron infarction: imaging patterns and clinical spectrum. AJNR Am J Neuroradiol 2010; 31: 1283–1289

[4] Rangel-Castilla L, Gasco J, Thompson B, Salinas P. Bilateral paramedian thalamic and mesencephalic infarcts after basilar tip aneurysm coiling: role of the artery of Percheron. Neurocirugia (Astur) 2009; 20: 288–293

[5] Schmahmann JD. Vascular syndromes of the thalamus. Stroke 2003; 34: 2264–2278

[6] Uz A. Variations in the origin of the thalamoperforating arteries. J Clin Neurosci 2007; 14: 134–137

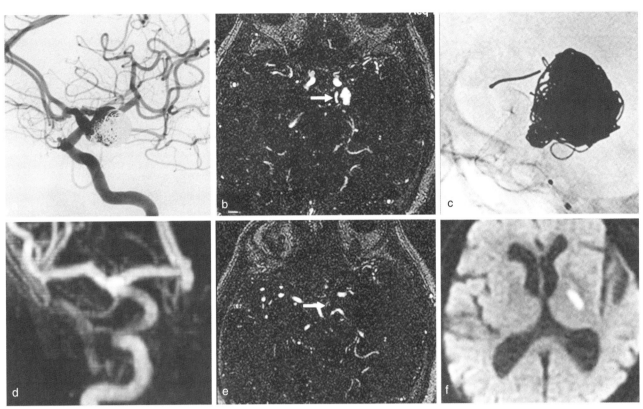

图 23.6　女性患者,72 岁,6 年前发生左侧巨大后交通(PcomA)动脉瘤破裂出血,当时行栓塞治疗,术后临床恢复理想,但随访期间动脉瘤出现再通,再次选择栓塞治疗。尽管动脉瘤致密栓塞同时使用了血流导向装置,动脉瘤还是再次出现复发(a)。再次治疗前,时间飞跃 MRA 图像(b)显示 PcomA 通畅(箭头所示)。血流导向装置使用后(c),患者顺利出院,没有神经系统症状,双抗治疗。术后 1 年,患者停止服用氯吡格雷,一周后出现右侧肢体力弱,构音障碍,血管造影显示动脉瘤闭塞(d),但后交通动脉不再显影(e 箭头所示)。梗死部位在腹外侧核喙侧(f 磁共振弥散成像),是发自后交通动脉的丘脑结节动脉供血区域。

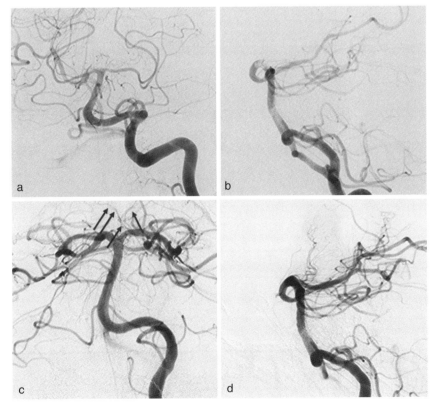

图 23.7　左侧椎动脉造影前后位和侧位像显示基底动脉尖血栓,PCA、基底动脉尖和丘脑穿支未见(a,b)。成功血管开通之后(c,d),可见双侧丘脑穿支动脉自左侧 P1 段发出(c 箭头所示)。

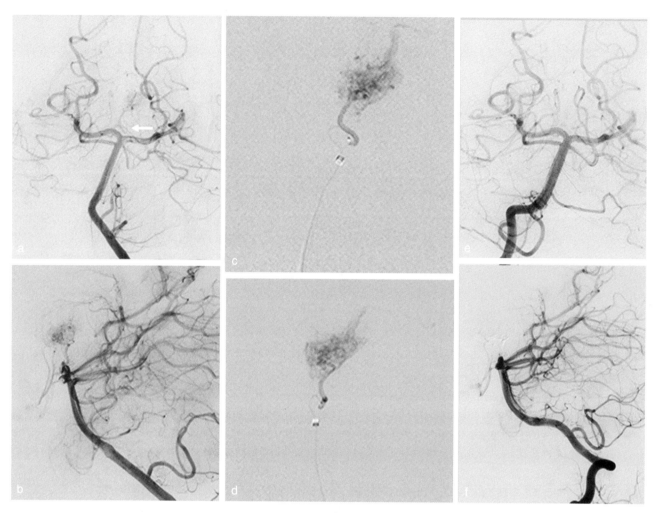

图 23.8 6 岁男孩,左侧丘脑小 AVM 血肿。左侧椎动脉血管造影前后位和侧位像(a,b)显示小 AVM 巢,由起自对侧 P1 段粗大的旁中央穿支动脉供血。造影显示典型的迂曲走行的脚间窝段(a 箭头所示),随后走行较直的中脑段。微导管超选造影前后位和侧位(c,d),导管尖端位于脚间窝段中部。栓塞后的椎动脉造影前后位和侧位像(e,f)显示 AVM 巢闭塞。

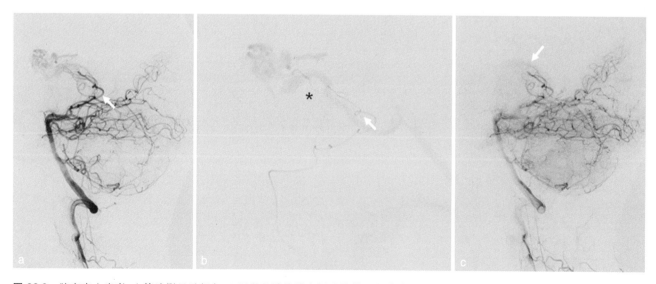

图 23.9 脑室出血患者,血管造影显示起自 P2 远段的脉络膜内侧动脉供血的脉络膜型 AVM(a 箭头所示)。供血动脉从胼胝体压部的回返走行的分支(b 箭头所示)发出(星标:微管头端)。AVM 栓塞后的侧位像显示,脉络膜由脉络膜外侧动脉供血持续染色(c 箭头所示),AVM 完全栓塞。

第 24 章

大脑后动脉皮层支

24.1 病例描述

24.1.1 临床表现

男孩,12 岁,临床表现为恶心、呕吐、头痛和视野缺损。之前的 CT 扫描显示左枕部血肿。

24.1.2 影像学检查

见图 24.1 至图 24.3。

24.1.3 诊断

动静脉畸形破裂,由大脑后动脉(PCA)距状动脉内侧回返支供血。

24.2 胚胎学和解剖学

PCA 的皮层支主要供应四个区域:①颞下区包括海马,颞下前、中、后区;②距状区;③顶枕区;④压部区。

颞下动脉分支从 P2 段动脉以分支动脉或共干形式发出。颞下动脉发出的第一支是海马支,与供应钩、海马的脉络膜前动脉供血形成血流动力学平衡;剩余的颞下动脉分支与大脑中动脉(MCA)在大脑前外侧供血平衡并供应大脑下表面。

距状动脉供应视皮层,起自 PCA 主干,和顶枕

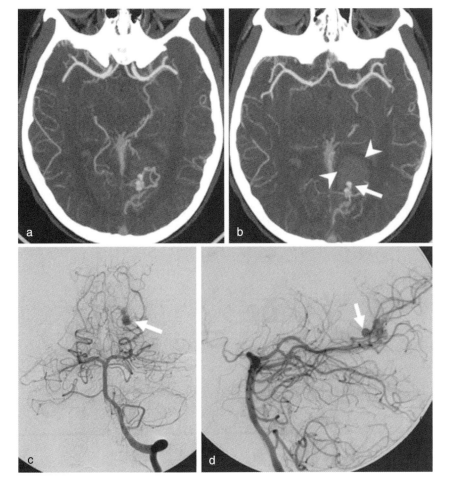

图 24.1 轴位 CTA 扫描(a,b)显示,左枕叶内侧出血(箭头所示)动静脉畸形的血管巢向血肿腔突起(箭头所示)。常规左椎动脉造影(c,d 前后位和侧位)显示,左侧顶下小动静脉畸形,由距状动脉近端供血,伴前方局灶性囊样凸起(箭头所示)。

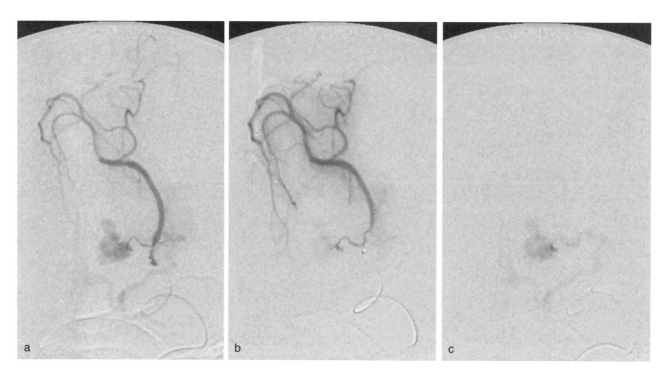

图 24.2 距状动脉远端微管造影(a,b)显示,血管远端供血区域,AVM 起自内侧细小回返支,随后置管(c),进行栓塞。

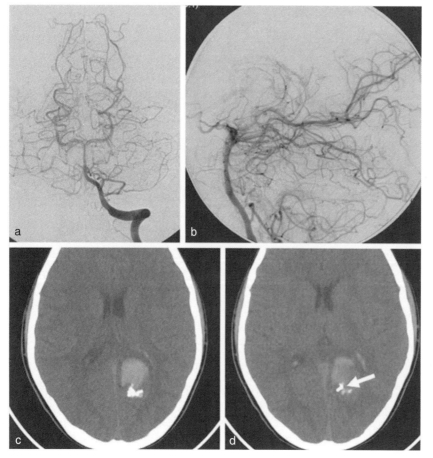

图 24.3 栓塞后常规行左椎动脉造影前后位(a)和侧位像(b)显示 AVM 消失,远端的距状动脉保留。栓塞后 CT 平扫(c,d)显示胶铸型影像,包括以前观察到的动脉瘤(d 箭头所示)。

支一起被认为是 PCA 终末动脉。大脑中动脉可能发出一些动脉分支作为这一区域的辅助供血（颞后支）。

顶枕支供应大脑后部内侧面，包括楔叶、楔前叶、顶上小叶和枕外侧回。顶枕支也供应部分凸面皮层，分别与大脑前动脉和大脑中动脉在各自供血分水岭区达到供血平衡。顶枕动脉也可以向距状动脉供血区域辅助供血。

压部动脉可以单独发出，也可以从顶枕支发出，供应胼胝体后部。是前后循环重要的侧支循环途径。但是，在 PCA 闭塞的病例中，这一典型的侧支循环并没有起到作用，取而代之的是一些皮层支代偿了 PCA 的供血区(见图 24.4)。

24.3 临床影响、补充信息和病例

见图 24.5 至图 24.8。

要点及注意事项
● PCA 主要分支为颞下干、距状动脉、顶枕动脉和压部动脉。 ● PCA 与大脑前动脉、大脑中动脉通过皮层支、海马动脉和脉络膜前动脉达到血流动力学的供血平衡。 ● 如果 PCA 在 P2 近端就分成距状动脉和顶枕动脉，则由顶枕动脉供应脉络膜和丘脑。

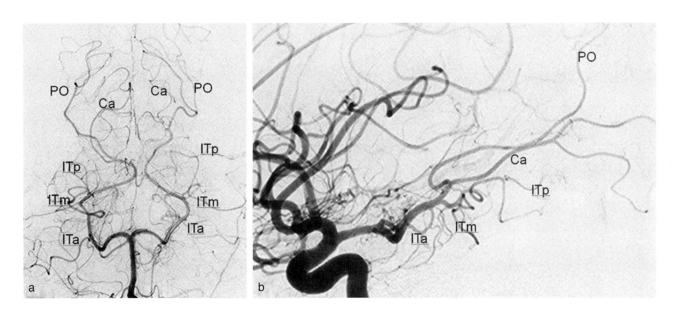

图 24.4 两个不同患者的左侧椎动脉造影前后位像和左侧颈内动脉侧位像。PCA 远端的皮层支在前后位上易于观察，而近端颞支则在侧位像上显示良好。PO，顶枕支；Ca，距状支；IT，颞下干(a，前；m，中；p，后)。

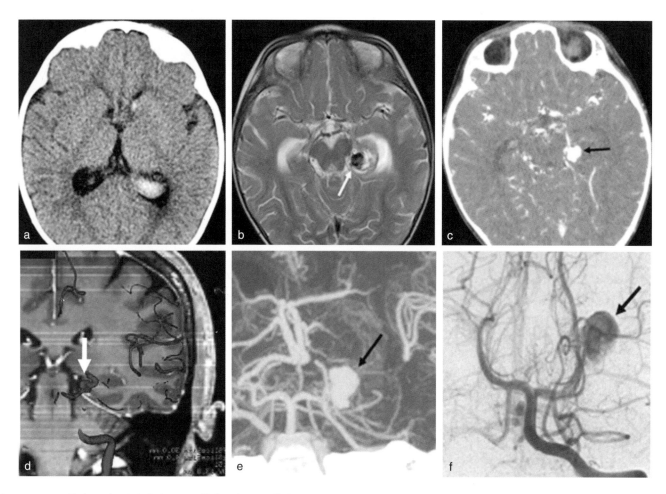

图 24.5 男孩 5 岁,脑室内出血,CT 轴位平扫(a)、轴位 T2 加权 MRI(b)、CTA 轴位(c)、DSA 和 MRI 冠状位(d)、CTA 冠状位(e)和左侧椎动脉造影前后位像。P2 在环池内走行时,P2/3 交界部位恰好通过小脑幕缘(d 白色箭头所示),因此,可以肯定反复的微小损伤可能在这个部位造成夹层动脉瘤(b,c,e,f 箭头所示)。动脉瘤可能起自 PCA 主干或者起自小的侧支。正如这一典型的动脉瘤,治疗选择考虑闭塞载瘤动脉。(图 24.5d 见彩图)

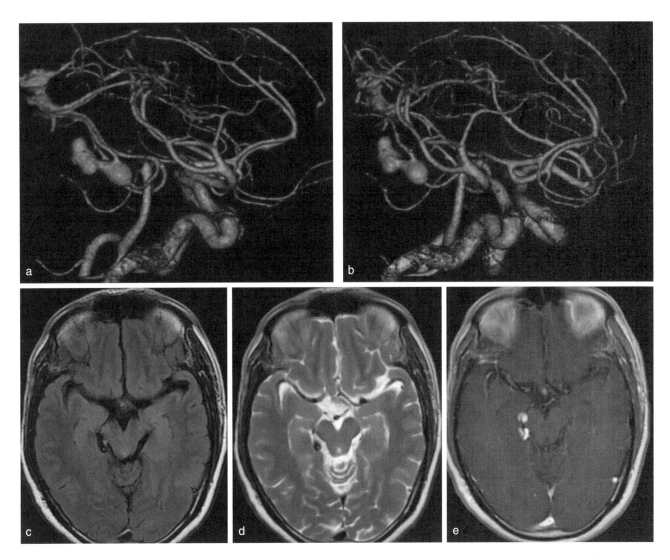

图 24.6　与图 24.5 类似的病例：CTA 三维重建 (a,b)、轴位 FLAIR 像 (c)、T2 (d) 和 T1 增强 (e) 序列显示，环池远端梭形动脉瘤，靠近小脑幕切迹。病例续图 24.7。（图 24.6a,b 见彩图）

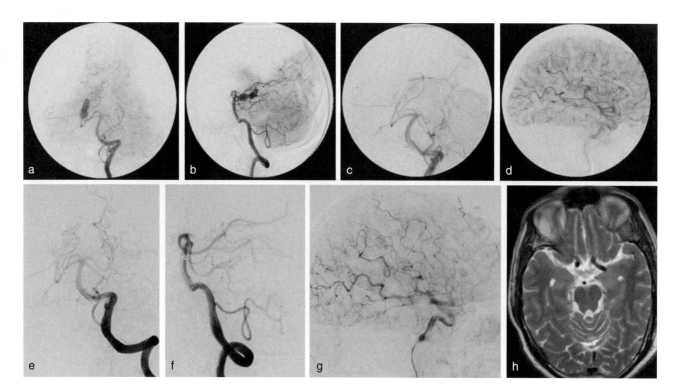

图 24.7 左侧椎动脉血管造影前后位(a)和侧位像(b)明确夹层动脉瘤诊断。球囊闭塞 P2 近端(c 球囊充盈),左侧颈内动脉造影显示大脑中动脉颞后支代偿大脑下表面供血良好(d 箭头所示)。随后,PCA 远端使用弹簧圈闭塞(e,f),造影显示 PCA 供血区完全代偿(g)。T2 加权扫描显示,动脉瘤不再显影(箭头所示),PCA 供血区未见梗死。

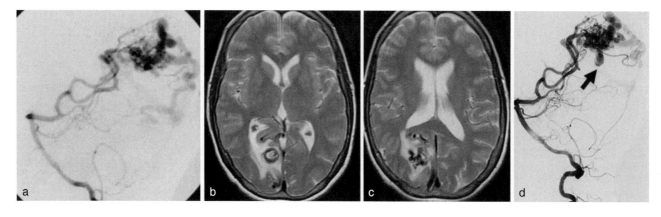

图 24.8 8 年前,47 岁的患者因癫痫发现右后侧 AVM,侧位造影(a)显示,畸形团由顶枕支和距状动脉供血。患者拒绝治疗。此次入院因为反复发作的癫痫和视觉障碍,T2 轴位扫描(b,c)显示局灶周围水肿,AVM 下部有局灶凸起。重复的造影(d)显示了 AVM 进展,巢内出现向下指向的凸起(箭头所示),是进一步需要栓塞的目标。

推荐读物

[1] Morris P. Practical Neuroangiography. 3rd ed. Philadelphia, PA: Lippincott Williams & Wilkins; 2013

[2] Párraga RG, Ribas GC, Andrade SE, de Oliveira E. Microsurgical anatomy of the posterior cerebral artery in three-dimensional images. World Neurosurg 2011; 75: 233–257

[3] Zeal AA, Rhoton AL. Microsurgical anatomy of the posterior cerebral artery. J Neurosurg 1978; 48: 534–559

第 **5** 部分
颈外动脉

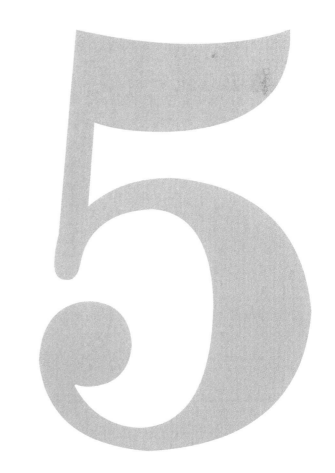

第 25 章

"危险"吻合Ⅰ:眼动脉吻合

25.1 背景

　　这种危险吻合分别将在下面的 3 个病例中进一步阐述(本病例、病例 26 和 27),正如作者认为的那样,深入理解颅内外动脉之间潜在的吻合对于所有类型的颈外动脉血管内治疗都是至关重要的。包括栓塞颅底或脸部的肿瘤,脸部和眼眶的血管畸形,硬脑膜动静脉瘘和鼻衄。从系统发育和胚胎学来看,ECA 与颈内动脉密切相关。这就解释了为什么尽管许多吻合的渠道在导管造影时尽管看不到,但它总是存在,而且可以预测一定是可以开放的。在吻合开放的情况下,如果放射介入医生不清楚吻合走行,不小心栓塞这些吻合有可能导致严重的并发症,如卒中或颅神经麻痹。吻合在以下情况下可能开放:①吻合供血动脉压力的增加;②吻合血管受体区需求增加;③血流"蓄水池"效应造成从吻合血管供血端到受血端开放。吻合供血动脉压力增加可以发生在超选导管注射造影、远端置管和在锲部置管注射,或使用具有缓慢聚合趋势的栓塞剂并且渗透到血管床深处时。需求增加则发生在受血动脉近端闭塞或几近闭塞的情况下 (例如,一个高度 ICA 狭窄可能导致眼部血管补充供血),最

终,吻合通道开放,这些分流可以使周围的血流发生重新分布,在吻合口处形成高流量的血流。Lasjaunias通过细化头颈部分区的血管解剖引入功能性血管的概念(例如,颌内、舌面、咽枕、甲状腺上、颈部动脉、颈内动脉和椎动脉)。他表明,相邻的区域血管吻合关系密切,因此,可以作为潜在的血管代偿。这些区域主要有 3 个,作为颈内外吻合的途径:眼眶区域,眼动脉将充当颌内动脉和颈内动脉之间的连接途径;岩骨海绵窦区域,下外侧干和脑膜垂体干将成为连接颈外动脉和颈内动脉的主要途径;上颈区域,咽升动脉、枕动脉、颈升和颈深动脉与椎动脉相联系。在接下来的 3个病例中,我们将分别讨论这 3 个不同区域。

25.2 病例描述

25.2.1 临床表现

　　72 岁的患者表现为鼻腔填塞,也是无法治愈的自发性鼻出血。

25.2.2 影像学检查

　　见图 25.1。

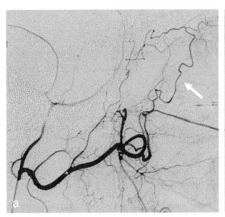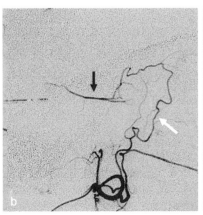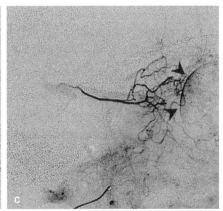

图 25.1　左侧颈总动脉造影,可见颈内动脉闭塞(没有显示)。右侧颈外动脉造影(a)、选择性颌内动脉造影(b)和毛细血管期(c)侧位像显示,来自远端 IMA 的颞前深动脉(白色箭头所示)通过泪腺血运系统与眼动脉(黑色箭头所示)间形成吻合。因此,尽管该患者颈内动脉闭塞,由于存在正向血流,毛细血管期仍可见脉络膜环显影。最终该患者没有进行栓塞治疗,建议患者外科手术。

25.2.3　诊断

来自远端 IMA 的颞前深动脉通过泪腺血运系统与眼动脉间形成血管吻合。

25.3　胚胎学

颈外动脉是由供应发育成颌面区域的神经嵴的分支血管（或主动脉弓）残余和供应口底及消化道区域的腹侧主动脉和腹侧咽动脉发育而来。镫骨动脉，胚胎时期舌镫骨动脉的一部分（从第二主动脉弓发出），有两支：颌骨动脉，通过棘孔离开颅腔和眶上支（见病例 3），向前走行发出眶动脉。最常见的变异在 40mm 后期阶段，眶动脉经蝶窦的部分退化，眶动脉的供血被原始的眼动脉取代（见病例 7）。镫骨动脉的颅内部分会形成脑膜中动脉（MMA），颌骨动脉后来并入腹侧咽动脉系统成为 ECA 的一部分。在最极端的变异，当镫骨肌系统通过 MMA 和 IMA 提供整个眼眶的血液供应，"脑膜-眼动脉"相沟通，导致 MMA 供应眼动脉远端，包括视网膜中央动脉和睫状动脉（见病例 8）。

相反，在罕见的情况下，镫骨动脉未与腹部咽动脉系统合并，MMA 可能直接从 ICA 或眼动脉发出。其他 MMA 与眼动脉的侧支循环，这也代表了镫骨动脉残余，通过泪腺动脉的上脑膜返支与通过眶上裂的相应的眶支吻合。而前大脑镰动脉，从远端眼动脉发出脑膜支供应前镰，与脑膜的 MMA 前支间接吻合。眶支在侧位投影上显影最好，通常低于蝶骨嵴，类似于脑膜-眼动脉的起源位置。其他眶的侧支循环包括 IMA 的远端分支和面部皮支。来自眼动脉的泪腺动脉的下分支与 IMA 的远端分支颞前深动脉和眶下动脉之间有吻合。IMA 远端的另一个分支，即蝶腭动脉，通过中隔动脉连接来自眼动脉的前、后筛动脉，它在大的幼稚型纤维血管瘤病例中明显增粗（见病例 29）。眼动脉第三部分的远端的皮支和颞浅动脉额支通过眶上动脉吻合，以及通过鼻背动脉的和面动脉的远端在内眦区吻合。

25.4　临床影响

在列出的病例中，由于 ICA 闭塞，IMA 是眼动脉的唯一供应动脉。因此，IMA 的颗粒栓塞有很高的失明风险。在这种情况下，作者选择了直接内镜下烧灼，随后鼻道填塞来治疗难治性鼻出血。

眼眶区域栓塞治疗最严重的风险是视网膜中央动脉的阻塞，从而导致患者失明。少数情况下，也可能发生 ICA 逆行栓塞而导致卒中。由于视网膜中央动脉通常靠近或起源于睫状后动脉，脉络膜环在侧位造影毛细管期和静脉早期看得最清楚，也可以作为判断中央动脉起源的一个标志（见病例 8）。

在脑膜-眼动脉存在的情况下，MMA 分支可能是眼动脉远端和视网膜中央动脉唯一供血动脉，栓塞 MMA 的近端有很高的单眼失明的风险，必须避免。MMA 发出的吻合血管在常规全脑造影是不可见的，只有在栓塞 MMA 的过程中压力增高下才开放。

IMA 远端皮支侧支循环非常小，只和与眼动脉的远端分支连接。因此在血管内手术时，风险较小。在颅底肿瘤的情况下，如大的幼稚型纤维血管瘤，这些血管可能会变的粗大，但是直径很少超过 80μm，因此，在这个区域使用较大的颗粒栓塞时，通常被认为是安全的。

25.5　补充信息和病例

见图 25.2 至图 25.5。

要点及注意事项
• 脉络膜环在侧位造影的毛细管期和静脉早期看得最清楚，通过分别选择颈内和颈外造影来确定视网膜中央动脉起源。 • 粗大的 MMA-眼动脉吻合动脉，可以在侧位造影像上稍低于蝶骨嵴的位置进行观察。 • 存在脑膜-眼动脉是 MMA 栓塞的禁忌。

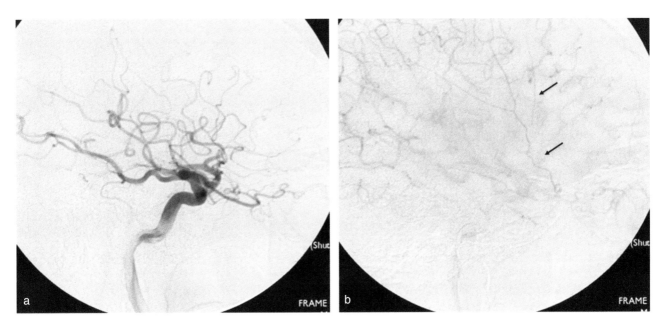

图 25.2 右侧颈内动脉造影侧位像显示,在动脉期(a)和毛细管期(b)MMA 自眼动脉发出(箭头所示)。这是由于胚胎发育时镫骨动脉与咽腹侧动脉合并失败的结果。

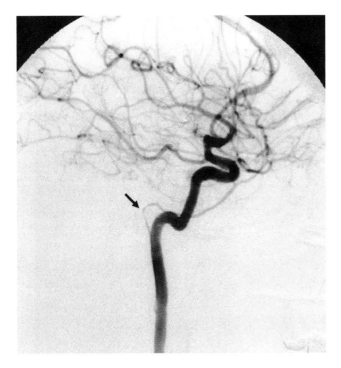

图 25.3 右侧颈内动脉造影侧位像显示,脑膜中动脉(MMA)通过永存镫骨劲脉起源于右侧颈内动脉(箭头所示)。

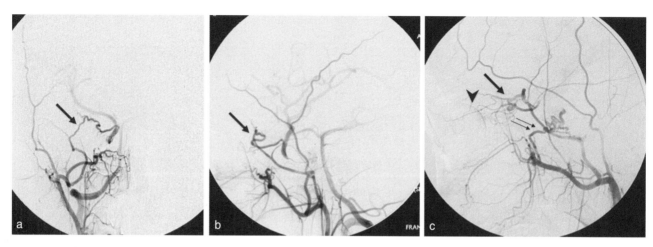

图 25.4　右侧 ECA 前后位(a)和侧位(b)造影以及左侧 ECA 侧位造影(c)表明,在 MMA 和眼动脉之间的脑膜泪腺动脉吻合(箭头所示)。注意第二个病例中脉络膜环染色(箭头所示),作为视网膜中央动脉存在的标志(c)。来自 IMA 远端的圆孔动脉(细线双箭头所示)和下外侧干之间的吻合也能观察到。

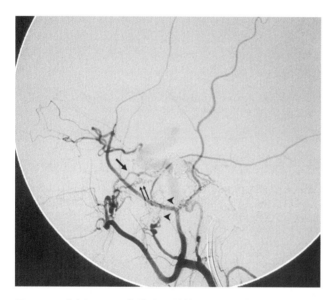

图 25.5　右侧 ECA 经静脉途径弹簧圈栓塞海绵窦区硬脑膜动静脉瘘术后侧位造影,MMA 通过脑膜泪腺吻合经眼动脉逆行充盈 ICA。注意增粗的圆孔动脉(箭头所示)、翼管动脉(细线双箭头所示)、卵圆孔动脉(箭头所示),MMA 的岩支,先前为海绵窦和斜坡区硬脑膜动静脉瘘的供血动脉。

推荐物读

[1] Berenstein A, Lasjaunias P, Kricheff II. Functional anatomy of the facial vasculature in pathologic conditions and its therapeutic application. AJNR Am J Neuroradiol 1983; 4: 149–153

[2] Countee RW, Vijayanathan T. External carotid artery in internal carotid artery occlusion. Angiographic, therapeutic, and prognostic considerations. Stroke 1979; 10: 450–460

[3] Geibprasert S, Pongpech S, Armstrong D, Krings T. Dangerous extracranial-intracranial anastomoses and supply to the cranial nerves: vessels the neurointerventionalist needs to know. AJNR Am J Neuroradiol 2009; 30: 1459–1468

[4] Hayreh SS. Orbital vascular anatomy. Eye (Lond) 2006; 20: 1130–1144

[5] Lasjaunias P, Berenstein A, ter Brugge KG. Surgical Neuroangiography. Vol. 1. 2nd ed. Berlin: Springer; 2006

[6] Lasjaunias P, Berenstein A, ter Brugge KG. Surgical Neuroangiography. Vol 3: Clinical and Interventional Aspects in Children. 2nd ed. Berlin: Springer; 2006

[7] Liebeskind DS. Collateral circulation. Stroke 2003; 34: 2279–2284

[8] Perrini P, Cardia A, Fraser K, Lanzino G. A microsurgical study of the anatomy and course of the ophthalmic artery and its possibly dangerous anastomoses. J Neurosurg 2007; 106: 142–150

"危险"吻合 II：岩骨和海绵窦吻合

第 **26** 章

26.1 病例描述

26.1.1 临床表现

一个 59 岁的男子，在造影前 10 个月反复两次发生右侧半球血液动力学性缺血卒中。患者长期大量吸烟，有外周和冠状动脉血管疾病病史。准备行颅内外血管搭桥治疗。

26.1.2 影像学检查

见图 26.1 和图 26.2。

26.1.3 诊断

右侧颈内动脉(ICA)闭塞，血液动力性脑梗死，继发岩骨海绵窦颅外-颅内吻合血管开放。

26.2 胚胎学和解剖学

ICA 在岩骨海绵窦段主要有 3 个吻合区域：岩骨、斜坡和海绵窦。与 ICA 相关的相应分支包括岩骨区域的下颌动脉(第一背侧主动脉弓的残余)、颈鼓动脉(胚胎舌动脉残余)和海绵窦和斜坡区域的脑膜垂体干(胚胎原始上颌动脉残余)和下侧干(ILT)(胚胎背侧眼动脉残余)。见病例 5。

咽升动脉分为两支主干：咽干和神经脑膜干(见病例 30)。咽干位于咽升动脉的前部，发出上咽动脉，主要通过两个途径，包括咽鼓管吻合弓和破裂孔与岩骨海绵窦区吻合。前者连接岩骨段 ICA 发出的下颌动脉、脑膜副动脉发出的一个分支、颌内动脉(IMA)远

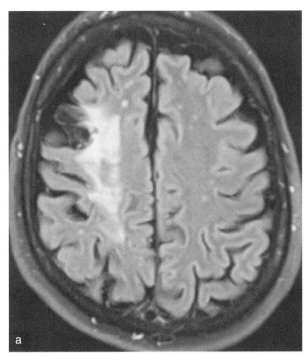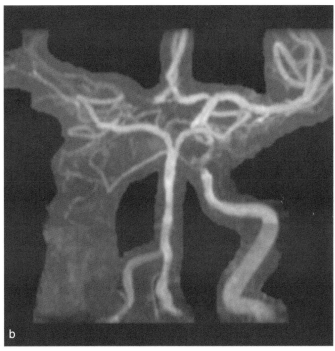

图 26.1 FLAIR MRI(**a**)显示右额顶叶梗塞和萎缩。T2 像上可见剩余脑白质上小亮点。MRA(**b**)显示，右侧颈内动脉不显影，可能因慢性闭塞导致。右侧 A1 段不连续，这可能是严重的发育不良和(或)狭窄相关。右侧大脑中动脉分支也很差。观察基底动脉不规则狭窄和左侧 ICA 海绵窦段狭窄，提示潜在的广泛动脉粥样硬化病变。病例续图 26.2。

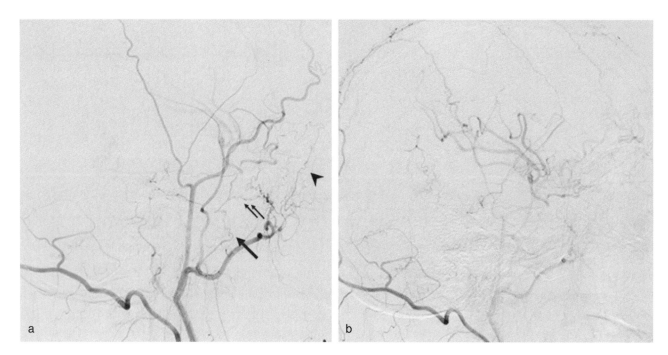

图 26.2　脑血管造影证实右颈内动脉闭塞。没有 A1 段,来自 PCA 分支的小软脑膜动脉供应远端大脑中动脉分支。也可观察到从右侧 ECA 向中脑动脉代偿的小的吻合支;但是,这些代偿仍不充分,大脑中动脉区域静脉相仍有延迟。在右 ECA 造影侧视像上显示,动脉早期(a)和晚期(b)卵圆孔动脉(箭头所示)和翼管动脉(细双箭头所示)通过 ILT 吻合,MMA 和颞前深动脉(箭头所示)通过眼动脉向 ICA 代偿。

端发出的翼管动脉,而后者是颈动脉管内一个小分支,通过破裂孔进入颅内到达海绵窦与破裂孔返动脉(外侧斜坡分支)和 ILT 吻合。

　　神经脑膜干分成两组主要动脉,颈静脉组和舌下神经组,通过相应的孔/管进入颅腔。前者供应脑神经 Ⅸ 和 Ⅹ,后者供应脑神经 Ⅻ(见病例 28)。离开相应孔后的两分支立即发出内侧和外侧斜坡分支加入外侧斜坡动脉和脑膜垂体干的分支。鼓室下动脉由咽升动脉发出或延续自咽升动脉主干,和 Jacobson 神经一起通过鼓室下孔进入鼓室,保留了胚胎发育时的第三鳃弓动脉和来自岩骨 ICA 的舌动脉之间的连接(或颈鼓动脉)。在中耳内,还与鼓室上动脉[脑膜中动脉(MMA)的岩骨分支]、鼓室前动脉(IMA 近端分支)、茎乳突动脉(耳后或枕动脉分支),同 ICA 的下颌支吻合。这种动脉网,尤其是 MMA 岩骨分支和茎乳突动脉,形成面动脉弓,供应脑神经 Ⅶ 的膝状神经节。在病例 28 中,也可以见到。

　　MMA 和脑膜副动脉通过 ILT 与海绵窦段 ICA 沟通。MMA 离开棘孔后,发出海绵窦分支与 ILT 上支或小脑幕的分支吻合。MMA 的眶支也与 ILT 前内侧支在眶上裂发生吻合。MMA 的岩鳞支或后支与小脑幕缘动脉吻合。小脑幕缘动脉可以发出自 ILT,也可以由眼动脉或脑膜垂体干发出。脑膜副动脉的上方分支通过卵圆孔进入海绵窦与 ILT 的后内分支吻合,同时也供应脑神经 V3。

　　IMA 的远端和 ICA 通过多种途径吻合。第一支是圆孔动脉,正如它的名字一样,圆孔动脉走行通过圆孔,造影侧位相最容易辨认,其以特征性的螺旋状走行,与 ILT 的前外侧支吻合(见图 26.3),在罕见的情况下,也可以与斜坡外侧动脉吻合(见图 26.4)。翼管动脉有明显的水平段走行,可以很容易地在侧位像上识别。从远端 IMA 发出后,其通过翼管到达破裂孔,与相应的由岩骨段 ICA 发出的下颌动脉翼管分支吻合。下颌翼管动脉,常常与翼管动脉毗邻走行,在翼管动脉下方沿着鼻咽的顶部水平通过颌翼管,终止于咽鼓管周围的血管吻合网。

26.3　临床影响

　　当在颅底区进行栓塞时,颅内外血管吻合有着重

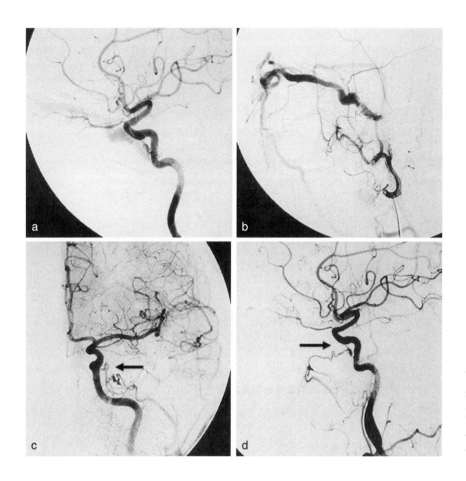

图 26.3 左 ICA(a)和左 ECA(b)栓塞前侧位造影显示,左侧海绵窦区硬脑膜动静脉瘘(DAVF),由 ILT 和圆孔动脉分支供血。栓塞后,左侧 CCA 血管造影前后位(c)和侧位(d)像更好的显示这两个动脉之间的吻合(箭头所示)。

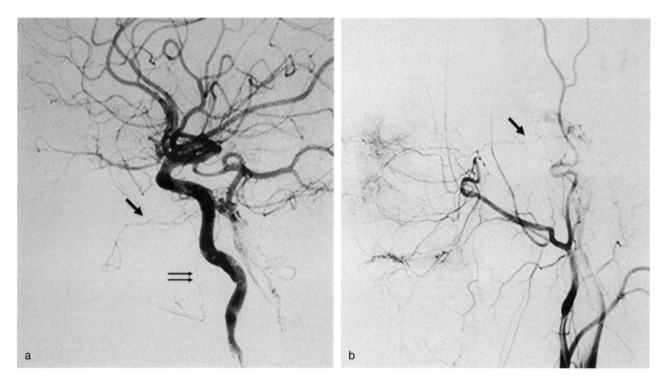

图 26.4 右侧 ICA(a)和右侧 ECA(b)侧位造影显示,后海绵窦 DAVF,通过斜坡外侧动脉供血,与圆孔动脉(单箭头所示)和细小 MMA(细双箭头所示)吻合,MMA 这种发育不全和之前的栓塞相关。

要作用。颗粒和液体栓塞材料是颈外动脉系统栓塞时最常用的两种材料。粒子的穿透能力取决于粒子大小,液体栓塞材料可以打开和进入最初造影看不见的微小的吻合通道。因此,使用时,应更加谨慎。一般情况下,吻合动脉直径在50~80μm的范围内是造影无法观察的,因此,栓塞时,选择大于150μm的粒子不会穿透这些吻合,从而避免潜在的栓塞并发症。待栓塞的动脉发出明显的吻合血管并不是栓塞治疗的禁忌症。有几种方法可以预防栓塞材料进入侧支血管,包括栓塞前用大颗粒或者弹簧圈阻塞侧支的近端,或在目标ECA血管内使用近端封堵球囊,使血流从I-CA流向ECA供血区域,从而导致血流反转。如果ECA一些吻合支为ICA提供侧支代偿,那么,应避免

栓塞或损伤这些ECA分支。

> **要点及注意事项**
>
> - 当进行颈外动脉栓塞时,一般来说,颗粒大于150μm可以认为对不可见的吻合口是安全的。
> - 如果吻合血管作为颅内的侧支代偿,栓塞或损伤ECA分支应该避免。

26.4   补充信息和病例

见图26.5至图26.7。

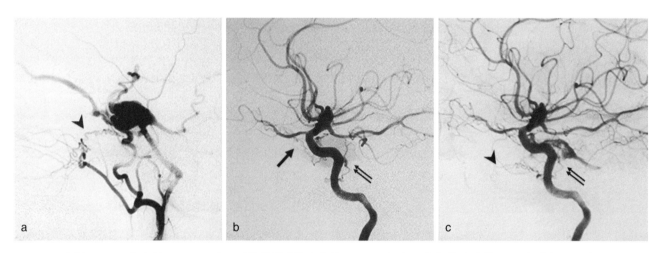

图26.5   右侧ECA(a)和右侧ICA(b,c)在经动脉使用胶栓塞术前(a,b)和术后(c)的侧位造影像显示,海绵窦硬脑膜动静脉瘘。由来自眼动脉的脑膜返动脉(箭头所示)、斜坡外侧动脉(细双箭头所示)、圆孔动脉(箭头所示),与来自脑膜副动脉的卵圆孔动脉供血。圆孔动脉和斜坡外侧动脉之间的吻合在栓塞术后造影上看得更清楚。

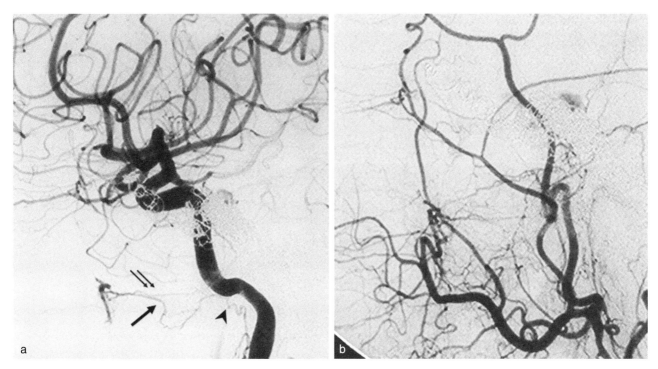

图 26.6　海绵窦区 DAVF 弹簧圈栓塞术后的右侧 ICA(a)和右侧 ECA(b)侧位造影显示,来自远端 IMA 的翼管动脉(细双箭头所示)和下颌动脉翼管分支之间的吻合。翼管动脉在侧位像上有一特征性的水平段,这与来自更低段的颌翼管动脉(箭头所示)不同,下颌翼管动脉与下颌动脉分支和咽鼓管周围的咽动脉(箭头所示)吻合。

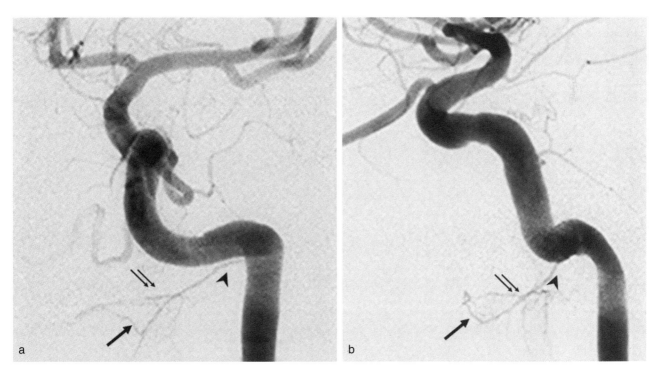

图 26.7　左侧 ICA 前后位(a)和侧位(b)的造影显示,ICA 下颌支(箭头所示)和下颌翼管动脉(箭头所示)之间的吻合,以及与咽鼓管周围咽动脉的下颌动脉(细双箭头所示)的吻合。

推荐读物

[1] Geibprasert S, Pongpech S, Armstrong D, Krings T. Dangerous extracranial-intracranial anastomoses and supply to the cranial nerves: vessels the neurointerventionalist needs to know. AJNR Am J Neuroradiol 2009; 30: 1459–1468

[2] Lasjaunias P, Berenstein A, ter Brugge KG. Surgical neuroangiography. Vol. 1. 2nd ed. Berlin: Springer; 2006

[3] Lasjaunias P, Moret J, Mink J. The anatomy of the inferolateral trunk (ILT) of the internal carotid artery. Neuroradiology 1977; 13: 215–220

[4] Tubbs RS, Hansasuta A, Loukas M et al. Branches of the petrous and cavernous segments of the internal carotid artery. Clin Anat 2007; 20: 596–601

[5] Willems PW, Farb RI, Agid R. Endovascular treatment of epistaxis. AJNR Am J Neuroradiol 2009; 30: 1637–1645

第 27 章

"危险"吻合 Ⅲ：上颈部吻合

27.1　病例描述

27.1.1　临床表现

一位 65 岁的女性，既往有冠状动脉和外周动脉疾病，以及高血压和 2 型糖尿病病史，表现为头晕和一过性意识丧失。怀疑椎基底动脉供血不足。

27.1.2　影像学检查

见图 27.1。

27.1.3　诊断

右侧 ECA 闭塞，通过来自 VA 的上颈部吻合逆行重建 ECA 供血。

27.2　胚胎学和解剖学

咽升动脉（APHA）相当于胚胎舌下动脉（HA）残余。HA 来源于第三主动脉弓，参与大部分颈近段 ICA 发育。HA 作为胚胎颈动脉–基底动脉一种吻合，自近端颈 ICA，颈动脉窦稍远位置发出，通过舌下神经管进入后颅窝。第三主动脉弓和 HA 之间的关系不同可能会导致由它们发育而来的 ICA 和 APhA 之间形成各种类型吻合，最常见的是永存的 HA。病例 4 中也可以见到。

在成人，APhA 是组成咽–枕血管系统的一部分，枕下区域血管网络通过椎动脉和颈动脉的四条途径连接：枕动脉、咽升动脉、椎咽动脉（C3）和 C4 侧支循环途径。

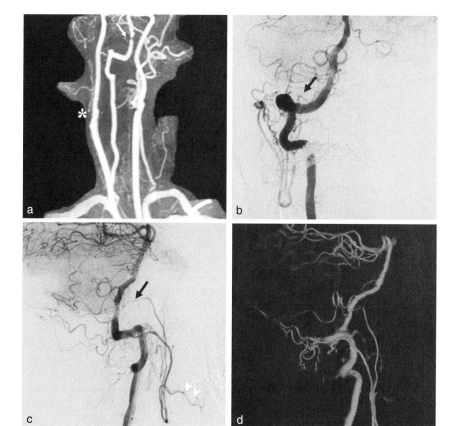

图 27.1　颈部 MRA（a）显示，右侧颅内段 VA 近端（V4 段）重度狭窄（白色箭头所示）。同时，有右侧 ECA 的闭塞（星号）。右侧 VA 前后位（AP）（b）和侧位（c）造影像和三维重建图像（d）显示，枕动脉和 APhA 经与椎动脉吻合的舌下神经管动脉（箭头所示）和 C1 段肌皮支充盈显影。有逆行血流到达 ECA 起始部，面动脉部分显影（箭头所示）。（图 27.1d 见彩图）

APhA 最常见起源于近端 ECA 后壁,一般在两个节段和 VA 发生吻合。近端发生在 APhA 的肌脊髓动脉支和 VA 的 C3 神经根支之间,在侧方吻合。远端是前椎体支,通常由 HA 发出,绕过齿突弓,和永存的 HA 走行一致,在近端 ECA 或 VA 闭塞的情况下作为重要的代偿血供来源,本节病例就是以上这种情况。

枕动脉是胚胎 1 型和 2 型窦前动脉的残余,胚胎 1 型和 2 型窦前动脉分别对应的 C1 和 C2 节段动脉。在成人,枕动脉仍通过神经后根吻合途径保留从 ECA 到 VA 的连接。这些吻合支在 C1 和 C2 水平,由枕动脉水平段发出。这些吻合血管非常粗大,可以通过选择性枕动脉造影进行观察。在颈总动脉或 ECA 动脉结扎或闭塞的情况下,这些吻合可以作为 VA 主要的循环代偿。茎乳突的动脉,发自枕动脉或耳后动脉,供应后窝硬膜,同时也与其他脑膜动脉发生吻合,如枕下 VA 发出的脑膜后动脉。有关硬脑膜供血的信息请参考病例 31。

颈升和颈深动脉在 C2 到 C4 水平与 VA 吻合。两者均自锁骨下动脉发出:颈升动脉来自甲状颈干,颈深动脉来自肋颈干。在近端 VA 闭塞的情况下,这些动脉通常会增粗,并成为 VA 主要的代偿血供来源。

27.3 临床影响

如病例 30 讨论的那样,经颈内动脉和椎动脉途径,APhA 与颅内循环形成丰富的血管吻合。如果不能很好的认识这些吻合,当使用小颗粒或液体栓塞材料栓塞过程中,有可能造成严重的并发症。在特殊病例中,如 VA / APhA 经过舌下神经管动脉吻合,通过颈外动脉系统进行粒子注射就可能导致后循环动脉栓塞性卒中。使用液体材料栓塞舌下神经管的动脉则可能造成供应舌下神经的滋养血管闭塞,随后出现舌下神经麻痹。如果吻合部位靠近脊髓前动脉的发出位置,栓塞时,则存在脊髓前动脉缺血的风险。

枕动脉、颈动脉也与椎动脉有一些吻合。当使用小颗粒和液体栓塞材料在这些区域栓塞时,必须小心避免后颅窝发生梗死。少数情况下,脊髓前动脉可能自颈升和颈深动脉发出。

27.4 补充信息和病例

见图 27.2 至图 27.5。

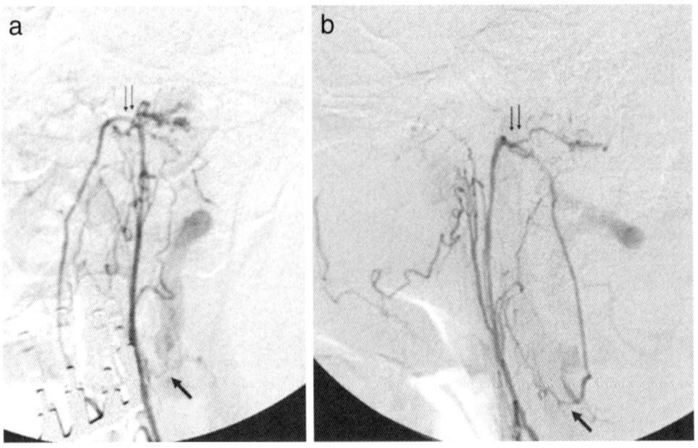

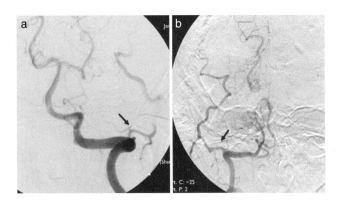

图 27.2 左侧 APhA 前后位(a)和侧位(b)造影显示,肌脊髓动脉支在 C3 水平的吻合(箭头所示),通过齿突弓的额外供血与 VA 吻合(细双箭头所示)。

图 27.3 左侧(a)和右侧(b)VA 造影在前后位像上显示,C1 段 VA 向双侧枕动脉的代偿血流(箭头所示)。

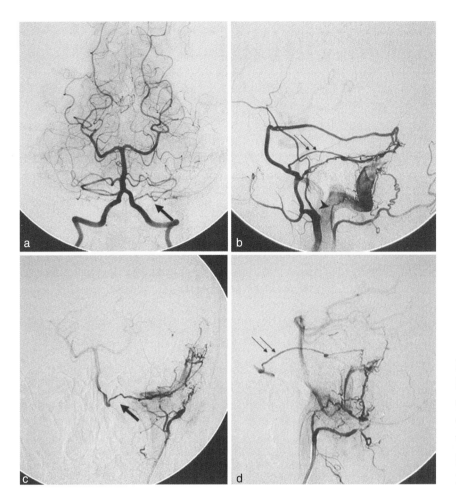

图 27.4 左侧横窦-乙状窦硬脑膜动静脉瘘栓塞术后左侧 VA 前后位像(a),左侧 ECA 侧位像(b)和左侧枕动脉前后位像(c)及侧位像(d)造影显示,经脑膜到 VA 脑膜后支的吻合(箭头所示),和枕动脉茎乳支(箭头所示)与脑膜中动脉岩骨支(细双箭头所示)吻合。

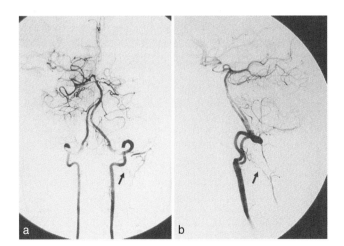

图 27.5 左侧 VA 前后位(a)和侧位(b)造影像显示,在C2 水平 VA 和颈深动脉之间的吻合(箭头所示)。

推荐读物

[1] Cavalcanti DD, Reis CV, Hanel R et al. The ascending pharyngeal artery and its relevance for neurosurgical and endovascular procedures. Neurosurgery 2009; 65 Suppl: 114–120, discussion 120

[2] Geibprasert S, Pongpech S, Armstrong D, Krings T. Dangerous extracranial-intracranial anastomoses and supply to the cranial nerves: vessels the neurointerventionalist needs to know. AJNR Am J Neuroradiol 2009; 30: 1459–1468

[3] Hacein-Bey L, Daniels DL, Ulmer JL et al. The ascending pharyngeal artery: branches, anastomoses, and clinical significance. AJNR Am J Neuroradiol 2002; 23: 1246–1256

[4] Houseman ND, Taylor GI, Pan WR. The angiosomes of the head and neck: anatomic study and clinical applications. Plast Reconstr Surg 2000; 105: 2287–2313

[5] Lasjaunias P, Berenstein A, ter Brugge KG. Surgical Neuroangiography. Vol. 1. 2nd ed. Berlin: Springer; 2006

[6] Lasjaunias P, Théron J, Moret J. The occipital artery. Anatomy—normal arteriographic aspects—embryological significance. Neuroradiology 1978; 15: 31–37

[7] Strub WM, Leach JL, Tomsick TA. Left vertebral artery origin from the thyrocervical trunk: a unique vascular variant. AJNR Am J Neuroradiol 2006; 27: 1155–1156

第 28 章

颅神经的供血

28.1 病例描述

28.1.1 临床表现

一位 82 岁右利手的女性患者，表现为几个月来反复跌倒和步态共济失调，左侧更加严重。

28.1.2 影像学检查

见图 28.1 和图 28.2。

28.1.3 诊断

岩骨嵴的硬脑膜动静脉瘘（DAVF），经皮层静脉引流。这个 dAVF 是由脑膜中动脉（MMA），包括其岩

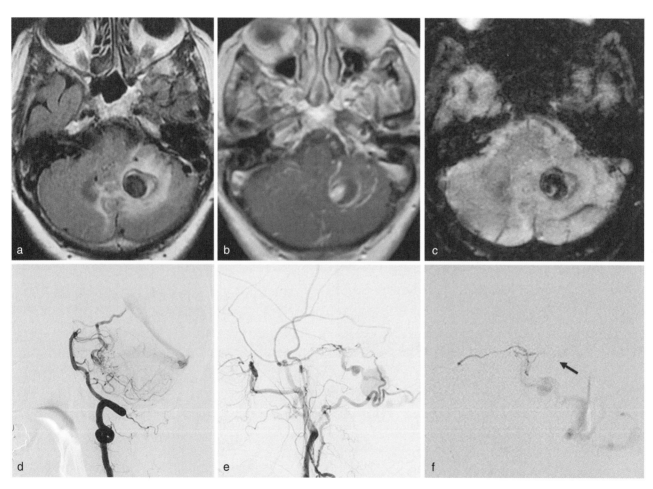

图 28.1 MRI FLAIR 像（a）、T1 增强（b）和 SWI 像（c）显示，左侧小脑血管囊状病变，病灶周围有严重的水肿，以及沟裂血管异常。左侧椎动脉侧位造影（d）显示，小脑动静脉畸形，但不能合理解释在 MR 上那个可见的囊状病变的影像学特征。随后的左侧 ECA 造影（e）显示，沿岩骨嵴的硬脑膜动静脉瘘，通过脑膜垂体干和面血管弓动脉供血，伴随多发静脉囊样扩张及狭窄。用胶栓塞远端 MMA 后，可见胶已经沉积到静脉段，MMA 的岩骨支残余极少流量（造影图 f）。可见 MMA 一个正常的远端分支短暂模糊显影（箭头所示），与耳后动脉的茎乳突分支吻合。由于胶已经堆积在静脉的底部，作者仅用浓胶闭塞 MMA 的岩骨支，确保供应面神经的滋养血管不受损害，远期应该可以进一步促进血栓形成，瘘的流量也会进一步减少。病例续图 28.2。

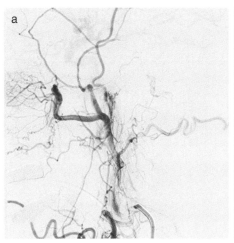 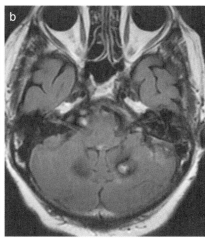 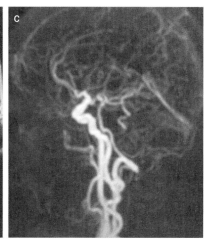

图 28.2 即刻造影(a)显示,经耳后动脉茎乳突分支缓慢充盈残余瘘。在随访 2 周后的 MR 上显示(b),该患者的静脉瘤内血栓形成,水肿不再那么明显,只有与小脑动静脉畸形有关的动静脉引流征象在增强磁共振血管造影上显示,没有显示硬脑膜分支的进一步引流(c)。术后,患者恢复的很好,没有新的神经功能缺损和症状的复发。

骨分支和耳后动脉的茎乳突分支(如面血管弓)供血。

28.2 解剖学

正常情况下,供应颅神经的血管(神经滋养血管)直径在 100~300um。因此,在大多数情况下,需要超选注射造影才能发现这些血管。然而,认识它们的起源、吻合和潜在的变异对各种颅底病变的安全栓塞是至关重要的,包括 DAVF 和富血管性肿瘤。

28.2.1 颅神经 Ⅰ 和 Ⅱ

嗅神经和视神经是大脑的外延,而不是真正的颅神经,也不认为是外周神经。因此,只做简单地描述:嗅神经由嗅动脉和眼动脉的分支供血,视神经由近端眼动脉供血。

28.2.2 颅神经 Ⅲ,Ⅳ 和 Ⅵ

在脑池段,动眼神经接受附近的来自基底动脉或大脑后动脉的后穿质动脉供血。

滑车神经一旦从脑干向前延伸通过环池,则由小脑上动脉和大脑后动脉 P1 段周围动脉供血。

外展神经走行于脑桥前方,由斜坡硬膜血管网供血,包括内侧和外侧的斜坡动脉,它们来自咽升动脉神经脑膜干的舌下支和颈静脉孔支。更颅侧的部分则由来自脑膜垂体干的内侧和外侧斜坡动脉供血。

这些硬脑膜动脉也对颅神经 Ⅲ、Ⅳ 和 Ⅴ 在硬膜和骨内走行的节段供血。第三和第四颅神经由海绵窦顶部的小脑膜缘的游离动脉供血。这些动脉可能从颈内动脉的脑膜垂体干发出, 也可从 MMA、眼或泪腺动脉,或下外侧干(ILT)发出。颅神经 Ⅲ,Ⅳ 和 Ⅵ 更远的部分(即在海绵窦内和眶上裂部分)则由 ILT 的前内侧支供应(见图 28.3)。

28.2.3 颅神经 Ⅴ

三叉神经由脑桥后发出以后,由来自基底动脉的三叉动脉残余血管供血。三叉神经进入 Meckel 腔后,半月神经节由 ILT 的后内侧和后外侧支供血, 另外,也可以接受自 MMA 的海绵窦支的供血。V2 由圆孔动脉供血,也可以由来自颈内动脉海绵窦水平段的 ILT 的前外侧支和圆孔动脉共同供血。V3 和三叉神经运动根共同走行通过卵圆孔,脑膜副动脉与 ILT 后内侧支和 MMA 的海绵窦支吻合后向前者供血。(如图 28.4 和图 28.5)。

28.2.4 颅神经 Ⅶ 和 Ⅷ

面神经和前庭神经从脑干发出后,在脑池内走行至由内听道内侧,由来自小脑前下动脉小脑迷路支的内听动脉供血。内听动脉同时也向临近膝状神经节的面神经的第一段(迷路段)供血。

面神经的第二(鼓段)和第三(乳突段)段的由"面血管弓"(即由供应前方 MMA 的岩骨支和供应后方

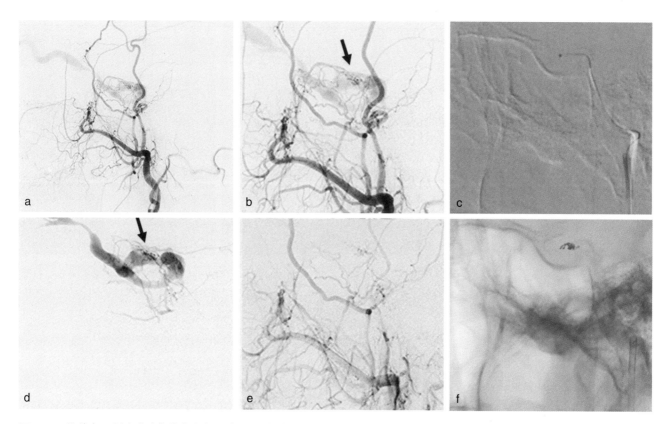

图 28.3   海绵窦区硬脑膜动静脉瘘患者,左侧 ECA 侧位(a,b)血管造影上,可见由多个相互连接的颌内动脉分支在海绵窦的上顶部汇合成一条供血动脉(箭头所示)向瘘供血。治疗选择岩下窦静脉途径(c),微导管可经海绵窦逆行进入供血动脉。注射对比剂(d)明确瘘口位置,显示海绵窦的引流,逆行血流显示动脉血管网融合成单一瘘口区。经静脉途径进入瘘口动脉主干填塞少量弹簧圈,随后逆行填塞海绵窦的上部(e,f)。这种情况表明,来自 ECA 和 ICA 丰富的硬脑膜吻合支供应海绵窦的颅神经。如果经动脉或经静脉途径采用液体栓塞剂治疗这些瘘,则栓塞剂容易进入这些血管吻合网,可能造成患者眼肌麻痹或者发生 ICA 区域栓塞事件。

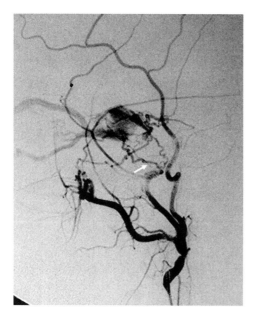

图 28.4   三叉神经的分支沿着它们的走行接受 MMA 或脑膜副动脉发出的卵圆孔动脉供血(下颌支,白色箭头所示),而上颌神经是由颌内动脉远端的分支圆孔动脉供血(黑色箭头所示)。两分支都与 ILT 有吻合。

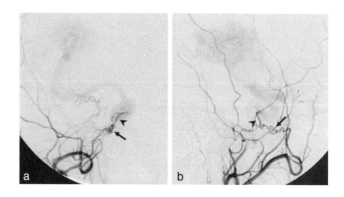

图 28.5   脑膜脑动静脉瘘的患者,ECA 造影,前后位(a)和侧位(b)像显示,ICA 流量显著增加。ECA 的圆孔动脉(箭头所示)和 ICA 的 ILT(箭头所示)连通,"注入"ICA。

耳后动脉茎乳支形成的血管弓)供血。茎乳支也可以自共干的耳后动脉和枕动脉发出,约50%的患者存在这种变异。MMA 自棘孔进颅后发出岩骨支,向后沿着岩浅神经加入膝状神经节。向茎乳动脉方向走行的面血管弓先在面神经管内与岩部面神经伴行,随后,在鼓室部分呈水平走行,最终在乳突部分垂直走行。

MMA 的岩骨支供血,在绝大多数情况下占主导地位;然而,在这个部位的一些 dAVF 病例中可以见到,这些动脉共同向面神经供血(参考病例 5,图 5.4)。其他供应鼓室的动脉可能与面血管弓发生吻合,也可能参与岩骨嵴的硬脑膜动静脉瘘,包括鼓室下动脉(咽升动脉的分支)、鼓室前动脉(上颌动脉的分支)和颈鼓动脉 (ICA 的分支)。一般来说,内听动脉和 MMA 的岩骨支之间没有吻合(见图 28.6 至图 28.8)。

28.2.5 颅神经IX、X、XI和XII

通过颈静脉孔段的颅神经(Ⅸ和X)由咽升动脉神经脑膜干供血,同时与脑膜垂体干的外侧斜坡动脉吻合。脊髓副神经是由神经脑膜干在进入枕骨大孔前,临近齿突弓位置发出的肌脊支供血。在舌下神经管水平,第十二对颅神经由咽升动脉神经脑膜干的舌下神经分支供血。咽升动脉也可通过神经脑膜干与由椎动脉 C3 段供血齿突血管弓发生吻合(见图 28.9)。

28.3 临床影响

颗粒和液体栓塞材料是颈外动脉(ECA)系统栓塞最常采用的两种栓塞材料。粒子的渗透能力(最常用的是明胶海绵、明胶海绵粉末和聚乙烯醇颗粒)取决于粒子大小。液体栓塞材料不但可以打开和进入在初始造影像上看不见的小的吻合通道,而可以通过这些吻合进入颅神经的滋养血管。滋养血管直径多在100~300μm 的范围内,大多大于潜在的吻合血管,因此,可能在超选造影中看到。

少数疾病可能会特异地侵犯颅神经的供血血管。糖尿病或病毒感染可能导致这些滋养小血管血管炎,随后发生的神经缺血和坏死。例如,Bell 麻痹患者,病毒感染破坏神经血液屏障,导致受累神经在 MRI 上出现特异性强化。

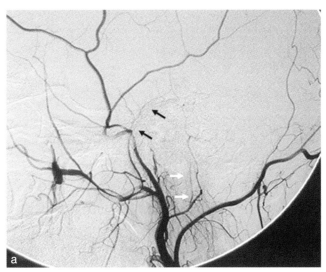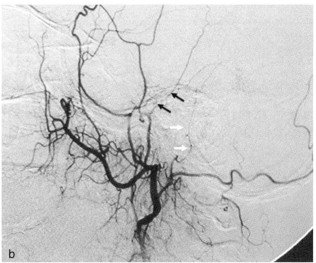

图 28.6 在两例患者中,显示面神经由"面血管弓"供血。左 ECA 造影(a,b)侧视像显示,面血管弓通过 MMA 岩骨支(黑色箭头所示)和茎乳支(白色箭头所示)供血,一个患者自耳后动脉(a)发出茎乳动脉,而另一个患者来自枕动脉(b)。

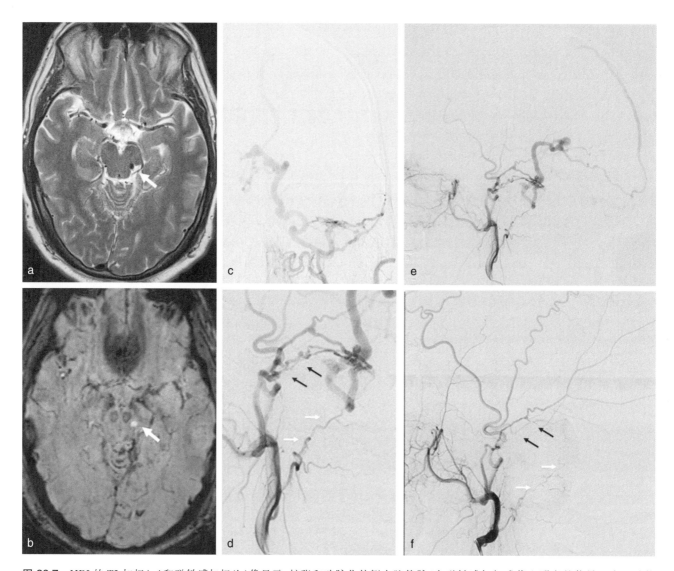

图 28.7 MRI 的 T2 加权（a）和磁敏感加权（b）像显示，扩张和动脉化外侧中脑静脉（在磁敏感加权成像上明亮的信号），表现动静脉瘘（箭头所示）。左 ECA 前后位（c）和侧位（d,e）造影证实，瘘是由面血管弓通过 MMA 的岩骨支（细黑色箭头所示）和耳后动脉茎乳支（细白色箭头所示）供血。对瘘口完全闭塞后，随访的 DSA（f）显示，面部血管的稳定的血流现在是正常。

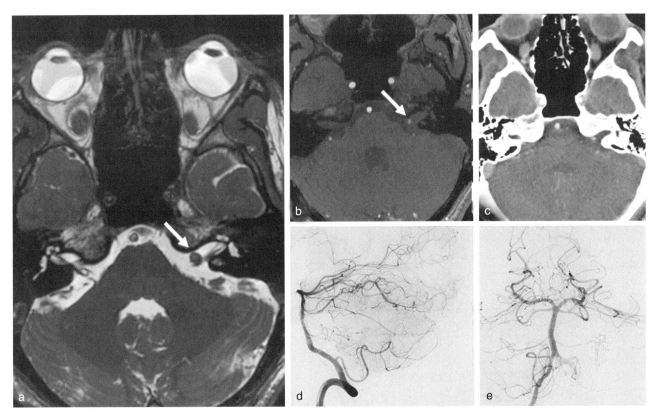

图 28.8　迷路动脉供应前庭蜗神经，来自小脑前下动脉远端。患者有急性发作的头痛，其次是单侧的听力损失和共济失调。在检查中，发现左侧前庭蜗神经无功能。磁共振成像，包括 T2 加权像（a）和增强 T1 压脂像（b）及轴位 CTA（c）显示，左侧小脑前下动脉夹层（即梭形）动脉瘤，因为它没有出血，在接下来的 2 个月里采取保守和康复治疗（d,e）。但是第八对颅神经没有恢复功能。

要点及注意事项

- 神经滋养血管比大多数的颅内－颅外"危险"吻合粗大，可以在超选动脉造影上发现。主要的风险在于大多数的颅神经是由血流动力学平衡的血管网供血，最好的例子就是面部血管弓。单支供血血管栓塞后，颅神经仍可能通过其他供血

血管得到足够的血液供应，除非栓塞剂聚合缓慢，部分栓塞剂有可能深入渗透到供应颅神经的整个血管网中，引起颅神经缺血。

- 经动脉栓塞海绵窦区病变需要对颅神经Ⅲ、Ⅳ、Ⅴ和Ⅵ的动脉供应做 深入精细的了解。从而避免在这个区域的液体栓塞导致颅神经麻痹。

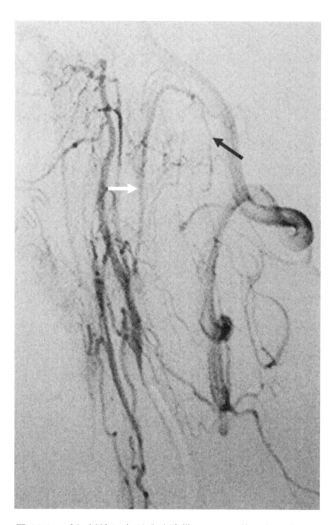

图 28.9   后组颅神经由咽升动脉供血，通过其后方的神经脑膜干（白色箭头所示）在舌下神经管的水平与齿状血管弓吻合（黑色箭头所示）。

推荐读物

[1]   Blunt MJ. The blood supply of the facial nerve. J Anat 1954; 88: 520–526

[2]   El-Khouly H, Fernandez-Miranda J, Rhoton AL, Jr. Blood supply of the facial nerve in the middle fossa: the petrosal artery. Neurosurgery 2008; 62 Suppl 2: ONS297–ONS303, discussion ONS303–ONS304

[3]   Geibprasert S, Pongpech S, Armstrong D, Krings T. Dangerous extracranial-intracranial anastomoses and supply to the cranial nerves: vessels the neurointerventionalist needs to know. AJNR Am J Neuroradiol 2009; 30: 1459–1468

[4]   Krisht A, Barnett DW, Barrow DL, Bonner G. The blood supply of the intracavernous cranial nerves: an anatomic study. Neurosurgery 1994; 34: 275–279, discussion 279

[5]   Ozanne A, Pereira V, Krings T, Toulgoat F, Lasjaunias P. Arterial vascularization of the cranial nerves. Neuroimaging Clin N Am 2008; 18: 431–439xii.

第 29 章

鼻部血管解剖

29.1 病例描述

29.1.1 临床表现

一个 23 岁患者，因为反复鼻衄就诊于耳鼻咽喉科，患者有反复鼻衄的家族史。尽管耳鼻喉科从外部进行鼻腔填塞，但在过去的 24 个小时里，患者的血红蛋白水平从 14.6 g/dL 下降至 8.5 g/dL。考虑患者持续大量失血，拟行急诊血管造影和介入栓塞止血。

29.1.2 影像学检查

见图 29.1。

29.1.3 诊断

多发黏膜毛细血管扩张引起的鼻出血，由蝶腭动脉远端供血，提示遗传性出血性毛细血管扩张症（HHT）。

29.2 解剖学

鼻腔主要由发自颈外动脉和颈内动脉的四组血管供血。首先，蝶腭动脉是鼻腔后内侧和后外侧的主要供血动脉，是鼻黏膜骨膜血供的最重要来源。蝶腭动脉起源于上颌动脉翼腭段，经蝶腭孔从翼腭窝中上部穿出，进入鼻腔后部，略高于中鼻甲。它有两个主要

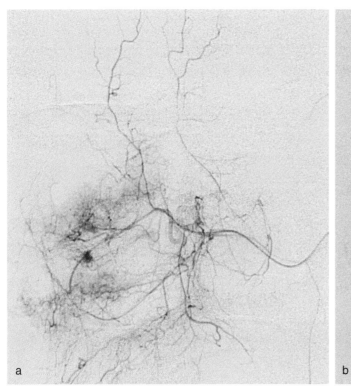
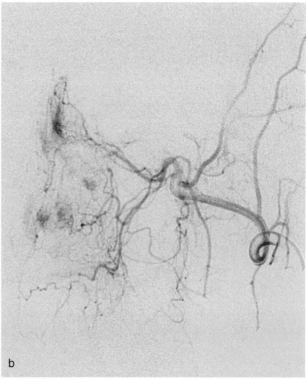

图 29.1 超选蝶腭动脉造影在侧位像（a）和前后位像（AP）（b）显示，许多鼻黏膜毛细血管扩张是 HHT 的典型表现。它们靠远端蝶腭动脉的内侧（间隔）和外侧（鼻甲）动脉供血。

的分支:鼻后外侧和后内侧(或隔)支。鼻后外侧动脉供应鼻甲,向上和筛前、筛后动脉吻合。鼻后外侧动脉由蝶腭动脉发出后,其主干通常沿鼻腔后顶部走行,到达鼻中隔后发出后内侧(或间隔)支,向前沿着中线走行。下隔分支和鼻腭动脉共同走行,通过切牙管与腭大动脉吻合。小分支向上在筛板处与筛动脉的鼻支吻合(见图29.2)。其次,筛前、筛后动脉供应鼻腔的上方。这两支动脉都来自眼动脉,发出许多小分支穿过筛板,与蝶腭动脉鼻内侧和外侧支吻合,形成颈内、外动脉循环之间潜在的侧支通路,这可能就是通过栓塞颈外动脉(ECA)治疗鼻出血失败的原因。第三,腭大动脉的终末支供应鼻腔的下内侧和外侧部分。它进入切牙孔与鼻腭动脉吻合 (即蝶腭动脉的下隔支)。最后,来自面动脉的上唇动脉中隔支供应鼻腔内下侧壁。在前下内侧壁,上唇动脉和蝶腭动脉(通过鼻腭脉) 以及腭大动脉的远端吻合。这个地区也被称为Kiesselbachii区,是前鼻出血最常见的区域。

29.3　临床影响

29.3.1　鼻衄

　　根据解剖因素,鼻衄栓塞的治疗方案主要取决于出血的部位。如果没有明确的出血来源,我们的方案是由双侧颈内动脉(ICA)造影来确定眼动脉供血是否正常,筛动脉的供血情况(供血越大,单纯ECA栓塞能成功控制出血的可能性越小),以及鼻衄来源是否

与ICA相关。然后是进行供应鼻的双侧ECA远端分支置入导管,通过颗粒栓塞阻断鼻粘膜供血:包括蝶腭动脉(内侧和外侧支),腭大动脉,以及面动脉的远端(见图29.3)。

29.3.2　HHT

　　HHT 在 19 世纪首次确定是一种引起反复鼻出血的家族遗传性疾病。目前的诊断标准要求是以下四个临床症状出现三个才能明确诊断为 HHT:自发性反复鼻出血;特征部位皮肤的黏膜毛细血管扩张(嘴唇、口腔、手指或鼻子);内脏受累,如肺、肝或中枢神经系统动静脉畸形;和一个一级亲属患病。由于鼻黏膜毛细血管扩张致自发性反复鼻出血是 HHT 最常见的临床表现,可能偶尔出血,也可能每日都出血。选择性血管造影可见特征性鼻毛细血管扩张,能够针对性的进行栓塞。这些患者必须选择较大的颗粒进行栓塞,因为在扩张的毛细血管中存在分流,如果选择小颗粒栓塞可导致肺血管栓塞,如果同时还存在肺血管分流,甚至可能发生极少见的反常性脑栓塞。

29.3.3　肿瘤

　　对于鼻腔某些血供丰富的肿瘤,患者首现出现的症状可能就是鼻出血,术前栓塞可能是必需的。典型的例子是幼稚型鼻咽纤维血管瘤,因为肿瘤在颅底的生长,其血液供应来自所有可能的来源(包括 ICA 的胚胎节间动脉),如增粗的蝶腭动脉分支、眼动脉筛支、脑膜副动脉和咽升动脉(见图29.4和图29.5)。在这些肿瘤中,ICA 和 ECA 之间存在多个吻合,这就是为什么在大多数情况下我们不建议直接穿刺和液体栓塞。其他累及鼻腔的血管性肿瘤,包括血管外皮细胞瘤、血管内皮细胞瘤、海绵窦海绵状血管瘤、嗅神经母细胞瘤和神经上皮瘤。

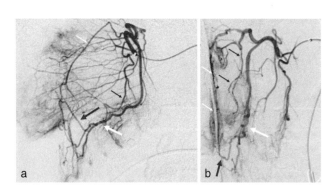

图 29.2　供应鼻腔的颌内动脉分支侧位像(a)和前后位像(b)造影。蝶腭动脉内侧隔支(白色小箭头所示)和鼻甲外侧支(黑色小箭头所示)。在中线,上内侧支穿过筛板,和眼动脉的筛支(箭头所示)吻合。下内侧支穿过切牙管,延续为鼻腭动脉(黑色大箭头所示),与腭大动脉(白色大箭头所示)吻合。

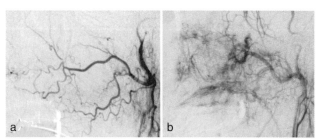

图 29.3　特发性鼻衄,常有弥漫性鼻腔充血,正如 ECA 侧位(a)和毛细管后期(b)造影上所见到的一样。

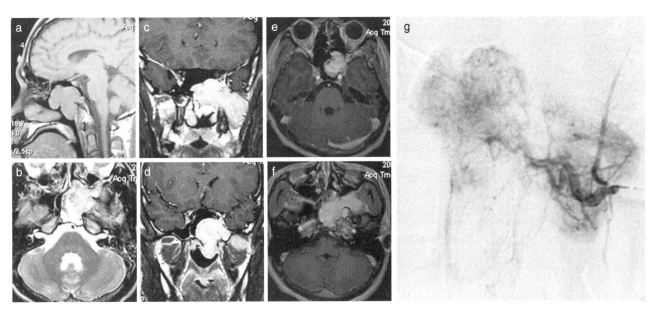

图 29.4　14 岁男孩,反复的鼻出血和鼻塞。MRI 矢状 T1 平扫(a)、轴位 T2(b)、冠状位(c,d)和轴位(e,f)T1 增强图像显示,鼻腔内强化明显的团块,提示是幼稚型纤维血管瘤。蝶腭动脉前后位(g)造影显示,多发的肿瘤供血血管,主要是上、内侧隔支与来自眼动脉的筛动脉吻合。

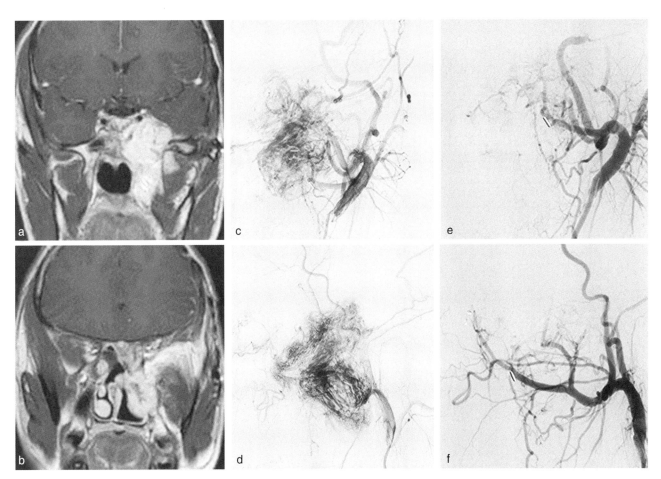

图 29.5　在冠状位 T1 增强 MRI(a,b)像可见与图 29.4 相似的幼稚型纤维血管瘤。栓塞治疗前(c,d),聚乙烯醇颗粒栓塞后,明显看到血供被阻断(e,f)。

29.3.4 侧支

眼动脉的筛前、后动脉穿过筛板和蝶腭动脉鼻支吻合,小于 80μm 的颗粒可通过这些侧支吻合,并导致眼动脉区域的意外栓塞。除了这些鼻支,颌内动脉远端通过前颞深动脉可与眼动脉的泪腺动脉下支发生吻合(见病例 25,图 25.1)。

29.4 补充信息和病例

见图 29.6。

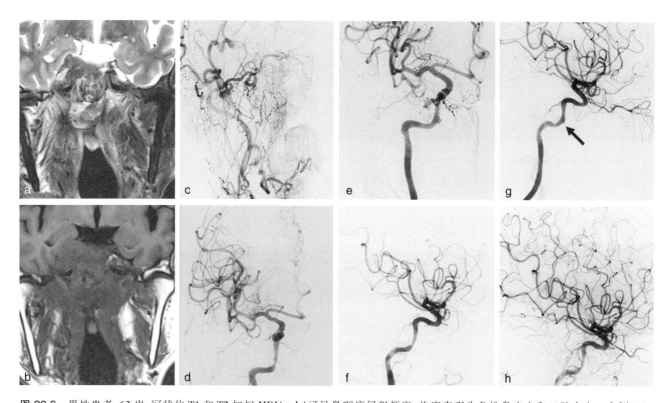

图 29.6 男性患者,63 岁,冠状位 T1 和 T2 加权 MRI(a,b)可见鼻咽癌侵犯颅底,临床表现为急性鼻出血和口腔出血。右侧 ECA 造影前后位像(c)显示肿瘤供血血管,但没有明确出血来源。ICA 造影后(d,e)发现出血来源:由于肿瘤破坏骨质和 ICA 血管壁受浸润,形成 ICA 假性动脉瘤(箭头所示)。假性动脉瘤最终成功使用覆膜支架治愈(f,g,h)。

要点及注意事项

- 鼻后部出血伴有明显的筛分支的患者，栓塞可能无法控制出血，因为筛分支可能重建鼻黏膜的血供，导致持续性鼻出血。手术结扎是治疗这些病例的首选方法。

- 由于筛动脉和鼻中隔动脉之间的吻合口直径小于 80μm，栓塞这些分支时使用大于这个尺寸的颗粒被认为是安全的。

- 合适的鼻腔填塞后，多数患者血管造影会显示正常影像解剖和无造影剂溢出。

- 在 HHT 的治疗中，建议使用较大颗粒，因为黏膜内的分流可能较大，较小的颗粒可能穿过分流进入肺静脉床。HHT 患者也可能同时合并有肺部动静脉瘘，这在理论上可以导致极少见的反常脑栓塞。

- 鼻衄患者必须行 ICA 造影排除可能来源于 ICA 的出血(见图 29.6)。

- 在幼稚型血管纤维瘤中，所有潜在的与 ICA 的危险吻合通路都将会开放，在经由 ECA 分支栓塞时，必须考虑这些因素。

推荐读物

[1] Koh E, Frazzini VI, Kagetsu NJ. Epistaxis: vascular anatomy, origins, and endovascular treatment. AJR Am J Roentgenol 2000; 174: 845–851

[2] Lasjaunias P, Marsot-Dupuch K, Doyon D. The radio-anatomical basis of arterial embolisation for epistaxis. J Neuroradiol 1979; 6: 45–53

[3] Osborn AG. The nasal arteries. AJR Am J Roentgenol 1978; 130: 89–97

[4] Willems PW, Farb RI, Agid R. Endovascular treatment of epistaxis. AJNR Am J Neuroradiol 2009; 30: 1637–1645

咽升动脉

30.1 病例描述

30.1.1 临床表现

68 岁的女性患者,表现为无痛性颈部包块病变。

30.1.2 影像学检查

见图 30.1。

30.1.3 诊断

颈动脉体副神经节瘤。

30.2 解剖学

咽升动脉(APHA)通常是由近端颈外动脉的后内侧壁发出(ECA;占 80%的病例)。在另外 20%的病例中,APHA 起源可能是从枕动脉(作为枕动脉一个分支或和枕动脉共干发出),与舌和面动脉共干发出,或从颈动脉分叉发出,甚至可以从颈动脉球部以远的颈内动脉(ICA)颈段近端发出。此外,咽干和神经脑膜干可能有不同的起源。以上这些不同的情况均可以通过 APHA 在胚胎时期发育过程进行解释。APHA 有独立起源,在胚胎期已经自 ECA 分出,作为咽枕系统的一部分,而不是腹侧咽动脉(ECA 前身)。APhA 从起点发出后,沿着咽的后外侧壁,走行至 ICA 腹侧和 ECA 背侧。

APhA 有两个主要的分支:咽干和神经脑膜干。也发出第三个更细小但功能很重要的分支,即鼓室下动脉。

咽干供应咽后壁和侧壁黏膜,它有三个主要分支:上、中、下咽动脉。与对侧 APHA 以及颌内动脉的远端分支有丰富的血管吻合网。从介入的角度来看,它在扁桃体切除术后出血(咽下动脉)和顽固性鼻出血(咽中动脉)的治疗中起着重要的作用。咽干三个分支中,咽上动脉是最重要的潜在危险吻合的血管,后面将会讨论。

神经脑膜干有两个主要的分支:颈静脉孔支及舌下神经管支。颈静脉孔支通过颈静脉孔进入颅底向后外侧走行,发出Ⅸ、Ⅹ和Ⅺ颅神经的神经滋养血管,以及后颅窝硬脑膜和乙状窦、岩下窦壁的血供。颈静脉孔支在硬脑膜动静脉瘘的供血中起着重要的作用,这

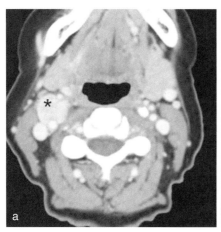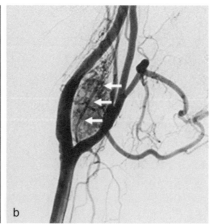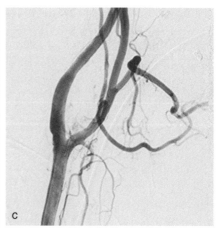

图 30.1 轴位增强 CT(a)显示,右颈动脉分叉处血管性颈部肿块。栓塞前颈总动脉造影(b)显示,在 ECA 和 ICA 之间的血管源性肿瘤。主要供血来自于 APhA(箭头所示),在此病例中,它和枕动脉共同作为 ECA 的第一个分支发出。术后血管造影(c)显示,病灶血供完全阻断。

就是为什么诊断此类疾病必须行 APhA 造影的原因。舌下神经管支进入舌下神经管,供应Ⅻ颅神经和颅后窝硬脑膜,它也通过降支供应齿状弓。两个分支都参与以脑膜为基底的肿瘤供血,如脑膜瘤,术前可以超选这些供血动脉进行肿瘤栓塞。见病例 28 和病例 31。

鼓室下动脉通常来自神经脑膜干近端,但也可来自咽干,或两干之间的一个独立的分支,与颅神经Ⅸ的鼓室支(Jacobsen 神经)一起,通过鼓室下小管进入颅内,发出供应 ICA 的滋养血管。也可能通过与面血管弓的吻合供应颅神经Ⅶ。鼓室下动脉的重要性在于它可以在颈段 ICA 发育不全的情况下,作为代偿途径重建岩骨段 ICA,被称为"迷走 ICA"(见病例 3)。鼓室下动脉也在鼓室球瘤和颈静脉球瘤的血液供应中起着重要的作用。

30.3 临床影响

APhA 与 ICA、ECA 分支和椎动脉存在多条吻合途径。表 30.1 列出了"危险吻合"区域。在这些区域内栓塞时,可能导致局灶性神经功能缺损和(或)颅神经麻痹。咽中动脉发出分支连接到腭升和腭大动脉、面动脉的分支和蝶腭动脉,可能与扁桃体切除术后出血相关。此外,APhA 和枕动脉、颈升动脉以及颈深动脉之间存在广泛连接,可直接与椎动脉发生吻合。在超选栓塞前,APhA 的解剖和潜在的危险吻合应熟知并被考虑到。应该避免使用小颗粒($< 150\mu m$)进行栓塞,因为它们有更高的进入小的吻合血管的风险,造成后续脑栓塞,同时也有更高的破坏神经滋养血管导致颅神经麻痹风险。在 APhA 中,液体栓塞材料也应该避免使用,除非有一个远端安全位置和足够的安全边界。经动脉途径治疗硬脑膜动静脉瘘(DAVF)过程中 APHA 一小分支血管闭塞可能引起颅神经Ⅸ、Ⅹ、Ⅺ和Ⅻ,甚至面部神经麻痹。纵观以硬脑膜为基底的颅底肿瘤、鼻出血和扁桃体切除术后出血,只要涉及 APhA 供血,都可能导致术前栓塞或治疗失败。此外,对 DAVF 的治疗过程中,APHA 未能充分显示或模糊不清将导致假阴性的造影结果。APhA 一定参与头颈部区域副神经节瘤的供血,这些肿瘤可能多发(10% 是单发和 40% 的家族性副神经节瘤),必须对侧 APHA 造影排除多发的副神经节瘤是作者的原则。副神经节瘤的血管造影方案取决于肿瘤的部位和范围。

表 30.1 危险吻合区域

APhA 分支	吻合支	连接动脉	载体血管
咽干			
上咽动脉	咽鼓管支	翼管动脉	颈内动脉岩段
	破裂孔回返支	破裂孔支(下外侧干)	颈内动脉岩段
椎肌支		C3 根动脉分支	椎动脉
下鼓室动脉			
下鼓室动脉	前支	颈鼓动脉	颈内动脉岩段
	后支	茎乳动脉	面血管弓
	升支	岩支(MMA)	面血管弓
神经脑膜干			
舌下神经管支	斜坡内侧支	斜坡内侧支(MHT)	颈内动脉海绵窦段
	椎前支	齿状突血管弓(C1-C2)	椎动脉
	降支	齿状突血管弓(C3)	椎动脉
颈静脉孔支	斜坡外侧支	斜坡外侧支(MHT)	颈内动脉海绵窦段

MMA = 脑膜中动脉
MHT = 脑膜垂体干

要点及注意事项

- APhA 动脉与 ECA 胚胎起源有所不同，这就解释了这个动脉起源多变性。
- APhA 与 ICA、VA 和面部血管弓有多个"危险吻合"。
- APhA 直接为后组颅神经供血(Ⅸ、Ⅹ、Ⅻ和Ⅻ)。在栓塞过程中，损伤神经滋养血管会导致颅神经麻痹。
- 在扁桃体切除术后出血的情况下，APhA 也许是出血的唯一来源。如果术前不能准确识别它，可能会导致无效的栓塞。
- 在诊断性血管造影过程中，APhA 应该被清楚的显示。没有这样做的结果可能导致假阴性的检查结果，尤其是 DAVFs 诊断过程中。
- 值得注意的是，颈动脉的滋养血管起源于 APHA。

30.4 补充信息和病例

见图 30.2 至图 30.5。

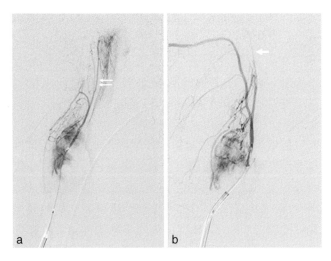

图 30.2 血管球瘤患者的超选择性微导管 AphA 造影(a)和枕动脉造影(b)显示，咽干(双箭头所示)和神经脑膜干(箭头所示)的不同起源。神经脑膜干来自枕动脉。

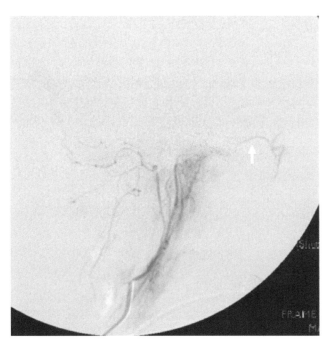

图 30.3 右侧 APHA 血管造影显示，在咽鼓管附近，咽上动脉通过翼管动脉(箭头所示)与颌内动脉远端有吻合。

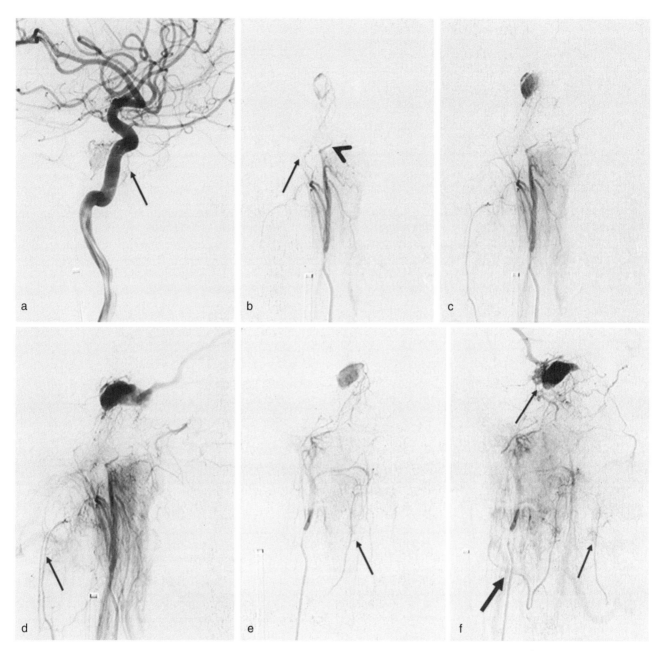

图30.4 男性患者,53 岁,表现为右眼球突出、球结膜水肿和眼内压增高。无创血管造影检查提示右侧海绵窦硬脑膜动静脉瘘。右侧颈内动脉造影的侧位像(a)显示,瘘的血流来自脑膜垂体干(a 箭头所示)和下侧干(a 箭头所示)。右侧 APHA 侧位造影(早、中、晚期:b,c,d)和前后位造影(在早期和晚期阶段:e,f)显示,由破裂孔动脉供血(b 箭头),与下侧干吻合。也有来自神经脑膜干的舌下神经管支供血,通过斜坡内侧动脉(b 箭头所示)与脑膜垂体干吻合。此外,还有通过舌下神经管支发出的齿状弓供血(e,f 箭头所示),与椎动脉之间存在吻合(黑色粗箭头所示)。

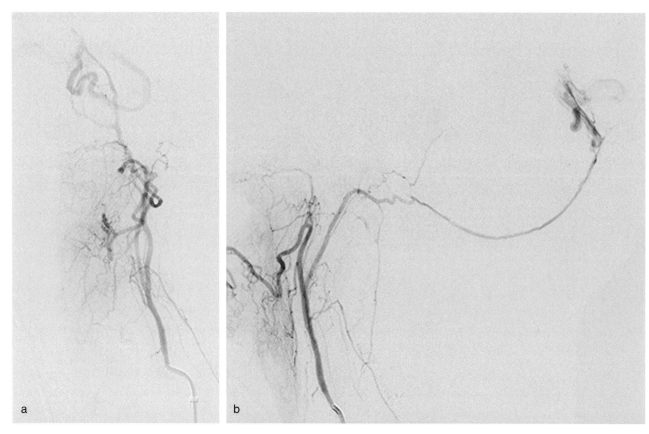

图 30.5 65 岁患者的 APHA 造影前后位像（a）和侧位像（b）显示，后颅窝硬脑膜动静脉瘘。DAVF 由脑膜后分支单一供血，脑膜后动脉起源自 APhA 的神经脑膜干，这表明 APhA 在后颅窝硬膜供血中扮演一个潜在的重要角色。

推荐读物

[1] Cavalcanti DD, Reis CV, Hanel R et al. The ascending pharyngeal artery and its relevance for neurosurgical and endovascular procedures. Neurosurgery 2009; 65 Suppl: 114–120, discussion 120

[2] Geibprasert S, Pongpech S, Armstrong D, Krings T. Dangerous extracranial-intracranial anastomoses and supply to the cranial nerves: vessels the neurointerventionalist needs to know. AJNR Am J Neuroradiol 2009; 30: 1459–1468

[3] Hacein-Bey L, Daniels DL, Ulmer JL et al. The ascending pharyngeal artery: branches, anastomoses, and clinical significance. AJNR Am J Neuroradiol 2002; 23: 1246–1256

[4] Houseman ND, Taylor GI, Pan WR. The angiosomes of the head and neck: anatomic study and clinical applications. Plast Reconstr Surg 2000; 105: 2287–2313

[5] Lasjaunias P, Berenstein A, ter Brugge KG. Surgical Neuroangiography. Vol. 1. 2nd ed. Berlin: Springer; 2006

[6] Opatowsky MJ, Browne JD, McGuirt Jr WF, Jr, Morris PP. Endovascular treatment of hemorrhage after tonsillectomy in children. AJNR Am J Neuroradiol 2001; 22: 713–716

[7] Sato Y, Kashiwagi N, Nakanishi K, Yoshino K, Tomiyama N. Ascending pharyngeal-vertebral anastomosis demonstrated by computed tomography angiography of the ascending pharyngeal artery: a case report. Acta Radiol 2011; 52: 951–953

第 31 章

硬脑膜的血液供应

31.1 病例描述

31.1.1 临床表现

53 岁女性,有多年的癫痫发作病史。

31.1.2 影像学检查

见图 31.1 和图 31.2。

31.1.3 诊断

脑膜瘤,由脑膜中动脉(MMA)两个独立分支供血。

31.2 解剖学

硬脑膜的供血变异较多,我们仅描述"经典"的硬

脑膜动脉解剖和一些更常见的动脉变异。可能会与一些其他病例中关于硬脑膜血管解剖的描述相重复,但本节的关注点是描述所涉及的硬脑膜供血动脉,因为这些动脉可能在硬脑膜动静脉瘘(DAVF)和颅内脑膜瘤术前血管栓塞中都扮演了重要角色。见病例 3、5、7、25、27、28 和 30。

MMA 来自颌内动脉,是硬脑膜供血最重要的来源。它经棘孔入颅后急转弯进入颅中窝,分出额、颞鳞、岩、海绵窦–眼和顶支。后方分支向乙状窦和横窦走行,并且走向内侧,供应小脑幕。向颅侧走行,在上矢状窦水平与镰旁动脉吻合。

脑膜副动脉可以与 MMA 共干发出或者在 MMA 远端发出。与 MMA 相比,它的走行方向更向前向内侧,朝向海绵窦区,与下侧干(ILT)在卵圆孔水平吻合。尽管被称为脑膜副动脉,但仅为这一区域的硬脑膜提供很小的一部分血供。

咽升动脉的神经脑膜干通过舌下神经管支和颈

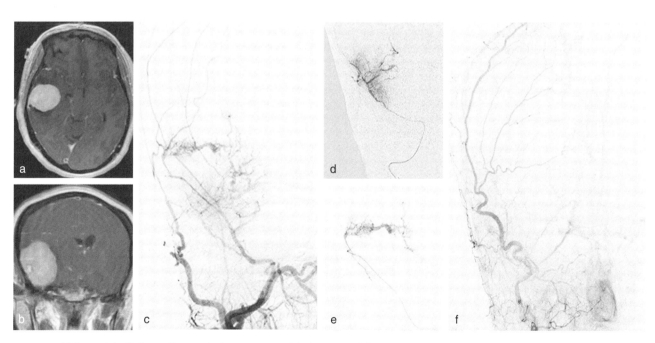

图 31.1 轴位(a)和冠状位(b)增强 T1 加权 MRI 显示,右侧额颞明显均匀强化的凸面脑膜瘤、病灶周围水肿及中线移位。神经外科要求术前血管造影,如果肿瘤血供丰富,明确可能的栓塞血管。右颈外动脉造影(ECA)前后位(c)显示,MMA 两个分支呈"放射状"供应肿瘤。这两个分支随后被栓塞(d,e)。聚乙烯醇颗粒栓塞后,造影上可见肿瘤血液供应被完全阻断(f)。

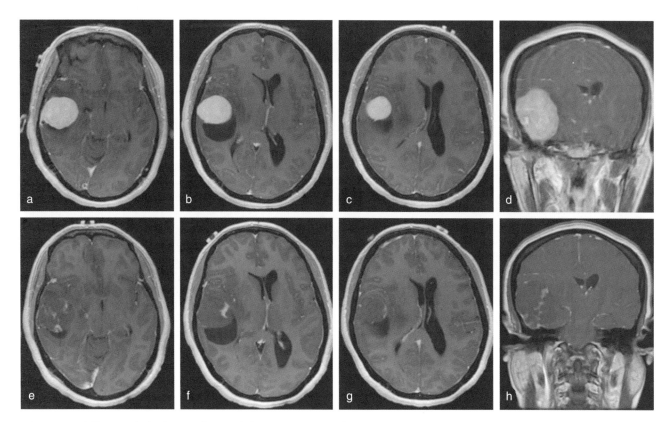

图 31.2 术前(a~d)与术后(e~h)增强 T1 加权 MRI 对比显示,瘤内坏死和对比剂吸收的显著减少,证明了 PVA 栓塞的效果。

静脉孔支供应各自骨孔周围的硬脑膜。在舌下神经管水平,舌下神经管动脉连接到齿状突血管弓,而齿状突血管弓与椎动脉系统的 C3 分支相连,向枕骨大孔区和齿突硬脑膜供血。舌下神经管动脉可发出小脑镰动脉和脑膜后支动脉(病例 30,图 30.5)。其下斜坡分支供应下斜坡并与颈内动脉(ICA)吻合。颈静脉孔支供应颈静脉孔周围和外侧斜坡硬脑膜,可向颅侧延伸至 Dorello 管(外展神经),进一步向外侧,及乙状窦延伸,可以与 MMA 和枕动脉的穿颅骨脑膜支相吻合。

枕动脉通常通过经乳突支穿过颅骨进入外侧后颅窝,供应后颅窝硬脑膜。虽然经乳突动脉也可能起自咽升动脉和耳后动脉,但最多仍来自枕动脉远端(见图 31.3)。在罕见的情况下,枕动脉可发出脑膜后动脉或小脑镰动脉。在硬脑膜瘘的病变中,小的骨硬脊膜分支将被汇集并穿过颅骨。即使是在瘘的情况下,这些血管也是非常的细小和曲折,因此试图选用聚合时间短的液体栓塞材料来通过这些血管达到瘘是不可能的(见图 31.4)。

ICA 通过 ILT、脑膜垂体干和眼动脉供应硬脑膜,如病例 5 和病例 7 描述。简而言之,脑膜垂体干发出

向后上方走行的小脑幕缘动脉;脑膜背侧动脉走行在 Dorello 管的下方,与咽升动脉的斜坡支在此吻合;基底小脑幕动脉,它沿岩骨的上面向后外侧走行(见图 31.5)。

ILT 供应海绵窦及中颅窝,包括卵圆孔和圆孔周围的硬脑膜。通过其返支与眼动脉相连。这一区域的动脉系统可以看作是海绵窦旁形成的血管网络,将 MMA 系统与脑膜副动脉、颈内动脉、眼动脉、小脑幕游离动脉和咽升动脉相连接。富血管肿瘤在这一区域将从所有的这些来源获得它们的供血,而动静脉瘘病变将扩大这些已经存在的渠道,形成瘘(见图 31.6)。

眼动脉主要分为两组:内侧组和外侧组(见病例 8)。外侧组可以通过脑膜返动脉供应硬脑膜,与 MMA 吻合。内侧组有更明显的脑膜供应:通过穿支穿过筛板,前、后筛动脉供应前颅窝。此外,远端筛前动脉通过盲孔发出大脑镰动脉(镰前动脉)。该动脉供应大脑镰和与远端和颅侧 MMA 吻合(见图 31.7)。

以下硬膜内动脉参与硬脑膜供血:硬膜内椎动脉(但更常见的是从其硬膜外椎动脉发出)和硬膜内 PICA 可以发出小脑镰动脉和脑膜后动脉供应后颅窝

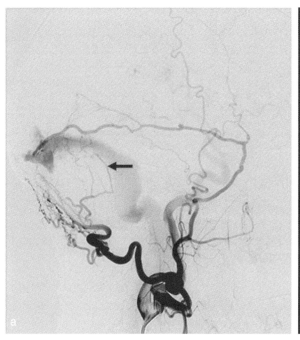
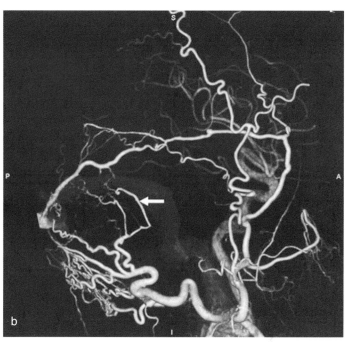

图 31.3　左侧 ECA 造影侧位像(a)和三维重建(b)显示，硬脑膜动静脉瘘，枕动脉通过经乳突(茎乳支，箭头所示)和穿颅骨(小箭头所示)的分支对硬脑膜供血，与 MMA 吻合。(图 31.3b 见彩图)

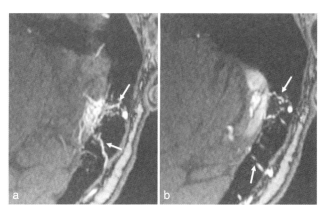

图 31.4　一个患有左侧横窦硬脑膜动静脉瘘的患者，3T 时间飞跃 MRA(轴向源数据，a,b)上显示，从枕动脉发出穿过骨质的骨硬脊膜分支(箭头所示)，供应瘘口。骨硬脊膜分支动脉为以硬脑膜为基底的病变提供丰富的血管网络，使用液体栓塞材料栓塞这些血管和直接栓塞起自脑膜血管的供血血管相比更难达到深部弥散。当用胶这类聚合迅速的栓塞材料时，这点是特别要考虑的。

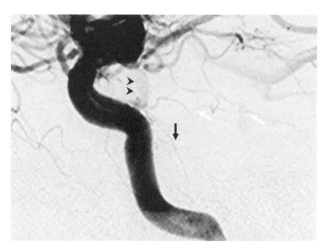

图 31.5　ICA 注射造影显示，后方的小脑幕游离缘动脉(白色箭头所示)及脑膜背侧动脉(黑色箭头所示)沿斜坡向下走行与咽升动脉吻合。两个动脉也许来自一个共同的脑膜垂体干，还可能供应垂体后叶(黑色箭头指向垂体后叶染色)。

硬脑膜。小脑上动脉可发出一小脑幕支，即所谓的内侧硬脑膜小脑幕动脉。这支血管可能自小脑上动脉喙干在环池内走行的脑桥中脑段外侧发出的，是在硬脑膜小脑幕动静脉瘘中唯一可见的典型动脉。大脑后动脉的远端皮层支和脉络膜血管也可发出小的硬脑膜分支。这些血管命名为 Davidoff 和 Schechter 动脉，通常在肿瘤或血管畸形的病例中才可能被清楚得看到，因为它们太小，以至于在常规血管造影无法观察。

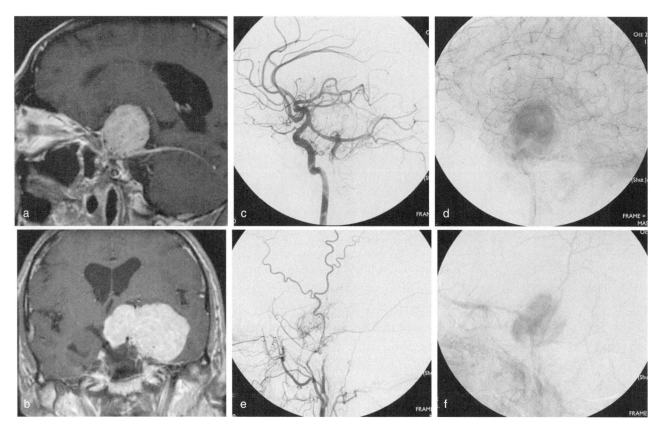

图 31.6 对海绵窦区肿瘤而言，有来自 ICA（通过 ILT 和脑膜垂体干）、颌内动脉（通过 MMA、脑膜副动脉，及圆孔、卵圆孔动脉）和咽升动脉（通过斜坡分支）的广泛供血，正如这个大的斜坡脑膜瘤在 MRI(a,b)、ICA(c,d) 和 ECA(e,f) 血管造影上看到的一样。当栓塞这些肿瘤，就必须注意保护颅内 - 外动脉吻合和颅神经供血。

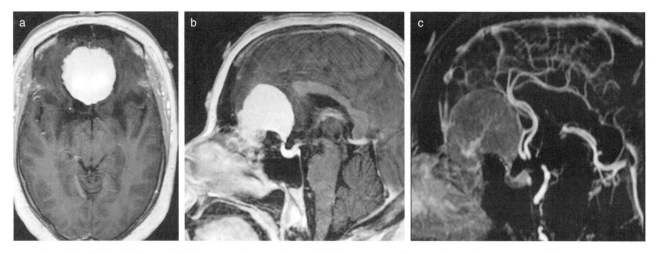

图 31.7 嗅沟脑膜瘤：轴位(a)和矢状(b)MR 增强 T1 序列及矢状增强 MRV 图像(c)。嗅沟肿瘤由眼动脉的直接分支(即前、后筛动脉)供血。这个区域的额外供血可能源自于眼动脉和 MMA 的脑膜返支。

31.3　临床影响

术前血管内手术治疗的目的是减少供血血管(出血量少)，引起坏死（作为一个更软的肿瘤将容易切除)，使某些深部的颅底肿瘤能够完整切除。根据不同的目标，可以选择不同的栓塞材料/技术和不同的栓塞和手术之间的时间间隔。如果外科手术在 48 小时内进行，为了减少出血量，有目的针对深部供血的结扎型栓塞也许就足够了；然而，如果栓塞和手术之间的时间间隔较长，硬脑膜吻合血管将重新再通已闭塞的血管。如果目的在于诱导肿瘤坏死，则需要采用非常小的颗粒(45~150μm)。由于坏死的肿瘤往往在栓塞后的第一天内稍稍扩大，所以应该等待至少 72 小时，甚至 1 周，才能充分利用软化坏死肿瘤达到最好的术中效果。这种技术不能用于邻近"危险血管"位置，因为这些粒子可以穿过这些危险吻合或者堵塞神经的营养血管。在这些情况下，采用较大的颗粒(300~500μm)是更安全的，但也会更快地出现血运重建。

31.4　补充信息和病例

见图 31.8 至图 31.12。

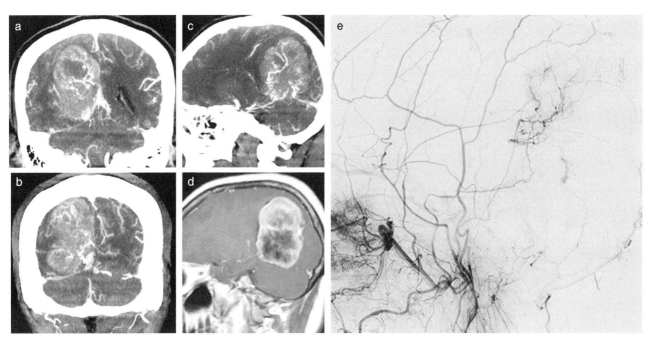

图 31.8　MMA 供应大多数的硬膜，包括大脑镰后部、小脑幕上面。本病例是一例血供丰富的脑膜瘤，在增强 CT(a,b,c)和 MRI 的 T1 加权图像(d)上，可见肿瘤内有出血，与丰富的血管供血显著相关(e)。

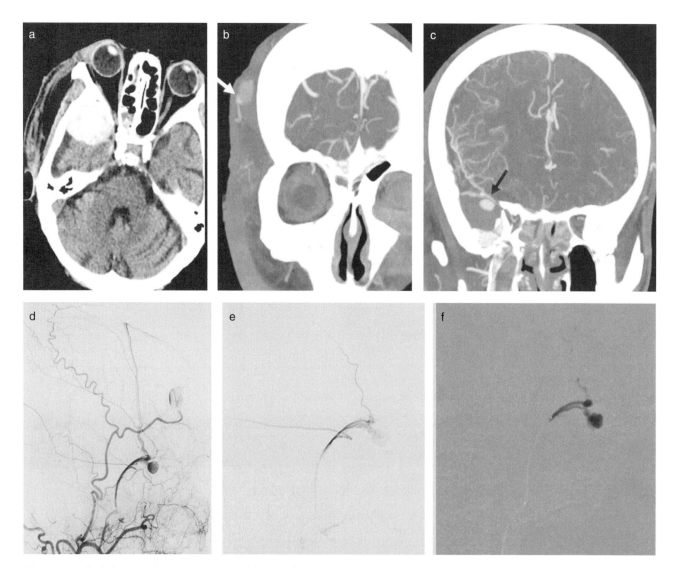

图 31.9　外伤后的 CT(a) 和 CTA(b,c) 显示，急性中颅窝硬膜外血肿和帽状腱膜下血肿。CTA 显示，MMA(c 箭头所示) 和颞浅动脉 (b 箭头所示) 外伤后假性动脉瘤，在随后的 ECA 血管造影中被证实 (d)。微导管进入 MMA 远端 (e)(即通过棘孔进入颅底)，牺牲掉供血血管 (f 胶灌注影像)。尽管血管吻合和颅神经的供应与颅底关系密切，但牺牲掉 MMA 远端至棘孔的血管是安全的。

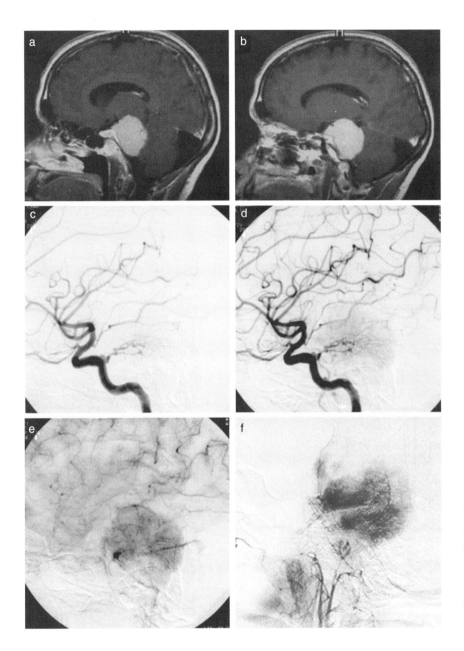

图 31.10　女性患者,52 岁,进行性面部感觉减退、共济失调和头痛。MRI 矢状位增强 T1 加权像 (a,b) 显示为斜坡脑膜瘤。斜坡肿瘤的血供来自咽升动脉神经脑膜干的斜坡支 (f) 和 ICA 脑膜垂体干的脑膜背侧动脉 (c,d,e)。当栓塞该区域肿瘤时，这一区域的血管吻合必须充分考虑。

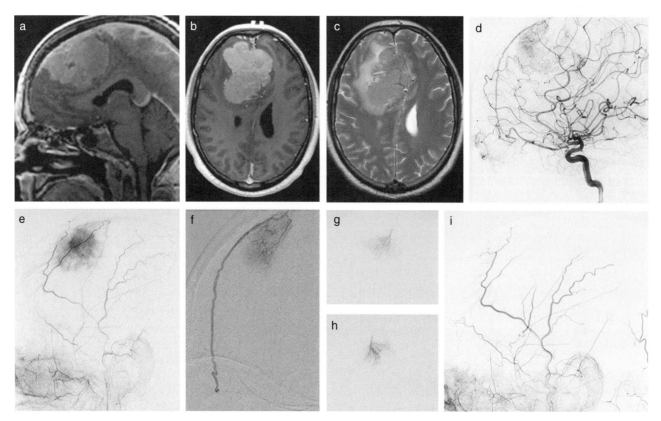

图 31.11 大脑镰前部由起源于筛前动脉和 MMA 的镰状动脉供血。矢状位(a)和轴位(b)增强 T1 加权及轴位 T2 加权(c)MRI 显示,巨大的大脑镰前部脑膜瘤。左 ICA(d)和左 ECA(e)侧位血管造影显示来自镰状动脉和 MMA 的分支具有明显的肿瘤染色。肿瘤的不同供血动脉供血区域可以在供血动脉超选择性注射造影中看到(f,g,h),这些肿瘤的供血动脉随后被栓塞阻断(i)。

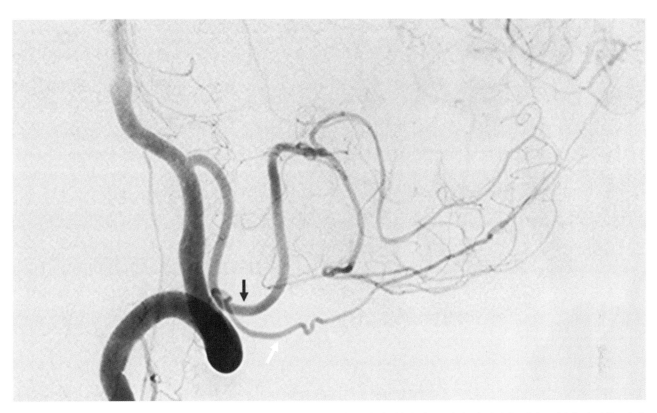

图 31.12　后颅窝脑膜供血动脉的起源存在相当大的变化,可能来自椎动脉、枕动脉、咽升或耳后动脉,或如上图中看到的,脑膜后动脉来自一个软脑膜血管(即 PICA,黑色箭头所示)。白色箭头指向脑膜后动脉。

要点及注意事项

- 脑室内脑膜瘤是由脉络膜动脉供血;因此,远端置管栓塞必须避免意外栓塞正常的区域。
- 必须区分硬脑膜动静脉瘘真正的硬脑膜供血是来自软脑膜动脉(即,小脑上动脉的内侧硬脑膜小脑幕动脉和大脑后动脉动脉的 Davi doffand 和 Schechter 动脉),还是来自诱导新生的远端软膜动脉供血;如果闭塞硬脑膜动静脉瘘,后者将导致灾难性的出血,前者则不会。

推荐读物

[1] Banerjee AD, Ezer H, Nanda A. The artery of Bernasconi and Cassinari: a morphometric study for superselective catheterization. AJNR Am J Neuroradiol 2011; 32: 1751–1755

[2] Cavalcanti DD, Reis CV, Hanel R et al. The ascending pharyngeal artery and its relevance for neurosurgical and endovascular procedures. Neurosurgery 2009; 65 Suppl: 114–120, discussion 120

[3] Martins C, Yasuda A, Campero A, Ulm AJ, Tanriover N, Rhoton A, Jr. Microsurgical anatomy of the dural arteries. Neurosurgery 2005; 56 Suppl: 211–251

[4] Merland JJ, Bories J, Djindjian R. The blood supply of the falx cerebri, the falx cerebelli and the tentorium cerebelli. J Neuroradiol 1977; 4: 175–202

[5] Merland JJ, Théron J, Lasjaunias P, Moret J. Meningeal blood supply of the convexity. J Neuroradiol 1977; 4: 129–174

[6] Morris P. Practical Neuroangiography. Philadelphia: Wolters Kluwer Health; 2007

[7] Shukla V, Hayman LA, Ly C, Fuller G, Taber KH. Adult cranial dura I: intrinsic vessels. J Comput Assist Tomogr 2002; 26: 1069–1074

[8] Théron J, Lasjaunias P, Moret J, Merland JJ. Vascularization of the posterior fossa dura mater. J Neuroradiol 1977; 4: 203–224

第 6 部分
大脑静脉

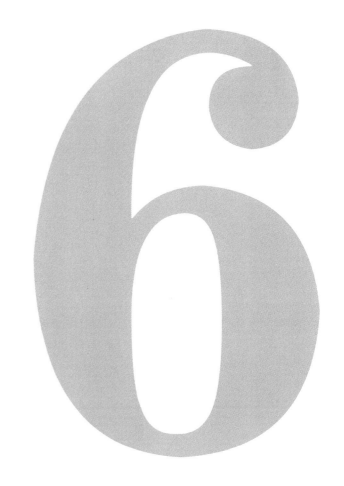

上矢状窦和横窦

第 **32** 章

32.1 病例描述

32.1.1 临床表现

男性患者,76 岁,进展性痴呆 1 年,近期新发癫痫发作。

32.1.2 影像学检查

见图 32.1 至图 32.3。

32.1.3 诊断

预后不良型上矢状窦(SSS)硬脑膜动静脉瘘(dAVF)伴 SSS 后部闭塞,穿髓静脉引流。

32.2 胚胎学和解剖学

胚胎发育第 4 周时(4mm),出现三组脑膜静脉丛(前、中、后)引流进入原始头静脉。至 14mm 胚胎阶段,SSS 的原基即矢状丛在中线部位由前、中静脉丛融合而成。大量的硬膜外血管丛通过管腔融合最终发育成为成年人中看到的 SSS。至 50mm 阶段(胚胎第 9 周),脑和颅底的发育使 SSS 发育成成人形态,和直窦一同汇入窦汇。在此发育过程中,SSS 的非对称性发育使其易于向一侧引流多于另一侧,通常 SSS 向右侧横窦引流,而直窦则更易向左侧横窦引流。

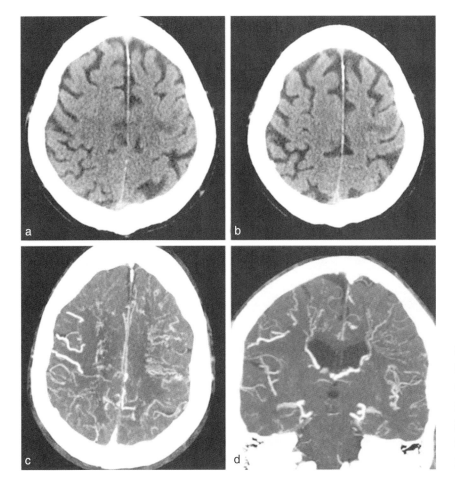

图 32.1 CT 平扫轴位像(a,b)显示,左额顶部一白质低密度区。增强 CT 轴位(c)和冠状位像(d)示双侧大脑半球沿着脑沟和脑室周围白质走行的异常血管。这些发现提示静脉高压伴静脉性梗塞,可能与潜在的 dAVF 和(或)静脉血栓形成相关。

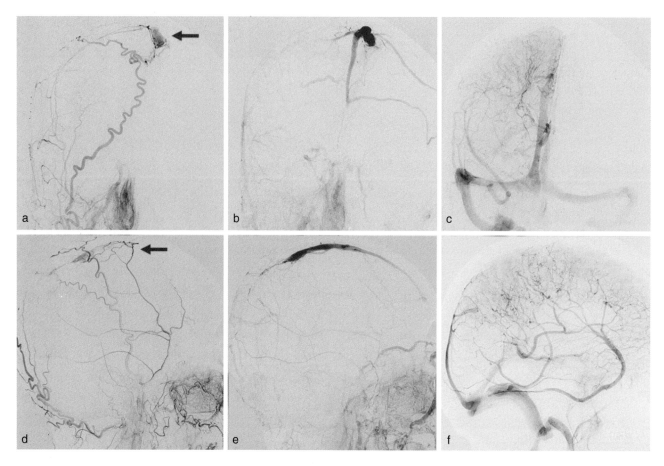

图32.2　右侧颈外动脉(ECA)造影动脉期(a,b)和静脉期(c,d)像显示,一段孤立的 SSS(箭)上的 dAVF,伴 SSS 后部血栓形成。它主要由脑膜中动脉分支供血,之后逆流入皮质静脉。右侧颈内动脉(ICA)造影静脉晚期像(e,f)显示,SSS 无灌流,引流改道经髓质静脉进入深静脉系统和 labbe 静脉,最后汇入横窦。

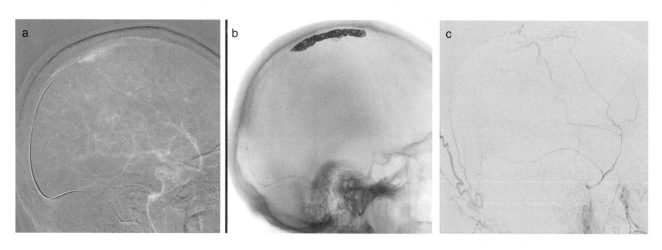

图32.3　减影后的路途侧位像(a)显示,微导丝穿过 SSS 血栓形成节段后的位置。颅骨平片侧位像(b)显示弹簧圈团。栓塞术后,右侧 ECA 造影侧位像(c)显示 dAVF 完全闭塞。患者神经系统症状显著改善。

　　SSS 存在几种变异。最极端的形式包括 SSS 后部缺如,大脑前部血流经前额中线处一支静脉通过前侧优势颅骨骨膜窦引流。如果 SSS 没有后部流出道,必须避免闭塞此静脉,以防止静脉性脑梗死。其次,可能存在 SSS 高度分裂变异,两条单独通道引流至相应侧的横窦。

所谓的双 SSS 可能是由于形成 SSS 的静脉丛在中线部位不完全融合所致。在这种不完全融合情况下,如果硬膜窦内残留一些自身的胚胎丛形式,就可能看到 SSS 内部分离(在后部更常见,见图 32.4)。

有报道称,包括 SSS 在内的硬膜窦壁内存在海绵样间隙。有时,这些间隙可膨入硬膜窦腔,还可观察到海绵窦间隙内来自脑膜中动脉的终末支,这些结构可能在 dAVF 的形成中扮演了重要角色,并可能和儿童硬膜窦畸形有关。

SSS 是上部凸面静脉的和 Troland 静脉的主要引流通道。大部分汇入 SSS 的皮层静脉直径通常都在 1mm 甚至更小。在前额部,皮层静脉垂直进入 SSS,但越向后角度越锐。在枕部,皮层静脉甚至向前弯曲后再汇入 SSS,有时易与发育性静脉异常相混淆。在一些病例中,SSS 可能在额部、冠状缝以前缺如。这时,额上静脉通常收集额部引流并向后汇合更多引流静脉形成 SSS。

横窦-乙状窦在胚胎 18mm 阶段开始出现,作为中、后静脉丛之间吻合通道,绕经耳囊背侧,沿内淋巴囊的外侧走行。前、中静脉丛之后仅融合成为前硬膜丛,其引流路径形成横窦。至 50mm 阶段,远端,即从岩上窦的进入点向下至颈静脉窝或窦的乙状部,由一个大通道构成,其形态已与成人相似,而近端或横窦轮廓尚不清晰,仍然是由几条较小的通道组成的一片大的毛细血管网。随着 SSS 和直窦血流日益增加,较小的静脉丛融合,只留下一个大的通道。在 50mm 阶段之后,横窦-乙状窦逐渐向后弯曲直至其在成人期中与颈内静脉垂直。

在成人中,横窦接受小脑半球下静脉和来自颞叶、枕叶下面及侧面静脉引流,包括 Labbe 静脉。就像之前提到的一样,岩上静脉也在其末端汇入横窦。有时,横窦可通过乳突导静脉与颈背部及头皮静脉相连。乙状窦起自横窦离开小脑幕缘处,并向下流入颈静脉球。它接受来自脑干及延髓的静脉引流,并且可能经乳突和前、后髁导静脉与椎丛、枕下肌、头皮静脉相连。约 20% 的人群会出现横窦发育低下或不发育,左侧比右侧更易受到影响。颈静脉孔的大小常和横窦的大小相关,这一点可能有助于鉴别发育低下与血栓形成(见图 32.5)。

32.3　临床影响

在伴孤立静脉囊的 dAVF 病例中,或是在 SSS 或是在横窦,受累节段不再用于脑静脉引流,因此可以牺牲该段而不会引起任何并发症。有几种方法可到达孤立节段,有报道称再通技术是一种到达孤立静脉囊和海绵窦的安全有效方法。其他主要替代方式有经动脉入路和开放手术直接穿刺受累静脉窦。

在硬膜窦仍然通畅的病例中,牺牲受累节段是不可行的,因为上凸面皮质静脉和 Trolard 静脉汇入 SSS,而 Labbe 静脉和小脑半球下静脉汇入横窦。这些静脉意外闭塞可导致静脉性梗塞和出血,因此,经静脉栓塞可能是禁忌。而如果存在窦内分隔,而瘘仅出现在硬膜窦这一特定静脉通道内,静脉入路仍然是可行的。在 SSS,传统造影斜位像结合供血动脉和颈内动脉造影,是辨别这种分隔的最好方法。选择性颈内、颈外动脉造影可使正常和不正常/受累间隔分别显影

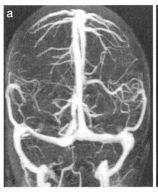
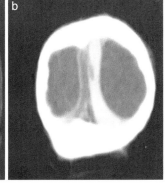

图 32.4　同一患者 MRV(a)和 CTV(b)显示,SSS 右侧通道内靠近窦汇处血栓形成。其在 CTV 图像上最清晰,在磁共振上显影不够清晰是因为窦内分隔。

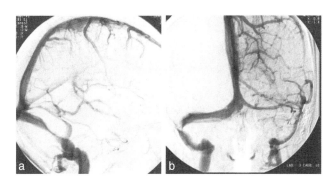

图 32.5　左侧 ICA 造影静脉期前后位及侧位像显示,左侧横窦发育低下,远侧乙状窦主要通过 Labbe 静脉重构。右侧横窦可见其远侧三分之一明显狭窄。尽管一侧横窦发育低下相对常见,但同时伴有对侧乙状窦狭窄,则通常表现为特发性颅内高压或假性脑瘤。

（图 32.6）。

32.4

见图 32.7 至图 32.10。

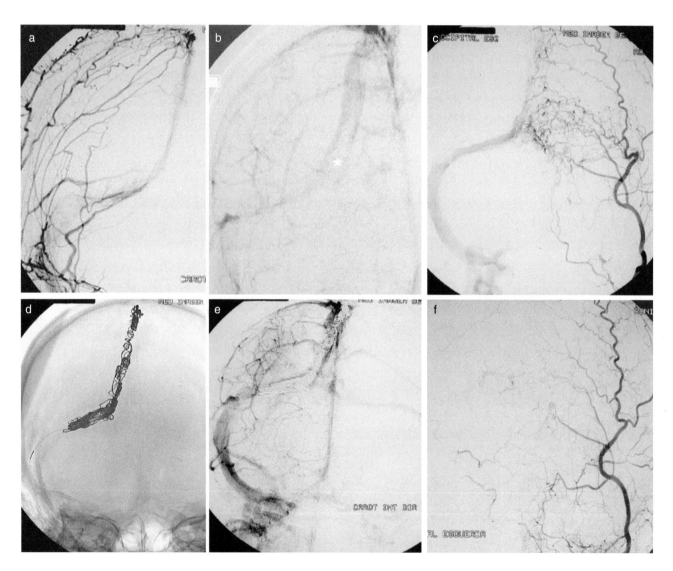

图 32.6　右侧 ECA(a) 和左侧 ECA(c) 造影动脉期前后位像 (a,c) 及右侧 ICA 造影静脉期 (b) 前后位像显示，一位于 SSS 和右侧横窦的 dAVF。注意右侧 ICA 造影 SSS 内的充盈缺损 (*)，其与引流通道位置一致，表明上窦内分隔。颅骨 X 线片前后位 (d) 像显示间隔内的弹簧圈。栓塞术后右侧 ICA 造影静脉期 (e) 和左侧 ECA 造影 (f) 动脉期前后位像显示 dAVF 完全闭塞，SSS 及右侧横窦保留。

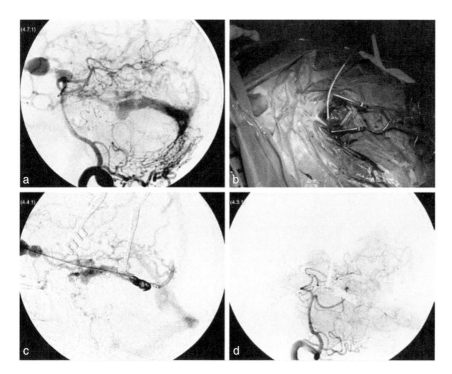

图 32.7 左侧 VA 造影侧位像(a)显示,位于一段孤立横窦上的 dAVF,伴显著的皮层静脉返流。通过外科手术将一根微导管置入病变横窦 (b),经微导管造影(c)证实位置良好。栓塞术后,左侧 VA 造影斜位像(d)显示 dAVF 完全闭塞。(图 32.7b 见彩图)

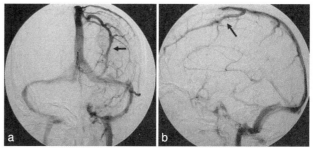

图 32.9 左侧 ICA 造影静脉期前后位(a)及侧位(b)像显示,上矢状窦前部缺如,前部引流由一大的左侧额静脉(箭头所示)接管,并在冠状缝的后部注入上矢状窦,这是一种正常变异,不应被误认为血栓栓塞。

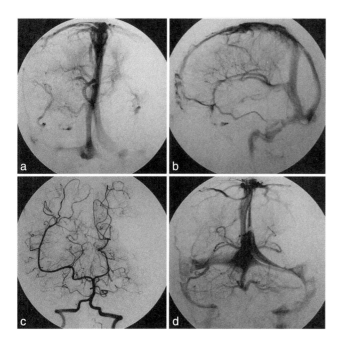

图 32.8 右侧 ICA 造影静脉晚期前后位(a)及侧位(b)像显示,一名永存岩鳞窦 dAVF 的患者同时合并双侧深部发育性静脉畸形和镰状窦(箭头所示)。左侧 VA 造影动脉(c)和静脉(d)期前后位像上同样注意到右侧大脑后动脉供血区变异及后颅窝内的发育性静脉畸形(箭头所示)。

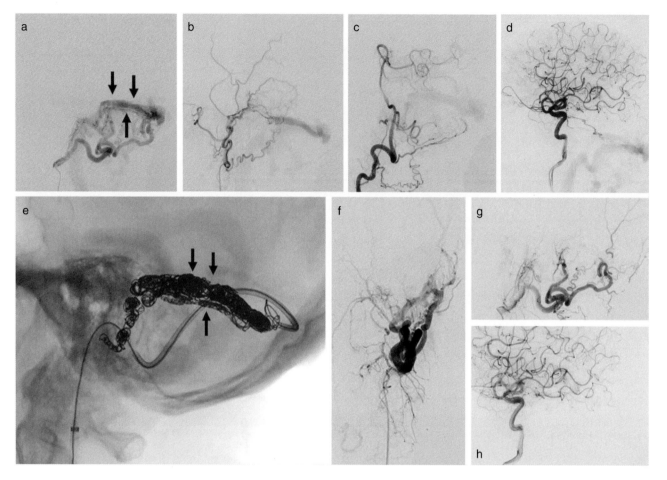

图32.10　这个患者有横窦广泛的 dAVF[来自枕动脉(a)、颌内动脉(b)、椎动脉的硬膜支(c)和来自 ICA 的小脑幕游离缘动脉(d)供血]，造影显示血液分别流入两独立通道，在枕动脉造影(a中的多箭头所示)中最明显。在此病例中，两条通道都必须闭塞(见 e中的弹簧圈)，否则，瘘将持续存在。这个病例强调窦并不是由简单管道而是由多条并行通道组成。硬膜瘘可发生在其中一条或多条通道中。经枕动脉[前后位(f)和侧位(g)]以及 ICA(h)造影显示，经静脉入路栓塞后，瘘完全闭塞。

推荐读物

[1] Curé JK, Van Tassel P, Smith MT. Normal and variant anatomy of the dural venous sinuses. Semin Ultrasound CT MR 1994; 15: 499–519

[2] Lasjaunias P, Berenstein A, ter Brugge KG. Surgical Neuroangiography. Vol. 1. 2nd ed. Berlin: Springer; 2006

[3] Lekkhong E, Pongpech S, Ter Brugge K et al. Transvenous embolization of intracranial dural arteriovenous shunts through occluded venous segments: experience in 51 patients. AJNR Am J Neuroradiol 2011; 32: 1738–1744

[4] Piske RL, Campos CM, Chaves JB et al. Dural sinus compartment in dural arteriovenous shunts: a new angioarchitectural feature allowing superselective transvenous dural sinus occlusion treatment. AJNR Am J Neuroradiol 2005; 26: 1715–1722

[5] Streeter GL. The development of the venous sinuses of the dura mater in the human embryo. Am J Anat 1915; 18: 145–178

第 33 章

海绵窦

33.1　病例描述

33.1.1　临床表现

女性患者,81 岁, 有左眼球结膜水肿和突眼病史,体检发现眼压增高,听诊无杂音。

33.1.2　影像学检查

见图 33.1 和图 33.2。

33.1.3　诊断

左侧海绵窦硬脑膜动静脉瘘(dAVF)。

33.2　胚胎学和解剖学

海绵窦在胚胎 18mm 阶段开始出现,其起源于原始头静脉的前部或三叉神经部。在 20mm 阶段,它开始接受来自眼静脉属支和一支引流间脑外侧壁的粗大的脑静脉属支,以及来自三叉神经半月节区内静脉网的较小属支血流。这时, 还没有来自大脑半球的属支血流,因为此时大脑半球血流在向相反的方向即发育中的横窦流动。随着海绵窦与颈内静脉(原始头静脉的主干)之间的血流完全中断,来自海绵窦的血流向上通过岩鳞窦(中硬膜丛主干残余部分,其常常退化或继续存在作为海绵窦和脑膜中静脉之间的连接)进入横窦。

岩上窦最初是岩鳞窦的属支, 之后连接海绵窦和横窦。在 14mm 阶段左右可看血管丛状的岩下窦,围绕在舌咽神经和迷走神经周围, 在 50mm 阶段左右,岩下窦为一个连接海绵窦和颈内静脉的明显引流通道。

在胎儿时期,70~128mm 阶段(孕 13~18 周),海绵窦是一个包含很多细管状静脉空间 (也被称为

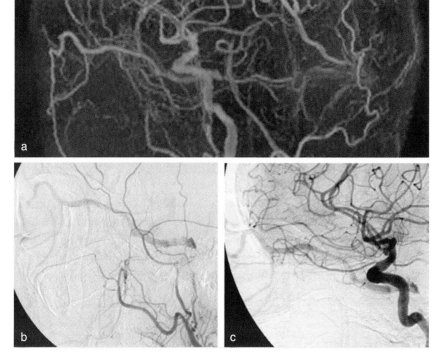

图 33.1　MRA (a) 显示, 一左侧海绵窦 dAVF 向眼上静脉引流, 然后分别进入内眦静脉和面总静脉,没有发现皮层静脉反流。左侧 ECA(b)和左侧 ICA(c)造影侧位像显示圆孔动脉,脑膜中动脉岩骨支和 I-CA 的脑膜垂体干向 dAVF 供血。尽管为良性型,但在这个病例中,治疗被认为是必要的,因为患者存在眼压增高。

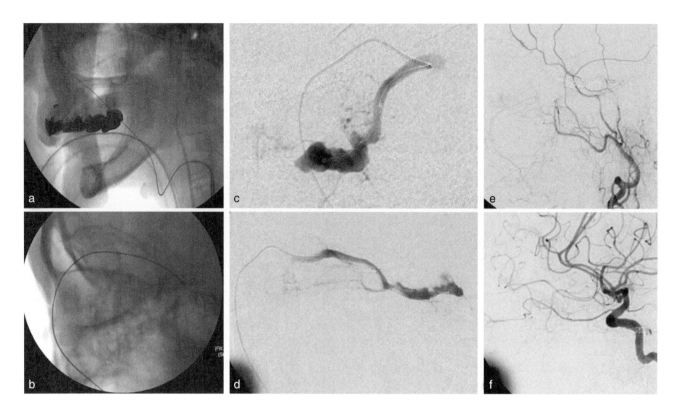

图 33.2　颅骨 x 线片侧位像(a,b)显示手术入路,即从颈内静脉经面总静脉进入眼上静脉,最后到达海绵窦。微导管造影前后(AP)位和侧位(c)像证实,微导管位于海绵窦内。弹簧圈栓塞术后左侧 ECA(e)和左侧 ICA(c)造影侧位像显示,海绵窦 dAVF 完全闭塞。

Krivosic 静脉管)的复杂网络,在复杂的不成熟的鞍旁间质内发育。这些空间仅由内皮层形成,和普通静脉壁不同,其没有平滑肌。当发育至 180mm 阶段左右(孕 23 周),随着不成熟间质逐渐变薄这些静脉通道逐渐扩大,在 230mm 阶段(孕 28 周)之后,不成熟间质被发育的硬膜和胶原取代。根据进一步发育中的变化,成人的海绵窦可因此变为一大的静脉窦空间,包含小梁结构或一个内含多个静脉通道的静脉丛。

从 70mm 阶段(孕 13 周)就可以看到连接翼丛与海绵窦的向下方引流途径。这些静脉途径在 230mm 阶段(孕 28 周)后骤然增加,可能与颅底及神经孔的迅速发育相关。

两种相对次要的涉及海绵窦的硬膜内吻合常发生在产后或胎儿晚期。第一个位于胚胎小脑幕窦(引流大脑中静脉)和海绵窦前端之间,靠近海绵窦和眼总静脉的汇合处,最终连接大脑中浅、深静脉(即大脑半球引流)与海绵窦,也分别与基底静脉相连。这也被称为"cavernous capture",通常在出生后第一年发生。第二个吻合,一般位于三叉神经根的背侧,在海绵窦与岩上窦之间,小脑前大静脉的入口处(或后脑静脉)。

在成人,海绵窦通常有下列吻合(见图 33.3,和图 33.4):第一,向前上,与眼静脉、大脑中静脉,或侧裂浅静脉沟通,来自相同的上部区域但是向后引流,经大脑中深静脉/沟回静脉汇入基底静脉。第二,向下通过颅底各种神经孔与翼丛沟通,其中最重要的是圆孔静脉。第三,向后与岩上静脉沟通,岩上静脉可与颅后窝的岩静脉相连;岩下静脉与颈内静脉相连;而基底丛与椎静脉丛相连。最后,它通过至少两条海绵窦间吻合通道与对侧的海绵窦在中间部相连。

33.3　临床影响

由于其有众多引流通道和吻合,海绵窦可能在各种疾病和情况中扮演重要角色。

在作者经验中,经静脉入路是治疗大多数海绵窦区 dAVF 的优先选择,因为这一区域的供血动脉通常

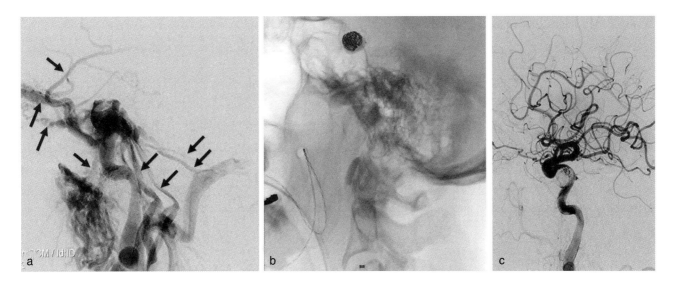

图 33.3　外伤性颈动脉海绵窦瘘患者 ICA 造影侧位像(a)显示如下海绵窦引流途径:在前方,经眼上、下静脉(1,2)引流,在后方和下方,向双侧岩上(3)、下(4)窦引流,汇入乙状窦和颈静脉;在侧方和上方,向大脑中浅静脉(5)引流,汇入皮质静脉;在前下方,向卵圆孔静脉(6)引流,汇入翼丛。经球囊和弹簧圈联合栓塞后(b),瘘口闭塞(c)。

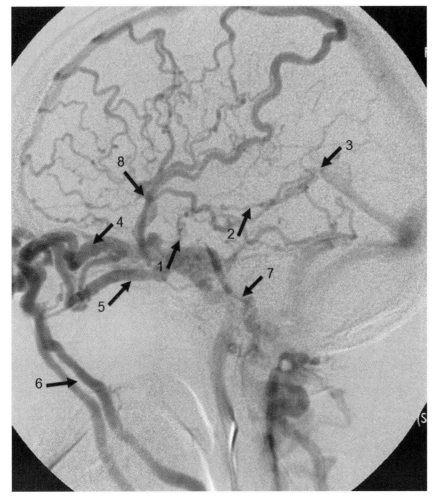

图 33.4　外伤性颈动脉海绵窦瘘患者的 ICA 造影侧位像显示,血流向后上反流进入大脑中深静脉/沟回静脉(1)汇入基底静脉(2)、Galen 静脉和直窦(3)。此外,在前一患者中可见的大部分血流通路再次被确认:在前方经眼上(4)、下静脉(5)引流,汇入内眦静脉和双侧面静脉(6);在后方和下方向岩上、下窦(7)引流,汇入乙状窦和颈静脉;在侧方和上方,向大脑中浅静脉(8)引流,汇入皮质静脉和上矢状窦。

较细,潜在危险吻合较多并且向颅神经供血(见病案28,图 28.3)。

经静脉海绵窦采血或经静脉入路治疗 dAVF 时,有许多途径可以到达海绵窦。其中最重要的途径是经颈静脉球进入岩下窦。尽管岩下窦(IPS)在造影时不可见,但这条通路依然可以被采用。所谓的导管盲插技术包括:使用粗导丝,通常是 0.01 或 0.089cm 的Glidewired 导丝(Terumo,Somerset,Nj),通过轻柔的旋转导丝来预扩或创建一条通路。到达海绵窦后,做空白路图,撤出初始导丝,然后迅速在重新开通的通路内置入微导管。

另一重要途径是通过眼静脉和内眦静脉。有两条通路可达上述静脉。第一条是通过面总静脉,其通常与颈内静脉相连。第二条稍迂曲,是通过颞浅静脉的前支,其和颈外静脉相连。

还有一些其他较小的途径,包括经翼丛、岩上静脉、侧裂浅静脉和基底丛。除此之外,还可经直接穿刺或通过手术暴露眼静脉进入。

由于蝶鞍外侧腔隙与颅神经的解剖关系,有报道称海绵窦内各种栓塞材料过度栓塞会导致颅神经麻痹。但在大多数情况下,颅神经麻痹是暂时的,可通过短期激素治疗缓解。

应该注意,在儿童 Galen 静脉畸形和影响大脑正常静脉流出的硬脑膜动静脉瘘的病例中,海绵窦可作为一种替代引流通路发挥重要作用。因此,当出现伴颅内分流的扩大海绵窦时,并不一定总是颈动脉海绵窦瘘造成的。

33.4　补充信息和病例

海绵窦 dAVF 最重要的鉴别诊断是直接型颈动脉海绵窦瘘(Barrow 分型 A 型),它是颈内动脉与海绵窦直接分流。这些分流通常是由外伤引起,尽管有些可能自发地发生在患有潜在血管壁病变,例如马方综合征,或先前存在的颈内动脉(ICA)海绵窦段动脉瘤破裂导致。在这些病例中,患者体格检查时,常在眶上区和(或)颞区闻及颈动脉杂音,且造影动态成像可看到自 ICA 至海绵窦的高流量分流。直接颈动脉海绵窦瘘的治疗选择是根据瘘的大小选择经动脉球囊或弹簧圈栓塞。

其他影像上,海绵窦扩大的鉴别诊断,包括血管病变(如巨大部分血栓性动脉瘤、海绵窦血栓形成)、肿瘤(脑膜瘤、垂体瘤、海绵状血管瘤)和感染(真菌感染、脑膜炎)。这些都可在 CTA 或 MRA 上轻易排除(见图 33.5 至图 33.12)。

要点及注意事项

海绵窦在成人大脑静脉引流中通常无任何重大作用,在血管治疗过程中可以被牺牲。

可以使用多种途径到达海绵窦,但首先应选择可视的途径。

岩下窦是进入海绵窦的最直接通路,即使它并不可见或已闭塞,其仍然可被使用。CT 骨窗像可以帮助确定它是闭塞了还是解剖上不存在。

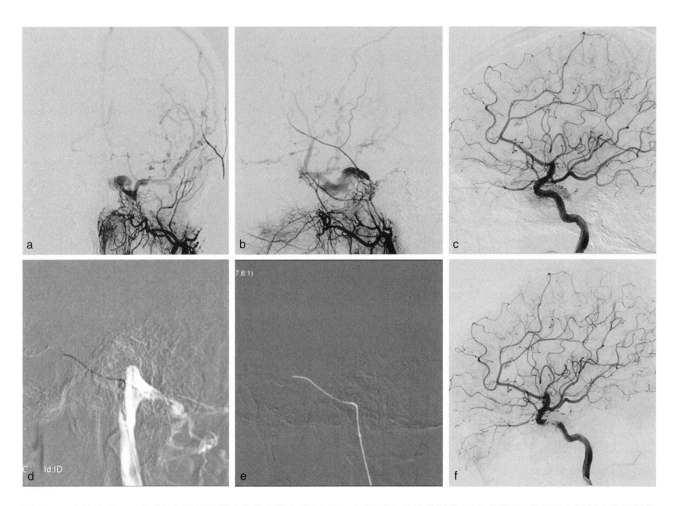

图 33.5　女性患者,79 岁,因"左眼球结膜水肿伴突眼 3 月"入院。左侧 ECA 造影前后位(a)和侧位(b)像以及左侧 ICA 造影侧位像(c)显示,左侧海绵窦 dAVF,由脑膜中动脉分支、脑膜副动脉、圆孔动脉、脑膜垂体干和下外侧干供血,向蝶顶窦引流,汇入伴皮质静脉反流的大脑中静脉。减影后的路图(d,e)侧位像显示微导丝从颈静脉球部穿过血栓闭塞的岩下静脉后的位置,为微导管到达海绵窦建立通道。经静脉途径弹簧圈栓塞后左侧 ICA 造影侧位像(f)显示,dAVF 完全闭塞。

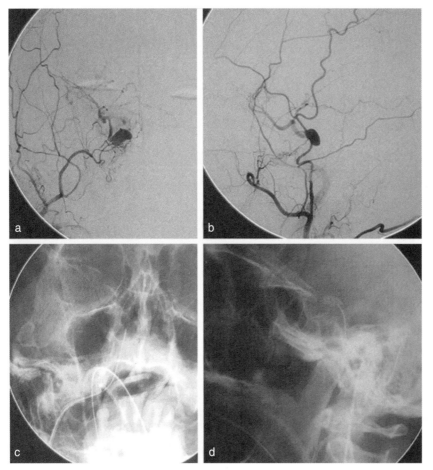

图 33.6 右侧 ECA 造影前后位 (a) 和侧位 (b) 像显示,一海绵窦 dAVF 只通过伴皮层和深静脉反流的大脑中静脉引流。颅骨 x 线片前后位 (c) 和侧位 (d) 像显示,微导丝穿越血栓形成的岩下静脉后的位置,为微导管到达海绵窦行完全闭塞建立了通道。

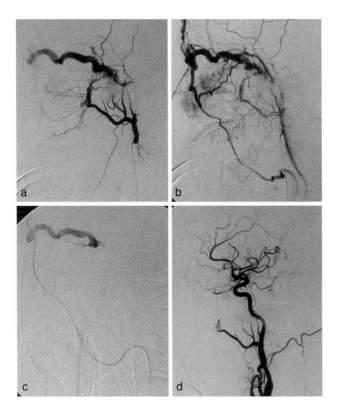

图 33.7 左侧 ECA 造影 (a,b) 动脉期和静脉期侧位像显示,左侧海绵窦 dAVF 向左侧眼上静脉引流,之后,进入面总和颞浅静脉。经面总静脉入路到达海绵窦 (c),使用纤毛弹簧圈进行栓塞 dAVF。栓塞术后,左侧颈总动脉造影侧位像 (d) 显示,dAVF 完全闭塞。

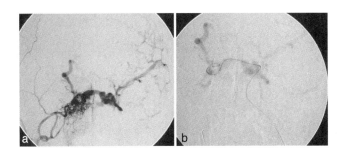

图 33.8　右侧 ECA 造影(a)和微导管造影(b)前后位像显示,经海绵窦间连接到达右侧海绵窦,以经静脉途径栓塞伴皮质静脉反流的海绵窦 dAVF。

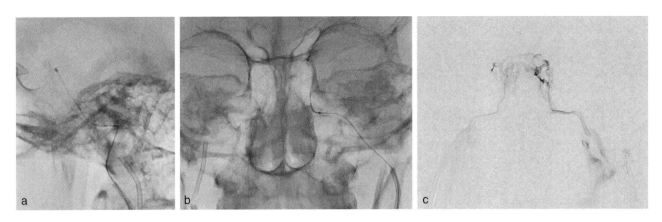

图 33.9　这是一患者正常海绵窦解剖,由于可疑患有垂体微腺瘤而行双侧海绵窦采血。x 线片(侧位和前后位像:a,b)显示,微导管经岩下窦沿着斜坡进入海绵窦。微导管造影(c)显示,海绵窦的解剖,包括海绵间窦。到达海绵窦最简单的途径是经岩下窦,可将导引导管指向后内侧,通过经颈静脉途径进入岩下窦。

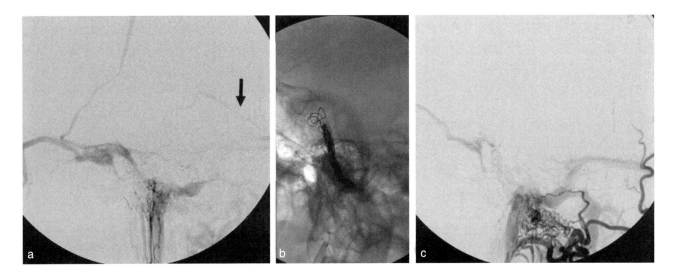

图 33.10　男性患者,44 岁,有颅内杂音,新近出现球结膜水肿症状,血管造影证实与位于沿着左侧横窦远侧的良性硬膜瘘相关。左侧咽升动脉(侧位像:a)和枕动脉重复造影显示,良性硬膜分流转变为恶性,新发反流经岩下窦进入海绵窦,再从海绵窦进入大脑中浅静脉和深静脉系统(指向直窦的箭提示后部深部引流)。因为经动脉入路治疗被认为对后组颅神经太过危险,所以通过经静脉入路在岩下窦(b)和海绵窦至深静脉及大脑中浅静脉的流出道填塞弹簧圈来切断恶性反流,最终导致栓塞术后造影(c)显示恶性反流闭塞。

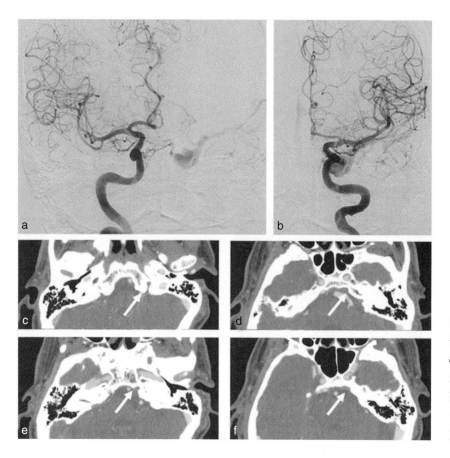

图 33.11 男性患者,59 岁,右侧(a)和左侧(b)ICA 造影前后位像,可见一海绵窦 dAVF 伴经蝶顶窦皮质静脉反流。未发现经岩下窦静脉流出道。治疗前,行轴位增强 CT(c~f)扫描,可见岩下窦解剖上存在(箭头所示),但其并不显影(注意造影剂充盈的右侧岩下窦)。病例续图 33.12。

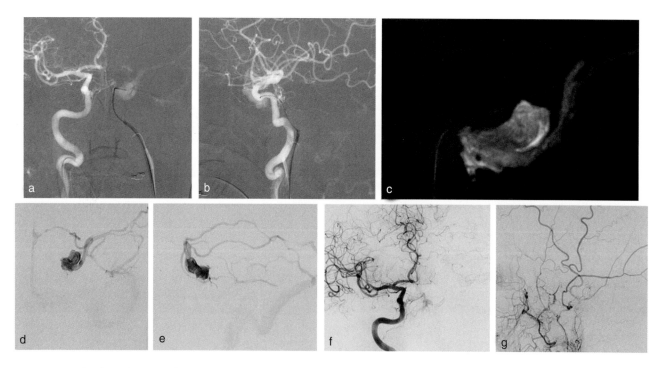

图 33.12 了解到这个大的岩下窦的存在,使术者可以安全地使用 0.089cm 的微导丝开通岩下窦进入海绵窦(a,b)。一进入窦内,就经微导管造影(d,e)行三维旋转重建(c)以显示蝶顶窦的确切开口,之后,微导管进入并闭塞蝶顶窦以避免皮质静脉反流(f,g)。随访发现瘘完全闭塞。(图 33.12c 见彩图)

推荐读物

[1] Harris FS, Rhoton AL. Anatomy of the cavernous sinus. A microsurgical study. J Neurosurg 1976; 45: 169–180

[2] Hashimoto M, Yokota A, Yamada H, Okudera T. Development of the cavernous sinus in the fetal period: a morphological study. Neurol Med Chir (Tokyo) 2000; 40: 140–150

[3] Lasjaunias P, Berenstein A, ter Brugge KG. Surgical Neuroangiography. Vol. 1. 2nd ed. Berlin: Springer; 2006

[4] Lekkhong E, Pongpech S, Ter Brugge K et al. Transvenous embolization of intracranial dural arteriovenous shunts through occluded venous segments: experience in 51 patients. AJNR Am J Neuroradiol 2011; 32: 1738–1744

[5] Padget DH. The cranial venous system in man in reference to development, adult configuration, and relation to the arteries. Am J Anat 1956; 98: 307–355

第 34 章

浅表皮层静脉

34.1 病例描述

34.1.1 临床表现

女性患者,62 岁, 右额顶叶动静脉畸形(AVM), 入院行栓塞治疗。

34.1.2 影像学检查

见图.34.1。

34.1.3 诊断

右额叶 AVM 伴 Trolard 静脉、大脑中浅静脉(SMV)共同引流。

34.2 胚胎学和解剖学

浅静脉引流系统是由软膜下静脉网组成, 走行在动脉网下方, 开口于更大的蛛网膜下隙集合静脉(通常叫做皮层引流静脉), 最后汇入硬膜静脉窦。这些静脉引流来自脑皮质和浅表白质的血液, 包括 U 型纤维。

皮层静脉解剖变异是常态, 而不是例外, 且大小、

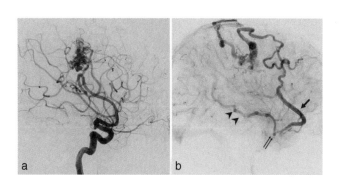

图 34.1 右侧颈内动脉(ICA)造影动脉期(a)和毛细血管晚期(b)侧位像显示, 一额叶 AVM 血管巢, 向颅侧经颅段 Trolard 静脉引流至上矢状窦。由于颅内静脉流出道受阻, AVM 也经 Trolard 静脉尾段连接大脑中浅静脉(箭头所示)引流。这种吻合最终使血管巢经大脑中深静脉(细双箭头所示)汇入 Rosenthal 静脉(箭头所示)引流。

数量、走行和引流途径各异。根据局部解剖位置命名单一静脉是不切实际的, 而多变的走行位置导致了许多不同的名字。实际上, 浅静脉系统可以被细分为三个功能组, 它们在血流动力学上相互平衡, 可能也相互联系。每组静脉都有自己的主要集合静脉, 可以为其他组静脉提供替代吻合通路。

第一组是背内侧组, 收集皮层凸面上部和中线皮质静脉血液, 优先汇入上矢状窦。这组的主要集合静脉是 Trolard 静脉。

第二组是后下组, 收集颞顶区血液, 优先汇入横窦。这组的集合静脉是 Labbe 静脉。

第三组是前组, 收集沿着侧裂和盖部的静脉血液。这组的集合静脉是大脑中浅静脉(SMV)

Trolard 静脉, 也称为上吻合静脉, 是用来定义连接 SMV 和上矢状窦的最大吻合静脉通道。常常位于中央前沟、中央沟、中央后沟之上, 但也可能像额前静脉一样靠前或像顶叶前静脉一样靠后。可能会有"重复"Trolard 静脉, 这时有两相同大小的吻合静脉连接 SMV 引流区域和上矢状窦。

Labbe 静脉, 也称为下吻合静脉。是用来定义连接 SMV 和横窦的最大的静脉通道, 通常经颞枕沟上, 沿颞中静脉的路径走行。少数情况下, Labbe 静脉会沿着颞前静脉或颞后静脉走行。可能出现"重复"Labbe 静脉, 但后部的静脉通常更粗大。

SMV, 也叫侧裂浅静脉, 位于侧裂之上, 引流岛盖部血流。最常见向前引流, 通过蝶骨嵴静脉窦汇入海绵窦或翼丛。它也可直接流入海绵窦或沿颞极周围走行经颞下静脉汇入岩上窦。在上方, 它可能和 Trolard 静脉吻合, 在后下方, 它可能和 Labbe 静脉吻合。可能看到 SMV 有两支独立主干, 但这些静脉通常会在更前方汇合成单一通道。SMV 的中段可能会缺失, 在这种情况下, 前段会向蝶骨嵴静脉窦引流, 而后段向 Trolard 静脉、Labbe 静脉或两者共同引流。

最近, SMV 流入所谓蝶顶窦的经典观点受到了挑战。蝶顶窦实际上相当于两个独立静脉结构的联合, 分别是顶部的脑膜中静脉前支和位于蝶骨小翼下

的硬膜通道,称为蝶骨小翼窦或蝶枕翼窦。结果表明,SMV 从不和脑膜中静脉前支或蝶骨小翼窦沟通,它可能注入海绵窦、海绵窦旁和(或)海绵侧窦。这个所谓的 SMV 的"cavernous capture"现象,在胚胎期和婴儿早期不可见,常在婴儿 6~12 月大小时发生。

前述的三个静脉组和它们各自吻合集合静脉相互间存在血流动力学平衡。这些静脉的解剖结构可以是三组独立的或相互吻合的引流静脉的平衡网络,也可以是一条吻合静脉优势伴其他两组静脉发育低下。Trolard 静脉或 Labbe 静脉可完全缺失,但 SMV,至少是部分,几乎总是存在的。

34.3　临床影响

在手术后或血管内治疗过程中,如果未能识别单一优势的引流系统,引流通道无意的损伤会导致术后静脉性梗塞。例如,经翼点入路开颅夹闭大脑中动脉瘤,主引流静脉是 SMV 的患者,如果术中 SMV 静脉被闭塞,则发生静脉性梗塞的风险较高。在经静脉入路治疗横窦硬脑膜动静脉瘘的患者中,闭塞窦时,应该注意保护优势 Labbe 静脉开口。如果使用经动脉入路,术者应小心避免"过度栓塞"瘘(即过多注入液体栓塞材料,进入优势的 Trolard 或 Labbe 静脉端)。

34.4　补充信息和病例

当皮层静脉在脑血管造影静脉早期不显影时,要考虑的问题是到底是静脉先天缺失还是静脉存在但充满血栓。临床表现和非侵入性影像辅助检查结果对正确解答这个问题至关重要。从血管造影的角度来看,它有助于评估个体的静脉解剖特征。如果可看到一支清晰的单一优势集合静脉或两支粗大的集合静脉,那么不显影的静脉可能是发育低下或缺如。如果,相反,其他集合静脉较小,那么不显影的静脉更可能是血栓形成。可能例外的是 SMV,它至少有一部分几乎总是存在的,所以静脉期 SMV 完全消失很可能是静脉血栓形成/闭塞(见图 34.2 至图 34.6)。

> **要点及注意事项**
>
> - 皮层引流静脉有三条主集合静脉:Trolard 静脉、Labbe 静脉和 SMV。这三条集合静脉处在血流动力学平衡之中。
> - 如果有单一或两支优势集合静脉存在,那么,第三条集合静脉可能会缺失,大脑中浅静脉(SMV)是个例外,因为,其至少有一部分几乎是必然存在的。
> - 静脉期 Labbé 或 Trolard 静脉不显影可能是正常的,但如果 SMV 不显影,就很可能是静脉血栓形成或闭塞。
> - 优势集合静脉闭塞几乎不可避免的会因静脉瘀血导致静脉性梗塞,因为没有良好的侧支静脉引流。因此,在手术或血管内治疗时,必须避免闭塞大的集合静脉。
> - 这些集合静脉在大小、结构和位置上的个体差异解释了静脉缺血模式的高变异性。
> - 在脑 AVMS 的患者中,广泛的静脉瘀血或长距离软膜走行的皮层静脉引流与临床癫痫表现相关。

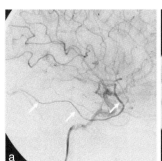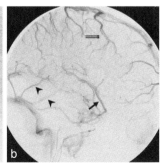

图 34.2　平衡的皮层静脉系统。右侧 ICA 造影动脉晚期(a)和静脉期(b)侧位像显示,颞下静脉早期显影,汇入岩上窦(白色箭头所示)。静脉期像(b)显示,平衡的皮层静脉系统伴相同直径大小的 Trolard 静脉(细双箭头所示),SMV(箭头所示)和重复 Labbe 静脉(箭头所示)。

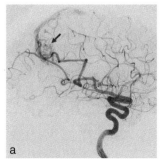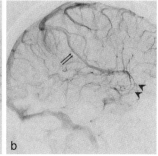

图 34.3　优势 Trolard 静脉。男性患者,38 岁,右侧顶上小叶 AVM 破裂。右侧 ICA 造影动脉期(a)和静脉期(b)侧位像显示,一边界不清的血管集(箭头所示)伴顶上小叶皮层静脉早期显影。静脉期显示,一支优势 Trolard 静脉(细双箭头所示),无 Labbe 静脉和一支向 Trolard 静脉的优先引流的 SMV(箭头所示)。

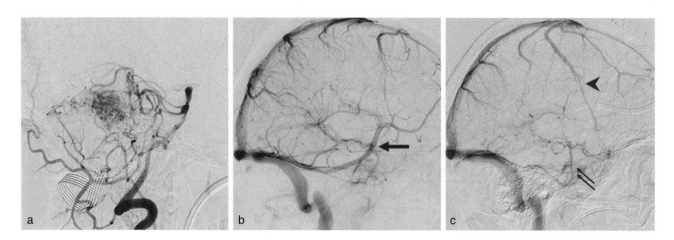

图 34.4　优势右侧 Labbe 静脉和左侧 Trolard 静脉。女性患者,49 岁,颅后窝 AVM 破裂。左侧椎动脉造影侧位像(a)显示,右侧小脑 AVM 伴来自同侧小脑前下和后下动脉的多支动脉供血。行 ICA 造影以寻找其他供血。右侧(b)和左侧(c)ICA 造影静脉期侧位像显示,右侧一支优势 Labbe 静脉(箭头所示)和左侧一支优势 Trolard 静脉(箭头所示)。还应注意到左侧一支细小的 SMV(细双箭头所示)汇入翼丛和左侧一支细小的 Labbe 静脉。

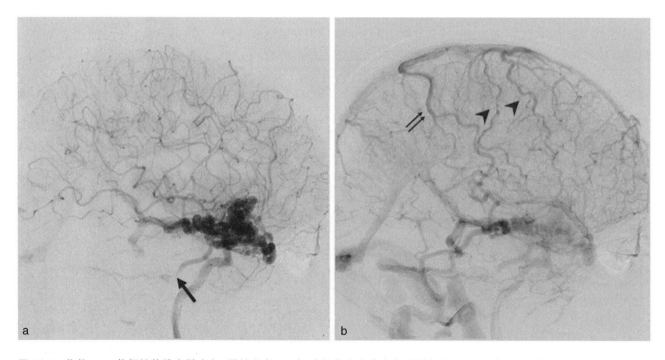

图 34.5　优势 SMV 伴假性静脉炎样改变。男性患者,47 岁,有长期的头痛和未破裂右颞叶 AVM 病史。右侧 ICA 造影毛细血管早期(a)和静脉期(b)侧位像显示,一大的弥散的 AVM 血管巢,向 SMV 和 Rosenthal 静脉引流。在这个病例中,SMV 经颞下静脉向岩上窦引流,颞下静脉在入窦部(箭头所示)局部狭窄。静脉期示优势 SMV 伴 Labbe 静脉缺失和细小的 Trolard 静脉(细双箭头所示)。静脉瘀血伴皮层引流静脉迂曲产生假静脉炎样改变(箭头所示)。

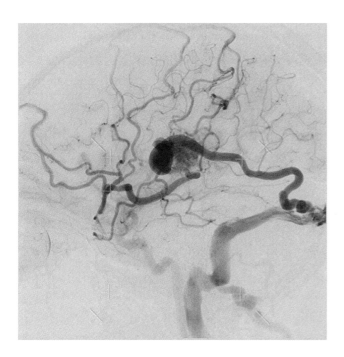

图 34.6　脑 AVM 患者 ICA 造影侧位像。AVM 同时位于 Labbe 静脉和 SMV 属支引流区域,并向两者引流。由于两主要引流静脉出口受阻,一些颅侧走行的静脉充当了 AVM 次要的引流途径,导致对正常静脉引流产生广泛的干扰。这种引流模式导致静脉瘀血,与患者临床上癫痫表现相关。

推荐读物

[1] Lasjaunias P, Berenstein A, ter Brugge KG. Surgical Neuroangiography. Vol. 1. 2nd ed. Berlin: Springer; 2006

[2] Rhoton AL, Jr. The cerebral veins. Neurosurgery 2002; 51 Suppl: S159–S205

[3] San Millán Ruíz D, Fasel JH, Rüfenacht DA, Gailloud P. The sphenoparietal sinus of Breschet: does it exist? An anatomic study. AJNR Am J Neuroradiol 2004; 25: 112–120

[4] Scott JN, Farb RI. Imaging and anatomy of the normal intracranial venous system. Neuroimaging Clin N Am 2003; 13: 1–12

[5] Shankar JJ, Menezes RJ, Pohlmann-Eden B, Wallace C, ter Brugge K, Krings T. Angioarchitecture of brain AVM determines the presentation with seizures: proposed scoring system. AJNR Am J Neuroradiol 2013; 34: 1028–1034

第 35 章

穿髓静脉

35.1 病例描述

35.1.1 临床表现

男性患者,61 岁,既往体健,因轻度认知障碍和轻微主观感觉步态不稳前来就医。

35.1.2 影像学检查

见图 35.1 至图 35.3。

35.1.3 诊断

脉络膜动脉动静脉畸形(AVM)伴穿髓质静脉反流导致脑积水。

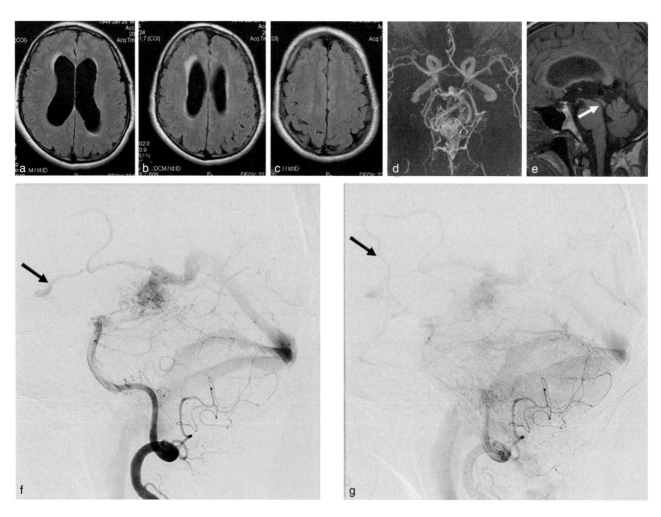

图 35.1 轴位液体衰减反转恢复(FLAIR)序列加权扫描不同层面(a,b,c)显示,轻度脑积水伴脑室扩大,脑沟变窄,脑室周围 FLAIR 像高信号,这些是脑脊液跨室管膜重吸收减少的标志。TOF-MRA(d)示一脉络膜动脉 AVM,并且正中矢状位 T1 加权扫描 (e)证实中脑导水管通畅(箭头所示)。没有发现导致患者脑积水的其他病因。传统造影(椎动脉造影早期和晚期侧位像 f,g)显示 AVM,其不仅向直窦也向穿髓静脉(f,g 图中的箭头所示)引流。病例续图 35.2。

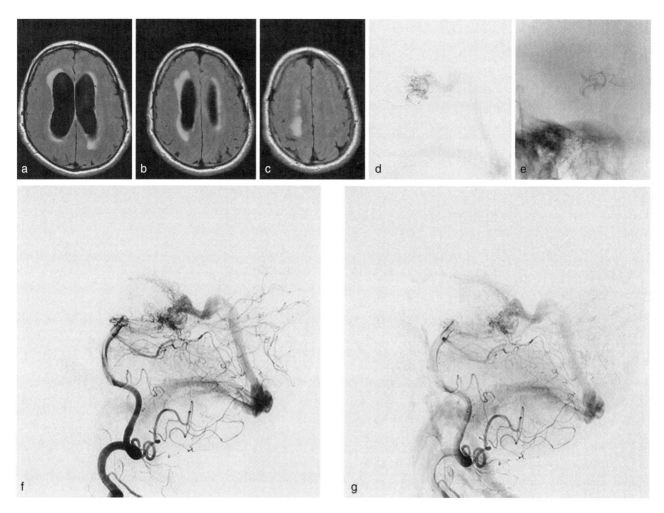

图 35.2　在之后的 5 个月中,患者症状加重,出现显著的认知功能障碍和相应的脑积水症状加重(轴位 FLAIR 加权扫描,a,b,c),同时伴有脑室扩大和间质水肿加重,这表明脑脊液跨室管膜重吸收进一步减少。没有脑室系统梗阻的证据,认为动脉化后跨室管膜静脉高压与脑脊液通过室管膜静脉重吸收减少相关。部分栓塞后[(d)微导管在脉络膜后外侧动脉内的位置;(e)铸型的胶],穿髓质引流闭塞(栓塞术后造影,侧位像(f,g)],症状缓解。病例续图 35.3。

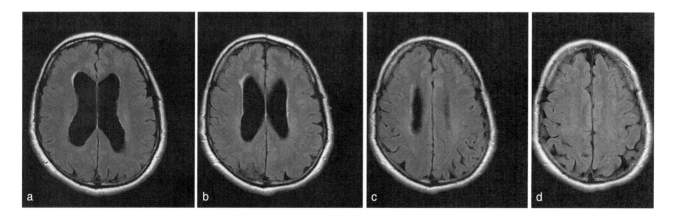

图 35.3　栓塞术后 3 周的 MRI 随访,轴位 FLAIR 多个层面(a~d)显示,脑脊液跨室管膜重吸收显著改善。脑积水减轻,表明穿髓静脉动脉化确实是脑脊液重吸收减少的原因。

35.2 胚胎学和解剖学

穿脑静脉也称为穿髓质或吻合静脉，连接浅、深静脉系统。在胚胎学上，这些静脉在胚胎大小 40mm 阶段开始出现，以细小、直的静脉丛形式从室管膜层穿行至皮质表面，之后汇入软膜集合静脉。目前，有两种穿脑静脉系统，两者可能通过深层的微静脉相互吻合：浅髓静脉和深髓静脉。前者从 1~2cm 深度向表面引流白质血液，而后者则向侧脑室引流余下白质血液，向心性地汇入侧脑室室管膜下静脉。浅表皮层静脉和室管膜下深静脉系统间可能存在直接吻合静脉。

额叶和顶叶的深静脉成扇形分布，在侧脑室上外侧角与额静脉汇合加入隔静脉、尾状核前静脉和顶叶静脉向丘纹静脉引流。枕叶静脉加入外侧房静脉，而颞叶穿髓静脉向上方加入脑室下静脉。

血管造影时，这些血管通常是看不见的；然而，它们会在静脉动脉化（因为动静脉分流），静脉流出明显受阻时，或出现发育性静脉畸形（DVAs）时显影。Pierre Lasjaunias 指出，这些 DVA 实际上是正常穿髓静脉的极端变异，这些穿髓静脉对于白质和灰质的引流是必要的。它们由扩张髓质静脉汇聚组成，向心状或放射状流入穿脑集合静脉。这些穿脑集合静脉通向浅表皮层下静脉或深部软膜静脉。当静脉引流区域通常引流静脉缺失时，它们就充当脑组织的正常引流通路。DVA 的病因和发病机制并不清楚，但目前普遍认为是由于正常毛细血管或小的穿脑静脉早期发育失败、发育异常或在子宫内闭塞，导致 DVA 成为脑实质静脉引流的代偿系统。

35.3 临床影响

上述考虑，以及所描述的临床病例，均表明穿髓静脉可能在两种不同类型的临床情况下发挥作用：脑脊液（CSF）重吸收障碍和在患有 DVAS 的患者中。关于前者，脑脊液（CSF）不仅通过被广泛接受的整体流动理论中所说的蛛网膜颗粒（帕基奥尼氏体）吸收，同时在脑毛细血管水平通过生理上跨室管膜流动进行重吸收。就像所描述病例中看到的那样，由于动静脉分流向脑室周围和穿髓静脉引流，脑室周围和穿髓静脉的静脉压增加，减少毛细血管床和周围的脑脊液空间之间的压力梯度从而阻碍脑脊液吸收。引流流入穿髓静脉是少见的，通常只在深、浅静脉系统均过载（因为下游狭窄或流量非常高）或如果正常引流通道闭塞或无功能（例如，在患有 Galen 静脉 AVM 的婴儿中）时发生。在这些情况下，只能通过穿脑吻合侧支流出通道引流。在患有 Galen 静脉 AVM 的患者中，常常看到的脑积水，与作者所描述病例具有相同的病理力学改变，这解释了为何脑室外引流不会改善这些血管分流患者的脑积水症状。

关于穿脑静脉在 DVA 中的临床意义，首先应指出 DVA 是良性解剖变异，通常是偶然发现的。只在很少的情况下，DVA 会出现症状。因为，DVA 是正常静脉引流的极端变异，单一的集合静脉常常引流一片异常大的实质区域，可能导致单一的集合静脉引流过载，使静脉流出系统更加脆弱，这也是髓静脉扩张的原因。因此，通过 DVA 引流的 AVM 与通过深、浅静脉系统引流的 AVM 相比更易破裂。

要点及注意事项

- 穿髓静脉连接深、浅静脉系统。
- 它们通常是"隐匿性"的通道，出生后，当动静脉分流由于高流量或相关流出道受阻使深、浅静脉系统过载时，这些通道可以发挥作用。
- 在患有 DVA 的患者中，无论是深静脉系统向浅静脉系统引流亦或是相反，这些吻合都不再存在。因此，患有 DVA 的患者的静脉系统代偿能力较差。

35.4 补充信息和病例

见图 35.4 至图 35.8。

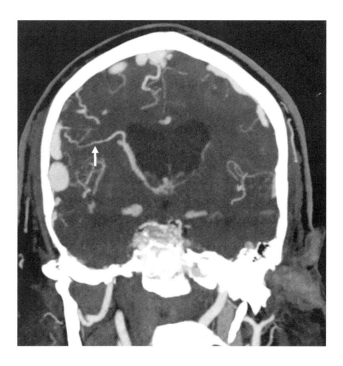

图 35.4　在患有高流量软膜动静脉瘘伴多发静脉扩张的患者中，部分引流通过一扩张的穿髓静脉（箭头所示）进入深静脉系统（注意两侧半球丘纹静脉的不同管径）。如果在这些情况下出现脑积水，作者则认为其和脑脊液经穿髓静脉重吸收减少有关。

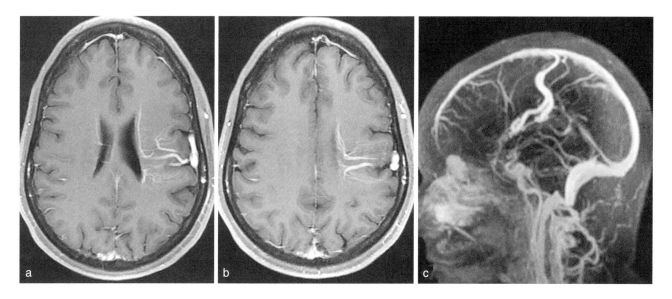

图 35.5　增强 MRI TI 加权轴位像（a,b）显示，脑室周围管状增强结构和左额顶叶皮质区海蛇头样外观。MRV（c）矢状位像证实，存在由深至浅型 DVA，向上矢状窦引流。注意左侧脑室周围深静脉至脑室房部和丘纹静脉间的连接缺失，而在未受影响的右侧连接仍然存在。

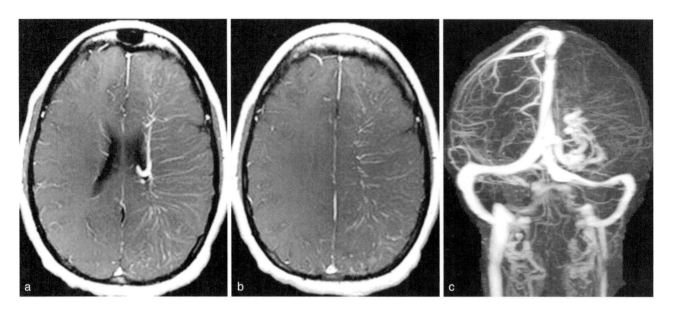

图35.6 增强MRI T1加权轴位像(a,b)显示,脑室周围和左侧大脑半球皮质区内管状增强结构,以及左侧侧脑室内一支集合静脉。MRV(c)冠状位像证实,由浅至深型DVA流入深静脉系统。注意与右侧相比左侧浅表皮质静脉系统缺乏。

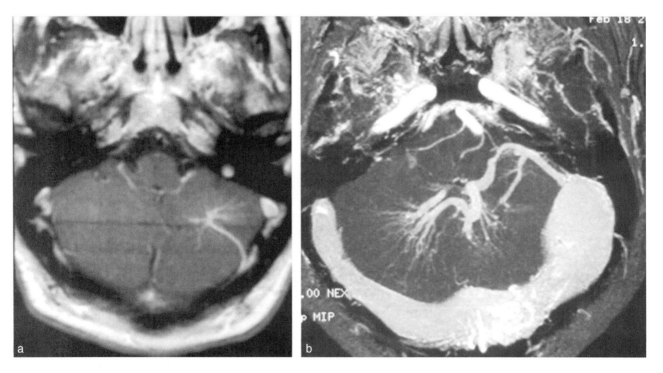

图35.7 两个不同的患者增强T1加权轴位像(a,b)显示,颅后窝DVA。第二个患者的病变较大(b),同时合并硬膜窦畸形。病变越大,受失衡静脉引流影响的区域越大,这些病变出现症状的可能性越高。

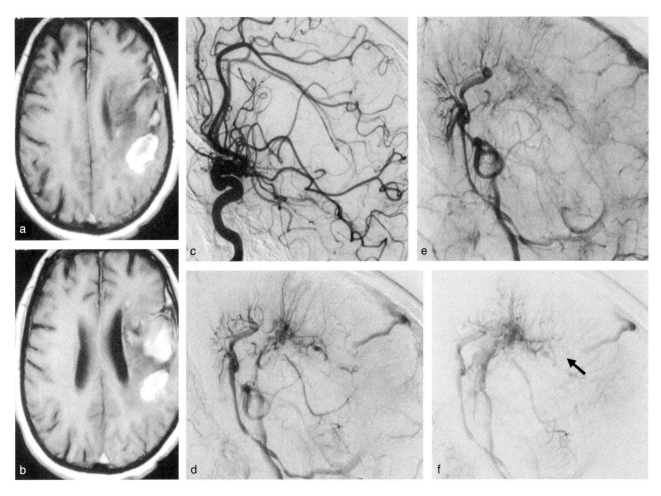

图 35.8　急性轻偏瘫伴头痛的患者，T1 加权扫描（a,b）显示，左侧额顶部出血。在常规造影（c~f，左侧颈内动脉造影动脉期、毛细血管早期和静脉晚期侧位像）上，可看到一复杂的 DVA，其后方的集合静脉内急性血栓形成（f 中的箭头所示）。

推荐读物

[1] Ebinu JO, Matouk CC, Wallace MC, Terbrugge KG, Krings T. Hydrocephalus secondary to hydrodynamic disequilibrium in an adult patient with a choroidal-type arteriovenous malformation. Interv Neuroradiol 2011; 17: 212–216

[2] Geibprasert S, Pereira V, Krings T, Jiarakongmun P, Lasjaunias P, Pongpech S. Hydrocephalus in unruptured brain arteriovenous malformations: pathomechanical considerations, therapeutic implications, and clinical course. J Neurosurg 2009; 110: 500–507

[3] Jimenez JL, Lasjaunias P, Terbrugge K, Flodmark O, Rodesch G. The trans-cerebral veins: normal and non-pathologic angiographic aspects. Surg Radiol Anat 1989; 11: 63–72

[4] Lasjaunias P, Burrows P, Planet C. Developmental venous anomalies (DVA): the so-called venous angioma. Neurosurg Rev 1986; 9: 233–242

[5] Pereira VM, Geibprasert S, Krings T et al. Pathomechanisms of symptomatic developmental venous anomalies. Stroke 2008; 39: 3201–3215

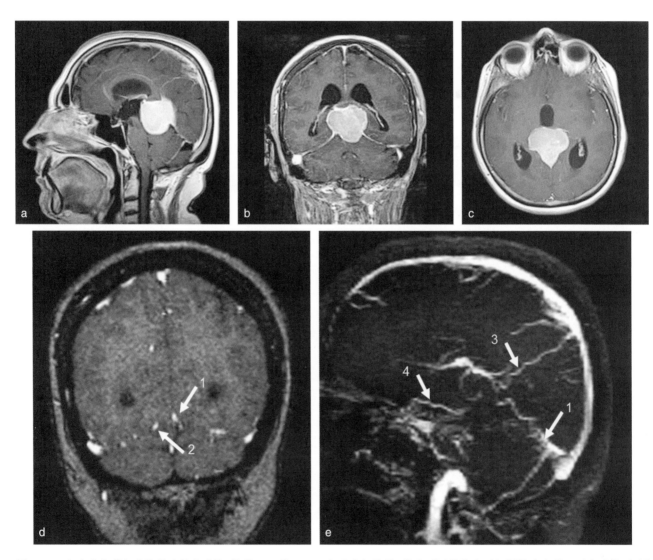

第 36 章

深静脉系统Ⅰ:大脑内静脉、分支和引流

36.1 病例描述

36.1.1 临床表现

女性患者,64岁,患有癫痫和进展性头痛。之前

的CT显示小脑幕切迹中心一巨大的占位性病变,因此患者来到神经外科就诊。

36.1.2 影像学检查

见图36.1至图36.3。

图 36.1 患有小脑幕切迹脑膜瘤的患者的(增强 MRI 像 a~c)。在手术切除前,首先要回答的主要问题是直窦是否还有功能,如果没功能,深静脉是如何引流的,因为这将决定术中哪些静脉可以牺牲和应该采取哪种入路。冠状位 MRV(d)和矢状位重建图(e)显示,Galen 静脉闭塞和直窦残端(1)、左侧小脑幕窦存在(2)、向上引流进入顶内静脉(3)和向前引流进入右侧 Rosenthal 静脉(4)。行 DSA 检查进一步明确这些发现。病例续图 36.2。

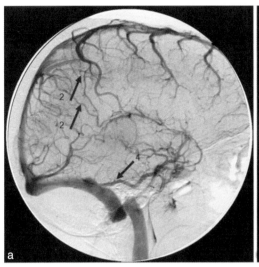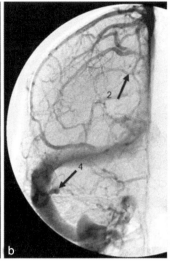

图36.2 右侧颈内动脉造影静脉期侧位(a)和前后位(b)像显示,ICV的引流不是进入Galen静脉,而是向颅内侧进入两顶叶内静脉(2)向上矢状窦引流。Rosenthal基底静脉看起来像向侧方经颞下静脉(4)向横窦引流。箭头表示侧支循环通路。病例续图36.3。

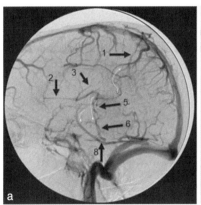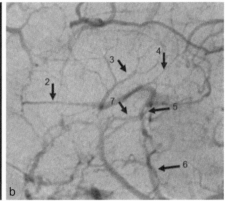

图36.3 左侧颈内动脉造影静脉期侧位像(b是a的放大像)显示向顶内静脉(1)引流,进入上矢状窦,同时引流来自透明隔静脉(2)、丘纹静脉(3)和房后静脉(4),并经丘脑下静脉(5)进入中脑外侧静脉(6),最后流入岩上静脉。这个"ε"型的静脉引流通常在Galen静脉AVM中看到,这时深静脉系统不能通过正常发育的直窦引流。当前病例中Rosenthal基底静脉(7)经颞下静脉(8)额外引流。弯的小白色箭头表示侧支循环通路。

36.1.3 诊断

小脑幕切迹脑膜瘤伴直窦闭塞和深静脉引流改道。

36.2 胚胎学和解剖学

深静脉系统包含双侧大脑内静脉(ICV)和它们的分支。从形态学上讲,属于Rosenthal基底静脉系统,这将在病例37中讨论。在胚胎发育过程中,发育中的大脑第一条引流静脉是正中前脑静脉(MPV;或者Markowski静脉),是一支单一的临时中线静脉,引流脉络丛和周围神经组织血液。动脉供应和神经结构生长将导致成对ICV形成,取代了脉络丛的引流,随后正中前脑静脉退化。MPV的最尾侧部将作为Galen静脉而持续存在。如果大脑内静脉取代MPV前,脉络膜动脉和MPV之间形成动静脉分流,那么MPV的动

化将阻止其退化,MPV将持续存在,成为所谓的Galen静脉动静脉畸形(AVM)的主引流静脉,Galen静脉动静脉畸形实际上是一通过Galen静脉的胚胎期前体(即MPV)引流的脉络膜动脉AVM。在这些病例中,ICV不与深静脉系统(即Galen静脉)相连,因此不得不寻找替代的引流通道。

在正常发育中,ICV将引流大部分的室管膜下深静脉系统和脉络膜静脉系统的血液。ICV由透明隔静脉和丘纹静脉(静脉角)在室间孔处汇合而成,丘纹静脉是ICV最稳定、最大的分支。透明隔静脉引流额叶深部组织、透明隔和穹窿的血液。尾状核前静脉引流尾状核头内侧,后流入丘纹静脉,丘纹静脉接收来自额后、顶叶前和内囊穿髓静脉的额外血流。尽管名称如此,但丘纹静脉并没有在丘脑的引流中发挥主要作用。沿着脉络组织内其向后的通道,靠近中线,ICV接收来自脉络膜静脉和来自房静脉、丘脑上静脉、胼胝

体静脉和缰静脉的额外室管膜下血流。ICV 沿着脉络组织在靠近中线处向后方走行，接收来自脉络膜静脉和来自房静脉、丘脑上静脉、胼胝体静脉和缰静脉的额外的室管膜下血流。双侧 ICV 在松果体和胼胝体压部的下方汇合形成 Galen 静脉。Galen 静脉位于蛛网膜下隙，接受多种静脉引流，充当汇合多条潜在静脉流出道开口的真正的集合静脉。它与双侧基底静脉相连(打开了一条向前内侧引流至海绵窦的通路和一条经颞下静脉至颞叶皮质的前外侧通路)。向上，Galen 静脉将连接胼胝体压部静脉、枕静脉以及下矢状窦。Galen 静脉主要通过直窦引流。

要点及注意事项

- 引流深部大脑的主要静脉是正中前脑静脉，它是临时静脉，在其引流区域被 ICV 替代后退化成为 Galen 静脉的近端部分。在存在动静脉分流的情况下，正中前脑静脉将不会退化，相反，抑制 ICV 正常流出道的形成（也就是 Galen 静脉）。这种情况会导致所谓的 Galen 静脉 AVM。

- 成人的 Galen 静脉位于多条引流静脉的交叉路口，引流包括小脑和基底节静脉。它可以通过 Rosenthal 基底静脉向前引流至海绵窦，侧方向颞下静脉引流，后方向直窦引流。
- 由于这些吻合相互联系，只有在 Galen 静脉和基底静脉同时闭塞时，才会妨碍深静脉流出。这种情况可发生在小脑幕切迹，当中脑由于脑水肿或血肿而肿胀或移位时，或者广泛血栓形成时。
- ICV 是由两支相对恒定的静脉，即透明隔静脉和丘纹静脉，在静脉角内的室间孔水平形成。这时，室间孔是一个重要的解剖标志。其主要的额外分支是脉络膜静脉和房静脉。

36.3 临床影响、补充信息和病例

见图 36.4 至图 36.6。

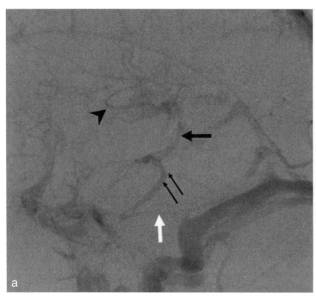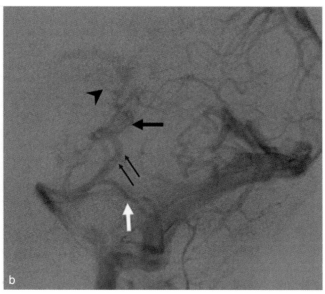

图 36.4 这是两个不同患者的(a,b)中深静脉系统的 ε 形引流。丘纹静脉(箭头所示)经丘脑下静脉(黑色箭头所示)向中脑外侧静脉(小黑色箭头所示)引流，再经岩上窦(白色箭头所示)引流进入乙状窦。注意(b)中直窦缺失。

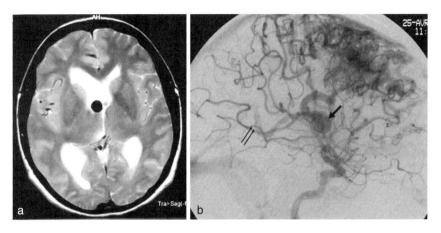

图 36.5　MRI 轴位 T2 加权像(a)和右侧颈内动脉造影侧位像(b)。一未破裂 AVM 的患者,由于室间孔被局部扩张的丘纹前静脉形成静脉球堵塞发生脑积水,AVM 由右侧额前动脉供血,丘纹前静脉是畸形静脉引流通道。注意,该 AVM 的深静脉引流,Galen 静脉在造影早期即显影(双箭头所示)。

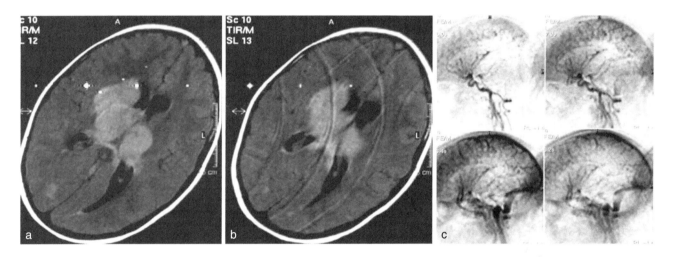

图 36.6　一个女孩,7 岁,进展性意识丧失数小时,出现双侧瞳孔不等大,其轴位 FLAIR 加权序列显示,双侧丘脑和右侧尾状核水肿。动态增强 MRA 矢状位像示直窦、ICV 和 Rosenthal 基底静脉消失,表明广泛的大脑内静脉血栓形成伴显著静脉瘀血。患者在过去的 4 天里一直抱怨头痛,而且由于反复呕吐而严重脱水。丘脑通过多条通路引流;其前部加入丘纹静脉、丘脑上静脉直接进入 ICV,而丘脑后下静脉进入 Rosenthal 基底静脉或中脑外侧静脉。在这个孩子可以看到显著的静脉瘀血,表明深静脉系统广泛血栓的形成。

推荐读物

[1] Alvarez H, Garcia Monaco R, Rodesch G, Sachet M, Krings T, Lasjaunias P. Vein of Galen aneurysmal malformations. Neuroimaging Clin N Am 2007; 17: 189–206

[2] Andeweg J. Consequences of the anatomy of deep venous outflow from the brain. Neuroradiology 1999; 41: 233–241

[3] Ono M, Rhoton AL, Jr, Peace D, Rodriguez RJ. Microsurgical anatomy of the deep venous system of the brain. Neurosurgery 1984; 15: 621–657

[4] van den Bergh WM, van der Schaaf I, van Gijn J. The spectrum of presentations of venous infarction caused by deep cerebral vein thrombosis. Neurology 2005; 65: 192–196

[5] Youssef AS, Downes AE, Agazzi S, Van Loveren HR. Life without the vein of Galen: Clinical and radiographic sequelae. Clin Anat 2011; 24: 776–785

第 37 章

深静脉系统 Ⅱ:基底静脉和静脉环

37.1 病例描述

37.1.1 临床表现

女性患者,53 岁,表现为长期头痛,最近,左侧搏动性耳鸣。

37.1.2 影像学检查

见图 37.1。

37.1.3 诊断

右颞动静脉畸形(AVM)经 Trolard 静脉环引流。

37.2 解剖学

Rosenthal 基底静脉(BVR)起源于大脑前静脉和大脑中深静脉连接处,位于中脑前方靠近前穿质处。它取道中脑周围大脑后动脉的上内侧,绕过大脑脚、环池和四叠体池,最终流入 Galen 静脉。在一些病例中,BVR 可能流入直窦或大脑内静脉。此外,BVR 可以是不连续的,其前部向前引流进入海绵窦或通过中脑外侧静脉向后引流进入岩上窦,而后部则引流入 Galen 静脉。此外,BVR 可能保持其"胚胎"引流形式,引流入小脑幕窦,或甚至引流至颞叶皮质静脉。

BVR 是胚胎发育晚期形成的流出静脉,也是端

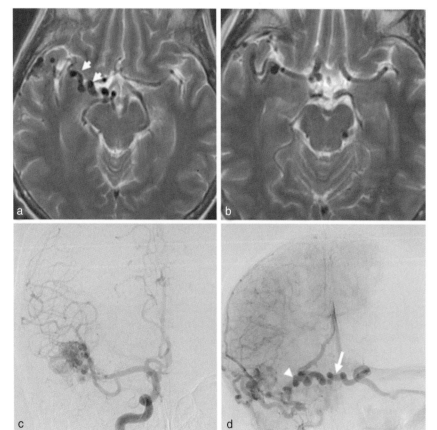

图 37.1 大脑 MRI T2 加权轴位像 (a,b) 和常规造影 [右侧颈内动脉造影;前后位 (AP),早期和晚期像 (c,d)] 示右颞 AVM 血管巢,其主要通过大脑中深静脉(小箭头所示)引流,进入右侧 Rosenthal 基底静脉(BVR)。后交通静脉(d 图中的箭头所示)和对侧 BVR 扩张,经左侧中脑外侧静脉引流入左侧岩上窦。这种引流方式解释了左侧搏动性耳鸣,尽管 AVM 位于右侧半球。

脑、间脑和中脑静脉间的纵向吻合,同时,还是大脑中深静脉和 Galen 静脉间的连接静脉。由于 BVR 本质上并不参与室管膜下静脉网引流,从胚胎学上来说,它不能被认为是深静脉系统的一部分,尽管其位于大脑深部。它在内侧通过静脉环(见后面)与其对侧同源静脉吻合,在下方,经中脑外侧静脉与岩静脉吻合。在静脉阻塞或静脉流量过大(就像在静脉血栓形成或区域性动静脉分流中看到的一样)的情况下,这些通道都成为替代的静脉流出的途径。BVR 出现相对较晚且其属支众多,这导致了基底静脉变异的多样性。连接至 BVR 的静脉引流区域较大,当其参与到动静脉分流的引流中时,会导致不良的血流动力学效应。BVR 引流区域包括额叶眶面,岛叶和颞叶内侧结构,下丘脑,部分纹状体、丘脑和中脑。

静脉环,或 Trolard 静脉环,在前方视交叉区域和后方中脑腹侧区域连接前侧汇入到达 BVR 的分支。在大约 50%的人群中,双侧大脑前静脉通过中间的前交通静脉相连 (见图.37.2)。此静脉与前交通动脉平行,沿着视交叉上方的终板走行。它可能是一个丛状结构,具有多根小通道而不是一根单支血管。内侧向前方静脉环汇入的分支包括:透明隔静脉、胼胝体静脉、大脑前静脉、视交叉静脉和靠近中线的嗅静脉。侧方汇入分支包括纹状体下静脉、岛叶静脉和钩静脉。

静脉环后部通过后交通静脉,经大脑脚静脉连接 BVR。该静脉位于脚间窝内,基底动脉后方,是相对恒定的血管,一般比前交通静脉粗。向后静脉环汇入的分支包括内侧的下丘脑静脉和外侧的中脑腹侧静脉。静脉环经侧裂深静脉流出,向前方引流进入海绵窦,并且通过中脑外侧和桥脑内侧静脉向后方引流进入岩静脉和岩上窦(见表 37.1)。

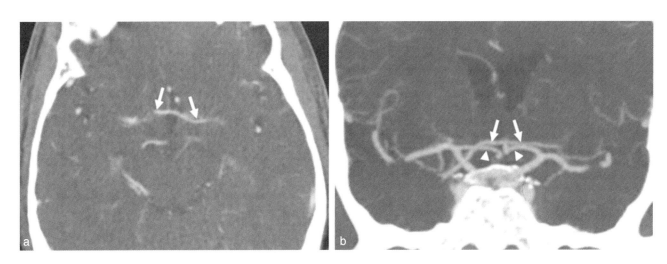

图 37.2 一患者为查明脑梗塞病因行 CTA 检查[轴位(a)和冠状位(b)],其前交通静脉(箭头所示)沿着终板和视交叉上部走行与 A1 段(箭头所示)空间关系密切。

表 37.1 Rosenthal 基底静脉分支

端脑组	间脑组	被盖连接组	顶盖组
钩静脉	大脑脚静脉	中脑外侧静脉	顶盖静脉
纹状体下静脉	下丘脑静脉	中脑后静脉(或副基底静脉)	顶盖膝状体静脉
视交叉静脉	海马静脉		上蚓静脉
前交通静脉	丘脑下静脉		中央前静脉
额下静脉	脑室下静脉		
嗅静脉	桥脑中脑前静脉		
	后交通静脉		
	颞下静脉		

内容来源:Lasjaunias P, Berenstein A, ter Brugge KG, Raybaud C. Intracranial venous system. In: Lasjaunias P, Berenstein A, ter Brugge KG. Surgical Neuroangiography: Vol. 1 Clinical Vascular Anatomy and Variations. 2nd ed. Berlin: Springer; 2001: 631–713.

要点及注意事项

- 尽管位于深部,Rosenthal 基底静脉(BVR)不应该被认为是深静脉系统的一部分,因为它不参与室管膜下静脉网的引流。
- BVR 有相对较大的静脉引流区域,这解释了当其参与到动静脉分流引流时,对血流动力学的不利影响。
- 静脉环在前方的视交叉区域和后方的脚间窝区域分别通过前、后交通静脉连接 BVR。
- 静脉环的存在可以解释远离分流病变位置的症状和病变对侧的症状。

37.3　临床影响、补充信息和病例

见图 37.3 至图 37.7。

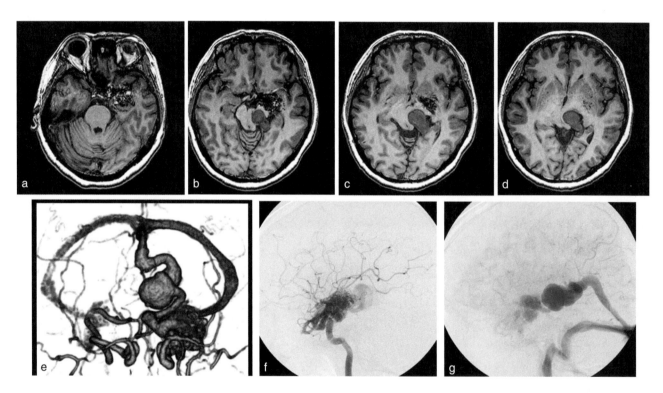

图 37.3　一患有进展性轻偏瘫患者,其 MRI T1 加权轴位像不同层面(a~d)显示,左侧颞叶前内侧 AVM 伴环池内巨大囊性占位,压迫大脑脚。CTA 三维重建(e)、左侧 ICA 造影动脉早期(f)和毛细血管期(g)像显示,一颞叶前部 AVM 向 Rosenthal 基底静脉引流,其在环池段有一大静脉瘤。(图 37.3e 见彩图)

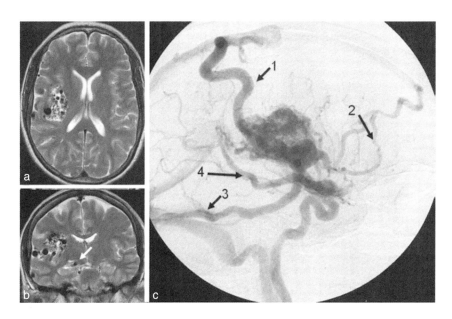

图 37.4　一患有癫痫患者右侧岛叶 AVM。T2 加权扫描轴位(a)和冠状位(b)像显示,一岛叶 AVM。在磁共振上,可以看到一扩张的 BVR(b 中的箭头)。右侧 ICA 造影侧位像(c)显示,AVM 向上引流进入 Trolard 静脉(1),向前引流进入大脑中浅静脉引流 (2),向下外侧引流进入 Labbe 静脉引流(3),向前下侧引流经颞下静脉进入 BVR(4)。

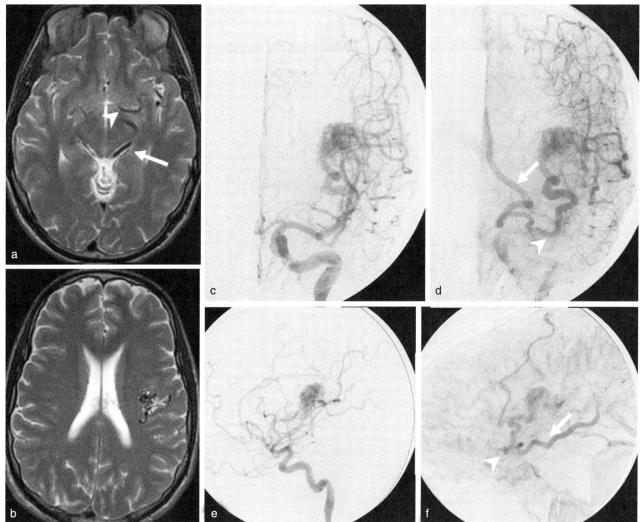

图 37.5　患者,24 岁,因头部外伤就诊。之前的 CT 可看到扩张的血管,已行 MRI 检查,在 T2 加权像(a,b)上可看到一岛叶后部 AVM。注意,扩张的左侧大脑中深静脉(箭头所示)和 BVR(箭头所示)。左侧 ICA 造影早期和晚期前后位(c,d)及侧位(e,f)像显示,岛叶 AVM 向上引流进入 Trolard 静脉和向前下经大脑中深静脉(d,f 中的箭头所示),以及岛叶静脉引流进入 BVR(d,f 中的箭头所示)。

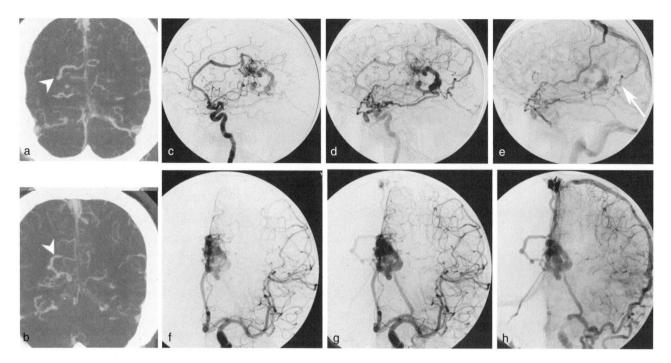

图 37.6　直窦闭塞患者,胼周远端 AVM(a,b 为冠状位 CTA)。常规左侧 ICA 造影动脉早期(c,f),静脉早期(d,g)和静脉晚期(e,h)侧位及前后位像显示,经双侧 BVR(d,g,h 中的大箭头所示)的替代引流通路,经大脑中深静脉(e,h 中的小箭头所示)进入浅静脉系统和经右侧枕静脉进入右侧顶内侧静脉(a,b,e,h 中的箭头所示)。

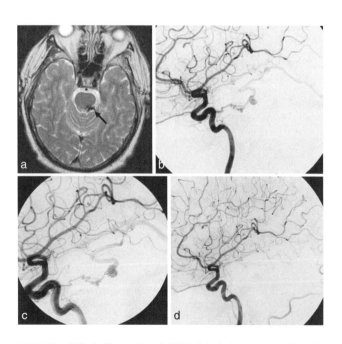

图 37.7　男性患者,59 岁, 右侧颅后窝出血。MRI T2 加权像(a)上,可看到一扩张的中脑外侧静脉(箭头所示)和扩张的 BVR。造影图像(左侧 ICA,侧位像,b)显示,硬脑膜 AVF 由小脑幕游离缘动脉供血,与中脑外侧静脉存在直接沟通,该静脉随后汇入 BVR。患者经静脉入路通过深静脉系统(c 中的微导管)行介入治疗,最终瘘口完全闭塞(d)。

推荐读物

[1] Cullen S, Demengie F, Ozanne A et al. The anastomotic venous circle of the base of the brain. Interv Neuroradiol 2005; 11: 325–332

[2] Daenekindt T, Wilms G, Thijs V, Demaerel P, Van Calenbergh F. Variants of the basal vein of Rosenthal and perimesencephalic nonaneurysmal hemorrhage. Surg Neurol 2008; 69: 526–529, discussion 529

[3] Lasjaunias PL, Berenstein A, ter Brugge K, Raybaud CA. Intracranial venous system. In: Surgical Neuroangiography: 1 Clinical Vascular Anatomy and Variations. Berlin: Springer; 2001:631–713

[4] Tubbs RS, Loukas M, Louis RG, Jr et al. Surgical anatomy and landmarks for the basal vein of rosenthal. J Neurosurg 2007; 106: 900–902

[5] van der Schaaf IC, Velthuis BK, Gouw A, Rinkel GJE. Venous drainage in perimesencephalic hemorrhage. Stroke 2004; 35: 1614–1618

第 38 章

幕下静脉

38.1 病例描述

38.1.1 临床表现

男性患者,39 岁,有长期头痛病史。CTA 显示,一右侧小脑动静脉畸形(AVM)血管巢,建议其行选择性血管造影。

38.1.2 影像学检查

见图 38.1。

38.1.3 诊断

小脑 AVM 向窦汇引流伴一引流静脉局灶狭窄。

38.2 解剖学

幕下静脉可以被分为四组:浅、深、脑干和桥静脉。

38.2.1 浅静脉

幕下浅静脉引流小脑皮层表面血液,且按照引流的小脑表面(天幕面、岩面或枕下面)和是否参与小脑半球或小脑蚓部静脉引流来分组。

天幕面主要通过两支静脉引流:蚓上静脉和半球上静脉。蚓上静脉引流上蚓部和小脑半球天幕面内侧的血液。它们再细分为两组:前组,沿四叠体池走行,最终经上蚓静脉汇入 Galen 静脉;而后组,最终汇入

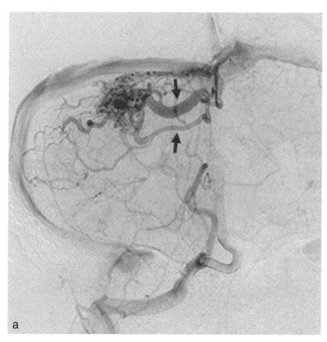
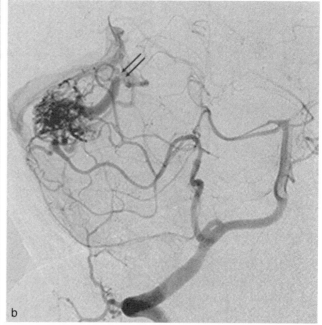

图 38.1 右侧椎动脉造影前后位(AP)(a)和斜位(b)像显示,一致密的右侧小脑 AVM 血管巢,由小脑下后动脉和小脑上动脉供血。有两条半球上静脉向窦汇引流(箭头所示)。其中扩张更大的引流静脉在其进入窦汇前见局灶狭窄(细双箭头所示)。

窦汇。后组静脉可直接也可与蚓下静脉汇合后引流入窦汇。半球上静脉进一步细分为前组和后组以及更小的外侧组。前组经小脑中脑裂静脉或蚓上静脉引流。后组经桥静脉汇入窦汇、岩上窦、横窦或直窦。它们通常和来自枕下面的半球下静脉形成共干后汇入静脉窦。外侧组经直接或间接引流进入岩上窦。

枕下面主要通过三支静脉引流：蚓下静脉、半球下静脉和扁桃体浅静脉。蚓下静脉通常是成对结构，沿着小脑蚓裂走行，经小脑幕窦直接或间接汇入窦汇或横窦。蚓下静脉引流下蚓部和小脑枕面内侧血液。半球下静脉可纵向或横向走行，大部分纵向走行的静脉向上加入半球上静脉并随后汇入硬膜窦或小脑幕窦。横向走行的静脉和小脑裂相关，其中大部分向内侧流入蚓下静脉。扁桃体浅静脉可细分为扁桃体后、内侧和外侧组。内侧和外侧组静脉汇入扁桃体后静脉，随后汇合形成蚓下静脉。

岩面主要通过半球前静脉引流。其可细分为上、中和下组，并在小叶部汇合形成小脑脑桥裂静脉。该静脉最终汇入岩上窦。

38.2.2　深静脉

主要的深静脉沿纵向走行，位于小脑三个脑裂内。它们分为两组：小脑裂静脉和小脑脚静脉。

沿着小脑裂走行的静脉包括小脑中脑静脉、小脑脑桥静脉和小脑延髓静脉。它们主要作为小脑半球静脉和小脑脚静脉的集合静脉。

小脑上脚和下脚静脉在小脑中脑裂和小脑延髓裂内沿着相应小脑脚的后表面走行。小脑中脚静脉沿着小脑延髓裂前部的小脑脚外侧面走行。

38.2.3　脑干静脉

为了概念上区分，脑干静脉可按照它们的引流区域和走行方向划分。

主要的横向静脉从头侧至尾侧依次是：大脑脚静脉，其在中线部汇合形成后交通静脉（见病例 37）、桥脑横静脉、脑桥延髓沟静脉和延髓横静脉。

纵行静脉分为正中组和外侧组。正中组静脉作为一吻合静脉通道由脑桥中脑前正中静脉、脑桥前正中静脉和延髓前正中静脉组成，并和脊髓前静脉相延续。静脉血流可向头侧走行至后交通静脉或大脑脚静脉或向尾侧走行至脊髓静脉。外侧组静脉有脑桥中脑

前外侧静脉、中脑静脉和延髓静脉，它们相互间并且与正中静脉吻合。本组一支特别重要的静脉是中脑外侧静脉，它连接 Rosenthal 基底静脉与脑干外侧静脉和延髓裂静脉。当 Rosenthal 基底静脉不连续时，前段会向后经中脑外侧静脉引流进入幕下静脉。此外，在 Galen 静脉畸形的患者中，侧位造影中看到的 ε 征的下部分显示出中脑外侧静脉，作为深静脉系统和颅外静脉的侧支静脉引流途径。

38.2.4　桥静脉

桥静脉穿过蛛网膜下隙和硬膜下腔到达硬膜静脉窦。这些桥静脉向上汇入 Galen 静脉，向后汇至窦汇和小脑幕窦，在外侧经岩静脉至岩上窦。脑干静脉和海绵窦之间小的桥静脉在血管造影中也很少见到。

38.2.5　永存枕窦

在三个胚胎脑膜静脉丛中，后丛经历的变化最少，一般在 50mm 阶段扩张成为枕窦。它作为窦汇和边缘窦间的连接（在枕骨大孔水平），与背侧椎内静脉丛相延续。枕窦在新生儿中较为显著，在出生后的第一年中随着颈静脉球成熟逐渐变小。

枕窦的出现可以解释横窦发育低下但颈静脉球大小正常或更大的情况，因为枕窦会经颈静脉球引流。

38.3　临床影响、补充信息和病例

见图 38.2 至图 38.8。

要点及注意事项

- 根据引流表面不同，颅后窝结构主要向三组集合结构引流。前（岩）面主要向岩上窦引流。上（天幕）面主要向 Galen 静脉引流。后下（枕下）面向窦汇和横窦引流。
- 静脉结构解释了在累及横窦和窦汇的硬膜瘘中颅后窝静脉瘀血。
- 幕下静脉经脑桥中脑静脉和中脑外侧静脉与 Rosenthal 基底静脉吻合。这些吻合解释了某些颈动脉海绵窦瘘的颅后窝引流。
- 小的桥静脉存在于脑干静脉与海绵窦之间。

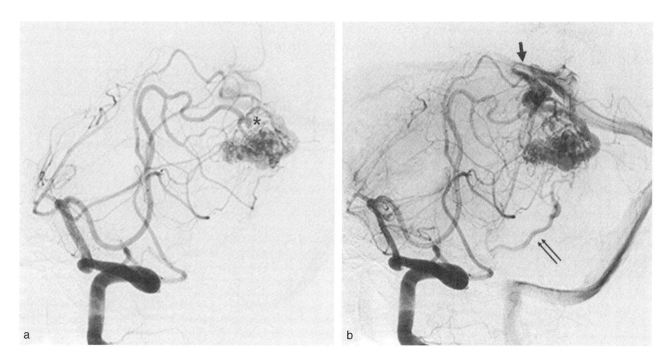

图 38.2　女性患者,19 岁,小脑 AVM 破裂致左侧小脑出血。左侧椎动脉造影动脉早期(a)和晚期(b)斜位像显示,一致密的 AVM 巢,伴血流相关性动脉瘤(a 中的 *)。静脉引流是通过半球上静脉,后组一支静脉经一侧小脑幕窦(箭头所示)汇入直窦,外侧组一支静脉经岩静脉汇入岩上窦(细双箭头所示)。

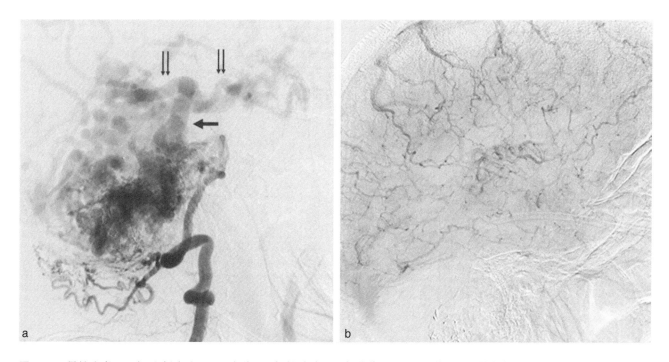

图 38.3　男性患者,72 岁,左侧小脑 AVM 破裂。左侧椎动脉造影侧位像(a)显示一散在的血管巢伴中脑外侧静脉(箭头所示)显著扩张,静脉反流入 Rosenthal 基底静脉,并随后进入幕上深、浅引流静脉(细双箭头所示)。左侧颈内动脉(ICA)(b)造影静脉期侧位像(b)显示,一"螺旋形"外观的皮层引流静脉,伴假静脉炎样慢性静脉瘀血。

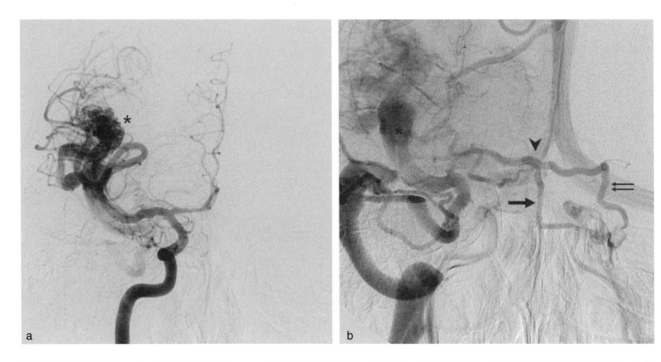

图38.4 男性患者,36岁,额叶岛盖未破裂AVM,计划行伽马刀治疗。右侧ICA造影动脉期(a)和静脉期(b)前后位像显示,右侧AVM血管巢(*),向Rosenthal基底静脉引流(经钩静脉或大脑中深静脉)。经后交通静脉(箭头所示)与的脑桥中脑和脑桥前正中静脉(箭头所示)相连向幕下静脉引流。还有向对侧中脑外侧静脉(细双箭头所示)引流,其随后经岩静脉引流入岩上窦。

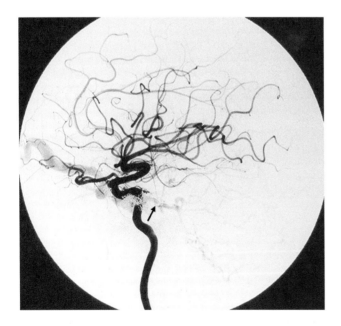

图38.5 左侧ICA造影侧位像显示,部分栓塞的恶性海绵窦硬脑膜动静脉瘘,伴幕下皮层静脉返流,反流血液通过岩上窦(箭头所示),经岩静脉引流至小脑前静脉。

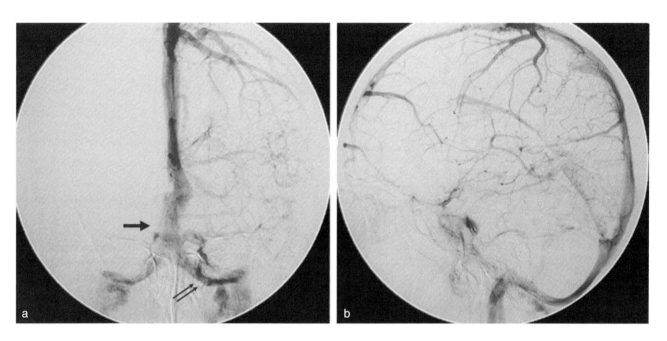

图38.6 一患者为查明蛛网膜下隙出血病因,行常规血管造影,这是他的左侧 ICA 造影静脉晚期前后位(a)和侧位(b)像。注意存在正中枕窦(箭头所示),其在两侧与边缘窦(细双箭头所示)相连。造影图中看不到横窦-乙状窦,它们可能严重发育低下或未发育。

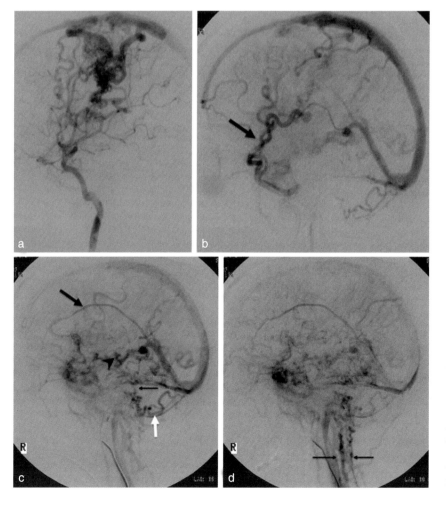

图38.7 女性患者,23 岁,进展性上升性截瘫伴言语塞涩。右侧 ICA 造影动脉早期(a)、毛细血管期(b)、静脉早期(c)和静脉晚期 (d) 侧位像显示, 一运动前区 AVM,主要向上矢状窦(a)引流。有次要的引流途径,经较细小的大脑中浅静脉(b 中的箭头所示)向海绵窦区引流,部分引流至翼窝。由于双侧横窦闭塞,主引流直接逆流入直窦。静脉早期像显示,血流从直窦流入下矢状窦(c 中的箭头所示),然后进入深静脉系统, 包括 Rosenthal 基底静脉(c 中的箭头所示)、中脑外侧静脉(c 中的细箭头所示)和小脑静脉(c 中的白色箭头所示)。作为唯一的潜在流出通道,血流进一步改变引流方向,经后颅窝吻合静脉网进入髓周静脉 (d 中的细箭头所示),引起颈髓静脉瘀血,因此导致了该患者的症状。

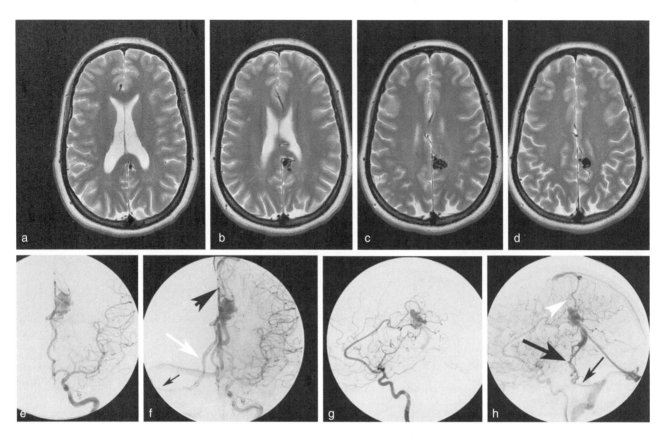

图 38.8　轴位 T2 加权像 (a~d)、左侧 ICA 造影动脉期和静脉早期前后位及侧位像 (e~h) 显示,扣带回后部 AVM 伴一异常小直窦,导致静脉引流改道进入顶内侧静脉,在头侧向上矢状窦 (箭头所示) 引流,向下经中脑外侧静脉 (箭头所示) 和岩上窦 (小箭头所示) 进入横窦。

推荐读物

[1] Huang YP, Wolf BS. The veins of the posterior fossa—superior or galenic draining group. Am J Roentgenol Radium Ther Nucl Med 1965; 95: 808–821

[2] Huang YP, Wolf BS, Antin SP, Okudera T. The veins of the posterior fossa—anterior or petrosal draining group. Am J Roentgenol Radium Ther Nucl Med 1968; 104: 36–56

[3] Lasjaunias P, Berenstein A, ter Brugge KG. Surgical Neuroangiography. Vol. 1. 2nd ed. Berlin: Springer; 2006

[4] Rhoton AL, Jr. The posterior fossa veins. Neurosurgery 2000; 47 Suppl: S69–S92

第 **7** 部分

脊髓

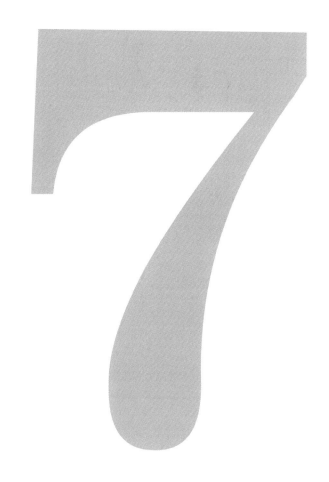

第 39 章

节段性脊髓动脉

39.1 病例描述

39.1.1 临床表现

女性患者,24 岁,主诉左腿进行性无力。在到达医院时,她无法在没有支持下通过左腿站立。感觉、膀胱功能和肠道功能还没有出现紊乱。她的左踝和左膝出现反射亢进,表现为阵挛;左足底反射增强。她左侧下胸部自出生时就有一片皮肤变色。

39.1.2 影像学检查

见图 39.1 和图 39.2。

39.1.3 诊断

T12 节段性血管瘤病(Cobb 综合征或青少年脊髓动静脉畸形)。

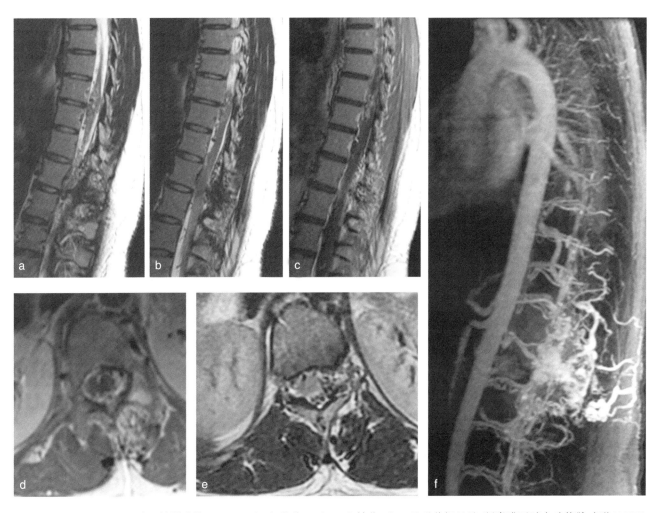

图 39.1 T2WI(a,b,e)、对比剂增强的 T1WI(c,d)、矢状位(a,b,c)和轴位(d,e)及磁共振显示,硬脊膜下髓内动静脉畸形(AVM)并椎旁 AVM,表现为左侧 T12 椎弓根内和椎旁组织的多发血管扩张,包括这个水平左侧的肌肉内。磁共振血管造影(f)显示,集中于 T12 水平的脊髓和椎旁软组织的广泛引流。病例续图 39.2。

39.2　解剖学

体节(它由椎体、椎旁肌、硬脊膜、神经根和脊髓构成)血供来自节段性动脉。这些为 31 个脊柱节段的供血的节段性动脉在胎儿期开始出现。这个节段性供血在胸段和腰段仍然保留经肋间或腰动脉供血。在上胸部,几个节段性动脉合并形成一个共同供血动脉,这是最高的肋间动脉。在颈部区域,这个血管重排则更加明显:在每一侧,三个纵向吻合血管的建立作为潜在的脊髓血液供应来源,即椎动脉、颈深动脉和颈升动脉。

椎动脉是节段间吻合的重要一环,它连接颈部节段性动脉,每一个都能够向一个节段供血,最突出的是齿突弓。在上颈部区域,潜在的血供来源是通过与颈外动脉的吻合,主要枕动脉(即 C1 和 C2 的吻合;见病例 4)和咽升动脉(即舌下动脉,它与椎动脉的 C3 侧支吻合,通过齿状突动脉弓向齿状突供血;见病例 30)。在骶部和下腰部区域,起自髂内动脉的骶动脉和髂腰动脉(通常供应 L5 水平)是脊柱尾端最重要的供血动脉。

在一般情况下,节段性动脉供应同侧既定体节上除脊髓外的所有组织。根据其胚胎学来源,每个体节的中心位于椎间盘的水平,因此,每一个椎体由两个连续的节段性动脉在两侧通过广泛的跨越中线和相邻节段的上方及下方的吻合来供血。后者是由一个椎管外纵行系统构成,该系统纵向连接相邻节段性动脉。血管走行在椎体或横突外侧面。这个系统颈部区域高度发达,椎动脉、颈深动脉及颈升动脉形成最有效的纵向吻合链(见图 39.3)。

除了这个椎管外系统,椎管内硬脊膜外系统构成

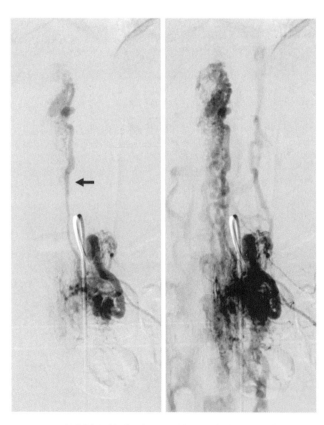

图 39.2　造影剂注射到左侧 T12 节段性动脉前后位脊髓血管造影动脉早期(a)和动脉晚期(b)显示,椎旁 AVM,动静脉分流沿节段性动脉供给皮肤、椎旁肌和椎体,以及一个背外侧根软膜动脉(箭头所示)向一个脊髓 AVM 供血。动静脉畸形影响多个部位,产生节段性血管瘤病。

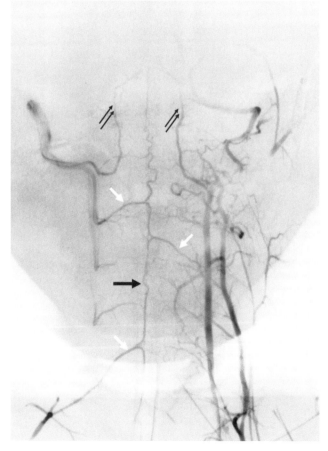

图 39.3　左侧颈升动脉注射造影剂后,丰富的血管吻合网络清晰可见。脊髓前动脉(黑色箭头所示)由多个根髓动脉(白色箭头所示)供血,逆行到达对侧椎动脉和颈深动脉。椎动脉在 C3 水平产生齿状突动脉弓(细双箭头所示)。

一个横向吻合,同时通过纵向吻合互连。该部位动脉向椎体和硬脊膜供血并且连接相邻的和对侧的动脉。这些吻合提供优良的侧支循环,并且因为这个原因,许多节段性动脉可以通过向一个节段动脉注射造影剂而显影(见图 39.3)。

广泛的椎管外和椎管内吻合的血管网络防止脊髓因节段性动脉闭塞导致的缺血(见图 39.4)。

该节段性动脉沿着椎体后方走行,由穿支动脉向椎体外周供血。肌支进一步向后供应该节段的肌肉,节段性动脉的脊柱分支通过椎间孔进入椎管,并规律的分为三个分支:椎管的前方和后方动脉供应骨性脊柱和一个根动脉供应相应节段的硬脊膜及神经根。

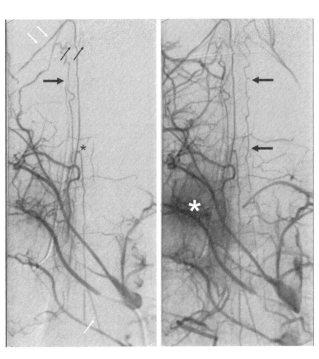

图 39.4　在不同的和不可预测的水平,脊髓前动脉被更多的节段动脉供血加强。这个年轻的患者怀疑 AVM,右侧胸 4 动脉注射造影剂在动脉早期(a)和动脉晚期(b)动脉显示了脊髓前动脉及其分成上、下分支(黑色小星号)。此外,在胸 4 的(白色箭头所示)上方和下方的逆行附加供血动脉可见显影。通过广泛的侧支提供横向和纵向的椎旁吻合,并通过动脉冠(黑色小箭头所示)吻合网络。另外,根软膜动脉可见显影(黑色箭头所示)。注射造影剂的节段动脉的水平可以通过广泛染色的(白色星号)椎体来推断。

39.3　临床影响、补充信息和病例

脊髓节段性供血的知识有助于理解索引中所遇到的疾病特点,即节段性疾病。其不仅影响脊髓,而且影响肌肉、骨骼及血管供应的皮肤。理解区域性血管解剖也有助于对不同的血管分流分类,根据不同的供血动脉,从而把脊髓血管畸形再细分成椎旁、神经根、硬脊膜和软脊膜动静脉畸形(见图 39.5)。

在出生后的发育中,脊髓血供的"修剪",导致部分脊髓供血动脉从节段性动脉退化。这个过程解释了为什么脊髓的血供不是必须由单一的节段性动脉供血。识别脊髓的供血动脉是极为重要的,在着手栓塞该分流血管,而该分流血管由根脊膜动脉(如硬脊膜动静脉瘘)供血,或为富含血管的脊柱转移瘤行术前栓塞时要栓塞节段性动脉,而供应脊髓的血管可能来自该节段性动脉(见图 39.6 至图 39.8)。

节段性动脉间丰富的侧支网络也解释了为什么硬脊膜动静脉分流的近端结扎栓塞是不会成功的,因为如果液体栓塞剂未达到引流静脉的近端"脚",随着时间的推移,其他硬脊膜分支将继续向该分流供血(见图 39.9)。

要点及注意事项

- 节段性动脉向对应的每一节段的椎体、肌肉供血,并发出椎旁分支和一个根动脉向神经根袖套的硬脊膜以及神经根本身供血。
- 供应脊髓的血管可能起自节段性动脉,在栓塞这些病变,如硬脊膜动静脉瘘、椎旁分流或富含血管的肿瘤之前准确辨别是必须的。
- 节段性动脉之间丰富的吻合网络可能导致邻近节段动脉误栓塞,尤其在使用渗透性较强的液体栓塞材料时。

知道这些吻合的存在是重要的,当采用液体栓塞剂慢慢栓塞时,吻合网络被打开,导致节段性动脉远端及其分支误栓塞。

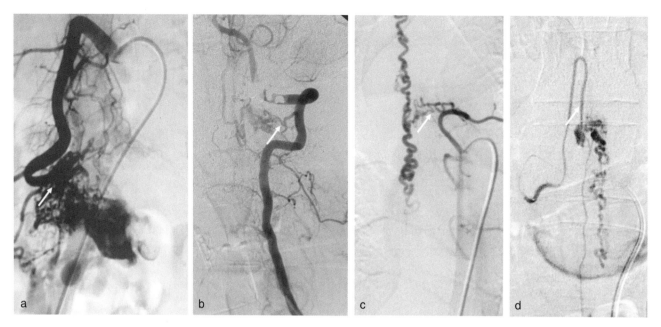

图 39.5 供血动脉类型决定了动静脉分流(a~d)的类型。在这张照片中,描述了四支不同的动静脉分流,在每个病例中用箭头指向供血动脉。在病例(a)中,该分流起自节段性动脉本身,从而形成一支椎旁分流。在病例(b)中,分流动脉是根动脉,形成神经根AVM。在病例(c)中,供血动脉是根脊膜动脉或硬脊膜分支,从而构成一个硬脊膜动静脉瘘。最后,在病例(d)中,供血动脉向脊髓正常供血,从而构成一个"软脊膜"动静脉畸形。

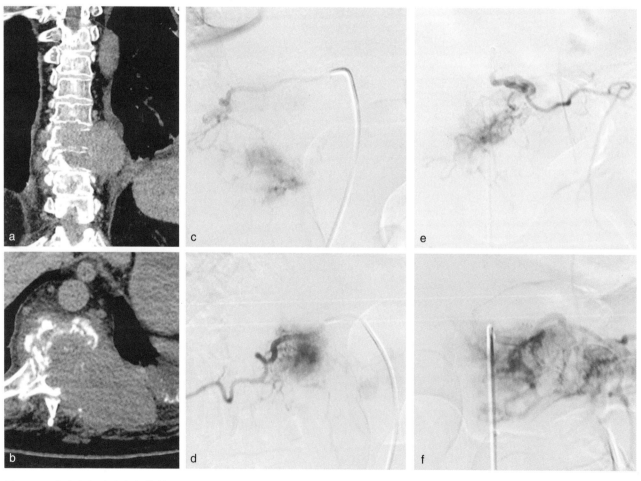

图 39.6 来自肾细胞癌的椎体转移瘤的 CT 冠状位(a)和轴位(b)像。在脊髓血管造影中,可以看到来自双侧节段性动脉的供血(c~f)。在栓塞这些病灶之前,重要的是要确保没有任何来自同一节段水平脊髓血供。

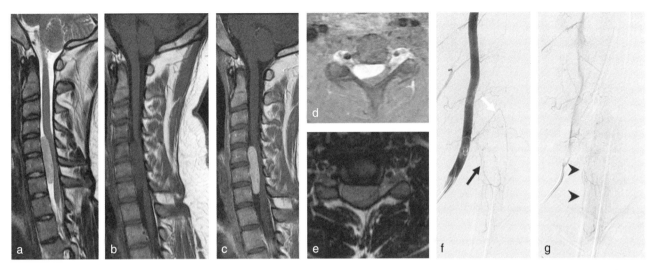

图 39.7 在这个患者中,矢状位(a,b,c)、轴位(d,e)、T2WI(a)、T1WI(b,e)和对比剂增强 T1WI 磁共振显示出病理证实的脊髓腹侧神经鞘瘤。椎动脉造影在动脉期(f)和毛细血管期(g)显示了脊髓前动脉(白色箭头所示)与向神经鞘瘤(黑色箭头所示)供血的动脉起自同一水平。注意淡淡的肿瘤染色(箭头所示)和脊髓前动脉的移位。

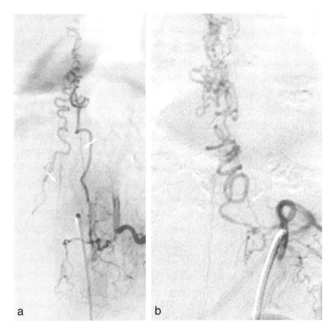

图 39.8 两个不同的患者脊髓造影(a,b)。两者都对硬脊膜动静脉瘘供血,其中之一从同一水平向脊髓供血(脊髓前动脉,白色箭头所示)。辨认脊髓供血是至关重要的,可以避免无意栓塞脊髓供血血管。

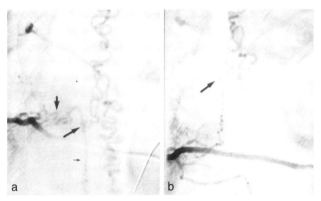

图 39.9 向右侧胸 7 节段性动脉(a)注射造影剂发现了由根脊膜动脉(短箭头)供血的硬脊膜动静脉分流,分流区(长箭头所示)位于胸 7 椎弓根下方。向胸 7 节段性动脉注射造影剂,可以看到右侧胸 7 硬脊膜降支(小箭头所示)与右侧的 T8 节段性动脉(b)的硬脊膜升支相吻合。这一病例证明了丰富的侧支供应是引起硬脊膜动静脉瘘的供血动脉近端结扎延迟重新开放的原因。

推荐读物

[1] Geibprasert S, Pereira V, Krings T et al. Dural arteriovenous shunts: a new classification of craniospinal epidural venous anatomical bases and clinical correlations. Stroke 2008; 39: 2783–2794

[2] Krings T, Mull M, Gilsbach JM, Thron A. Spinal vascular malformations. Eur Radiol 2005; 15: 267–278

[3] Thron AK. Vascular Anatomy of the Spinal Cord: Neuroradiological Investigations and Clinical Syndromes. Vienna: Springer; 1988

第 40 章

根软膜和根髓动脉

40.1 病例描述

40.1.1 临床表现

一个原本健康的 58 岁男性患者，出现急性发作性四肢瘫痪和上、下肢感觉丧失，严重头痛，进行性呼吸功能不全，需要气管内插管。

40.1.2 影像学检查

见图 40.1 至图 40.3。

40.1.3 诊断

来自未融合的脊髓前动脉的髓周动静脉瘘。

40.2 胚胎学和解剖学

虽然在胚胎期每个根动脉产生了一个根髓动脉向脊髓供血，在出生后，由于存在转化和融合过程，向脊髓供血的根动脉数量会减少。在一些不可预知的节段水平，根动脉有一支持续对脊髓供血，它通过腹侧神经根到达脊髓前表面或通过背侧神经根到达脊髓后外侧表面，以形成并提供表浅的脊髓动脉。通过这个供血动脉的"修剪过程"，2~14 根（平均为 6 根）前根髓动脉持续存在。后根髓动脉减少幅度较小，多数在 11~16 根。

有几个命名和分类法用于描述脊髓动脉，这可能会导致一些混乱。原有的分类是基于脊髓动脉的走行

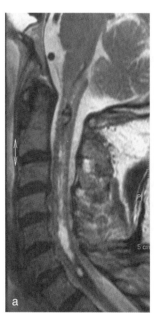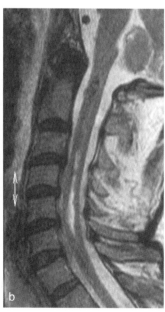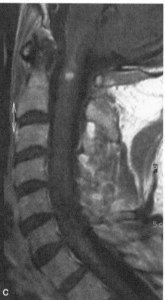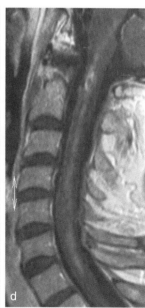

图 40.1 矢状位 T2WI(a,b)和 T1WI(c,d)磁共振显示脊髓出血，局灶性血凝块在 C2 水平脊髓中心，没有扩张的髓周血管。血液沿着中央管向头端和尾端延伸。患者首先保守治疗。他恢复了意识之后，行常规血管造影检查以排除微小动静脉畸形的可能性。病例续图 40.2。

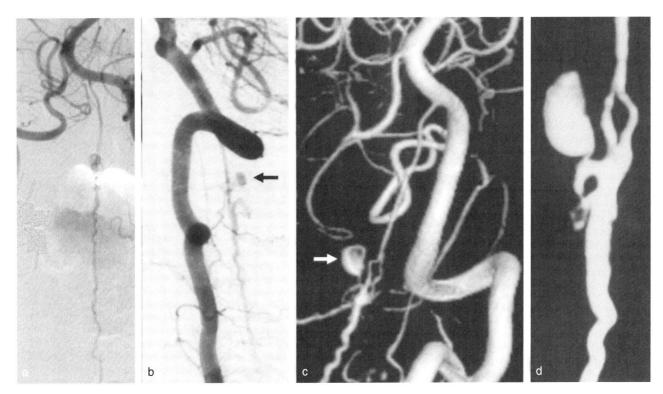

图 40.2　左侧椎动脉造影前后位（AP）（a）、侧位（b）和三维旋转重建（c,d）可以看到脊髓髓周动静脉瘘,由起自左侧椎动脉的轻度扩大的脊髓前动脉供血。在 C2 水平,脊髓前动脉（ASA）有局灶性开窗。另外,在 C2 水平,还可见瘘口由 ASA 的两个未融合的一支供血,一个静脉性（假性）血管瘤（箭头所示）是破裂点。病例续图 40.3。

（即,在后方、脊髓后外侧,或前表面,从而构成后动脉、后外侧动脉和脊髓前动脉）。由 Lasjaunias 提出的分类法按照脊髓根动脉供应的区域不同分为三种类型:神经根、根软膜和根髓。

脊髓根动脉是一个小分支,存在于每一个节段,向神经根以及相邻的硬脊膜供血。根软膜动脉向神经根和背外侧表面的软脊膜系统供血(经后根动脉)。根髓动脉供应神经根、表面软脊膜系统和髓质(经前根动脉)。这种分类与经典的分类相比,为介入神经放射学医生提供了很大的优势,因为它强调了脊髓灰质的前方供血的重要性。由于脊髓前动脉有神经根、跟软膜和根髓动脉供血,根软膜后外侧动脉可能有一些脊髓血供(即后角的一部分),所以,这种分类可能造成误解。这就是为什么作者最近提出了以下轻微改良,克服了解剖混乱的分类:神经根动脉向神经根及硬脊膜供血,也向脊髓供血。这些动脉存在于每一个节段,而以下两种类型可以存在或不存在于某些既定的节段。

首先是前根髓动脉,它与前方神经根伴行,后加入脊髓前表面纵行的主干(即脊髓前动脉)。除了此主供血动脉,到达脊髓软膜表面的一个较小的外侧动脉也来自于前根髓动脉。

其次是后根髓动脉,它与后方神经根伴行,后加入脊髓后外侧和(或)后侧纵行动脉系统。第一个位于外侧,第二个位于中间到后神经根进入区。这些动脉主要供应的软脑膜表面的网络,也可以发出分支向后角灰质供血。必须牢记,后根髓动脉及其分支主要供应脊髓的表面(即白质),而前根髓动脉主要供应脊髓灰质(见图 40.4)。

前根髓动脉和后根髓动脉向脊髓前方和后方纵行的表面血管吻合系统供血,这些血管被称为脊髓前动脉或脊髓后(或后外侧)动脉。脊髓前动脉,其直径为 0.2~1mm,沿前正中沟走行,起源于双侧椎动脉(图 40.5)。而典型的成对的脊髓后外侧动脉起源于寰椎前方的椎动脉或小脑后下动脉(PICA),其直径为 0.1~0.4mm。

这三个动脉从颈髓向脊髓圆锥方向走行,但不能向整个脊髓供血。相反,它们由前述的各个节段(和不

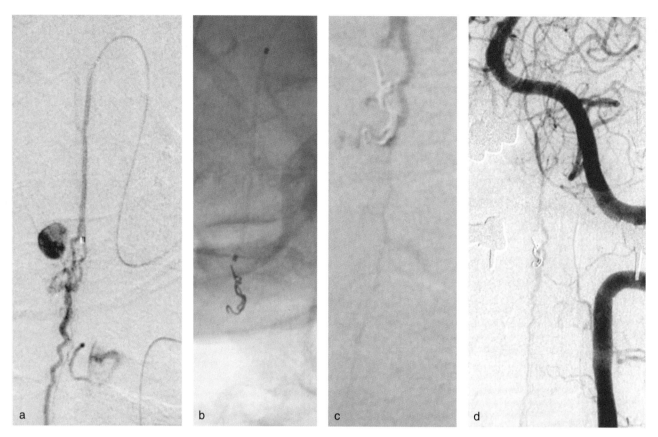

图 40.3　栓塞前选择性微导管造影(a)、栓塞中 X 线平片(b)和栓塞后椎动脉造影(c,d)显示,两个微弹簧圈,导致分流口闭塞,而 ASA 被保留下来。

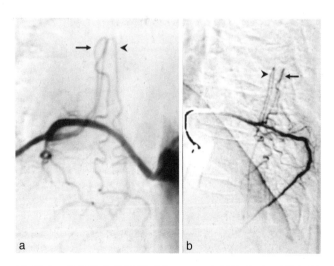

图 40.4　节段性动脉造影正位 AP(a)和侧位(b)显示从相同节段性动脉发出的脊髓背外侧动脉(箭头所示)和脊髓前动脉(箭头所示)。两个独立的血管起自根动脉伴随背侧和腹侧神经根到达脊髓后方和前方表面。前动脉到达中线,而后方动脉形成发卡样结构更靠外更加锐利。

可预测的)的前方或后外侧根髓动脉来进行加强。因此,在这些血管的血流方向可以是由尾端向头端的也可以是由头端向尾端的。最大的前根髓动脉是根髓大动脉或 Adamkiewicz 动脉,后者起源于胸腰膨大[T9 和 L1 之间(除外 L2 或 L3),左侧更常见;见图 40.6]。

另外,显著的腹侧供血是少见的。在颈部区域,C5 和 C8 之间腹侧根血动脉中有一个是明显(0.4~0.6mm)比其他血管更大的被称为颈膨大动脉。它更多起源于颈深动脉和颈升动脉而不是椎动脉。分布到颈髓的前根动脉数量平均 2~3 根。到上颈髓的腹侧动脉,起源于椎动脉颅内段,可能非常小,可以是单侧或双侧,并且可以相互融合或不融合。脊髓前动脉一段距离的非融合在这个部位是常见的。前根髓动脉发出典型的分支到达脊髓。升支继续沿前表面中线的根动脉的方向上行。降支,在胸腰段水平变成较大的一个,在前正中裂的入口处一到达中线便形成发卡样弯曲。前根髓动

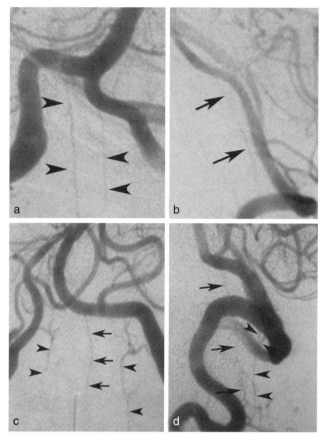

图 40.5　两个不同患者的椎动脉造影正位(AP)(a,c)和侧位(b,d)显示,脊髓前动脉起源的不同。它可以起源于一侧或两侧椎动脉,它在中线的连接处也是不同的,从早期融合于前正中沟到沿着脊髓前表面一长段的非融合排列。上排(a,b)显示,双侧未融合。下排(c,d)显示,通过脊髓后外侧动脉向脊髓背侧供血(箭头所示),这些脊髓后外侧动脉可能起自 PICA(当 PICA 起始点很低或者位于硬膜外时)或直接起自椎动脉(当 PICA 起始点高时),还显示了单侧起源的脊髓前动脉(箭头所示)。

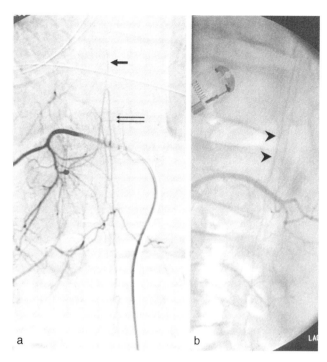

图 40.6　右侧胸 11 节段性动脉造影正位(a)和侧位(b)显示,脊髓前动脉的起源,表现为典型的发卡弯、小的升支(箭头所示)和一个较大的降支(细双箭头所示)。白色箭头指向由左侧胸 12 节段性动脉参与供血的吻合。在侧位像上,ASA 的走行可以理解成位于中线(箭头所示)。

脉始终在中线处到达脊髓,而后方血管到达脊髓时偏离中线。后根髓动脉在脊髓圆锥水平通过吻合半环连接到脊髓前动脉,这个半环被称为脊髓圆锥血管弓(见图 40.7)。

　　除了这些圆锥吻合,这两个系统通过广泛的软脊膜形成吻合。这个表浅软脊膜网络包围脊髓也被称为冠状动脉。如前所述,此表浅软脊膜系统供血主要来自后根髓动脉,而来自前根髓动脉或根髓动脉的供血进入中央沟之前的软膜下空间。在此,前方和侧方软脊膜系统的分支向冠状动脉的腹侧供血。

40.3　临床影响、补充信息和病例

　　丰富的吻合网络意味着在着手栓塞脊髓动脉时,液体栓塞材料能深入渗透到该网络并且可以通过脊髓前动脉和脊髓后动脉之间的冠状动脉开放侧支循环,这可能导致对正常血管的误栓塞。丰富的吻合网络也意味着以"寻找"脊髓动静脉畸形的完整供血,所有节段性动脉造影是必要的。白质主要由背外侧动脉供血,这意味着,与灰质主要由脊髓前动脉供血相比,通过脊髓背外侧动脉栓塞被认为是一个更安全的方法。如果患者病变只有脊髓背侧动脉单支供血,考虑到脊髓丰富的吻合网络(见图 40.8),供血动脉是可以考虑牺牲掉的。这对于脊髓血管母细胞瘤术前栓塞尤为重要:因为它们通常位于脊髓背侧面,血供通常来自脊髓背外侧动脉。

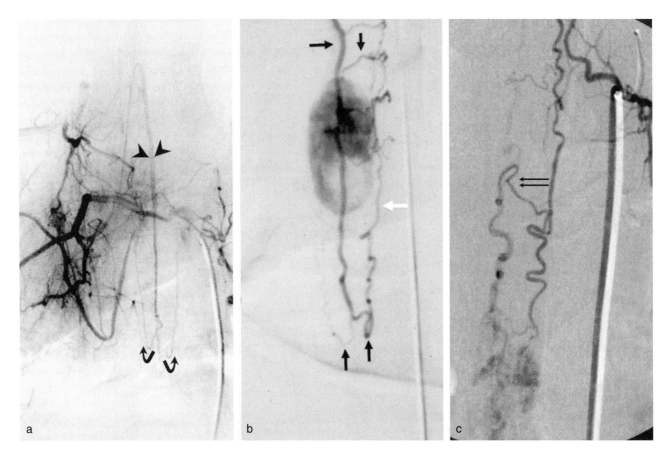

图 40.7 脊髓前动脉和后外侧动脉吻合的 3 个例子 (a~c)。(a) 正常解剖下可以看到未融合的脊髓前动脉 (箭头所示),下降到脊髓圆锥水平,ASA 通过圆锥下动脉弓 (弯箭头所示) 与两个后外侧相连接。(b) 动脉弓由于要向血管母细胞瘤供血而引起扩张。脊髓前动脉 (水平黑色箭头所示) 被认为不仅通过动脉弓 (垂直向上指向的黑色箭头),而且还通过冠状动脉 (垂直向下的黑色箭头所示) 与脊髓后外侧动脉 (白色箭头所示) 吻合。(c) 向圆锥动静脉畸形的患者一侧脊髓背外侧动脉注射造影剂,可以看到通过后部绳梯吻合使对侧背外侧动脉 (细双箭头所示) 显影。

要点及注意事项

- 脊髓的动脉总是沿着前或后方神经根走行到达脊髓。在不使用侧位成像的情况下,脊髓表面 (脊髓前动脉更靠近中线,脊髓后动脉更靠近侧方) 发卡样弯曲的位置可以用来识别供血动脉的类型。
- 在脊髓前动脉造影停滞是出现在静脉充血的情况,并说明分流存在其他地方,干扰了正常的动静脉交通 (见图 40.9)。
- 在儿科,患者脊髓充血或远端分流性病变,脊髓前动脉经常是变得相当弯曲,而不应该与静脉混淆 (见图 40.10)。此外,儿童患者和自幼儿期就存在异常分流的患者脊髓血管很少"修剪" (即多个节段动脉仍向脊髓供血)。

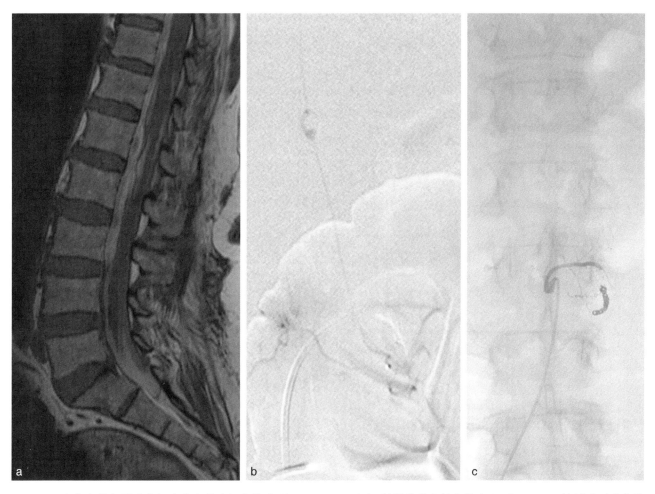

图 40.8 这个患者有严重背部疼痛和截瘫超急性表现。T1WI(a)显示，硬脊膜囊内的大量出血(在 T1WI 上蛛网膜下隙高信号)。脊髓血管造影(b)显示，起源于脊髓背外侧动脉位于硬膜下的夹层动脉瘤。供血的根动脉通过弹簧圈闭塞(c)。由于这不是一个分流性病变，没有逆行充填到夹层动脉瘤的血流。广泛的侧支吻合，包括篮状和绳梯吻合，防止脊髓的缺血损伤。

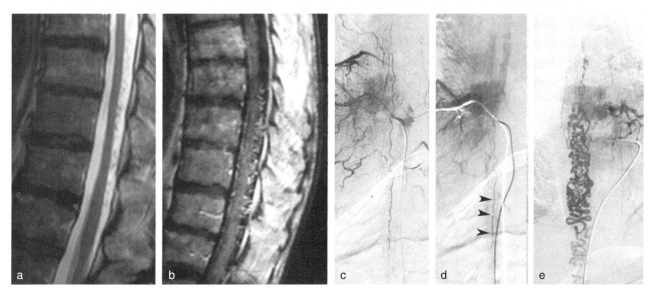

图 40.9 该患者的 T2WI(a)和对比剂增强的 T1WI(b)磁共振显示异常流空影，表明硬脊膜动静脉分流的存在。脊髓血管造影在根髓大动脉水平(c,d)揭示了 ASA 在静脉期持久造影剂滞留，暗示其他地方有一分流处(箭头所示)的存在。在这名患者，硬脊膜动静脉瘘(e)在另一个水平被发现。

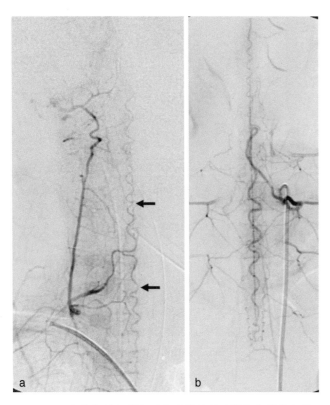

图 40.10　这位儿科患者表现为弥散性脊髓肿胀和异常血管，脊髓血管造影(a,b)没有显示分流，而是脊髓充血。脊髓前动脉显示增加迂曲(箭头所示)，在儿童人群属于正常的发现，不应该被误认为是静脉。

推荐读物

[1] Krings T, Geibprasert S, Thron AK. Spinal vascular anatomy. In: Naidich TP, Castillo M, Cha S, Raybaud C, Smirniotopoulos JG, Kollias S, Kleinman GM, eds. Imaging of the Spine: Expert Radiology Series, Expert Consult. Philadelphia: Elsevier Health Sciences; 2010:185–200

[2] Lasjaunias P, Berenstein A, ter Brugge KG. Surgical Neuroangiography. Vol. 1. 2nd ed. Berlin: Springer; 2006

[3] Thron AK. Vascular Anatomy of the Spinal Cord: Neuroradiological Investigations and Clinical Syndromes. Vienna: Springer; 1988

第41章

脊髓固有动脉

41.1 病例描述

41.1.1 临床表现

患者,37岁,表现为急性发作的背部刺痛,紧随的截瘫和中胸段以下感觉丧失。

41.1.2 影像学检查

见图41.1和图41.2。

41.1.3 诊断

软脑膜血管团型动静脉畸形(AVM),起自脊髓前动脉沟联合动脉的假性动脉瘤。

41.2 解剖学

脊髓供血的主要来源是其腹侧轴线上的脊髓前动脉(ASA)。直接向脊髓供血的起源于脊髓前动脉的是中央动脉(中央沟动脉和沟联合动脉),这些动脉起

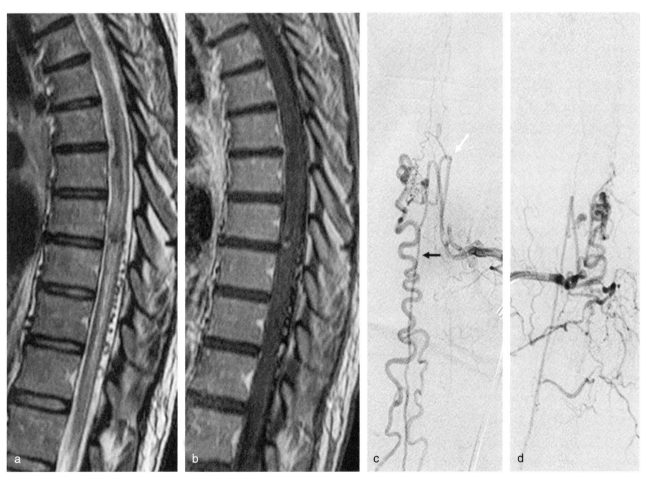

图41.1 矢状位T2WI(a)和T1WI(b)磁共振显示,脊髓出血、脊髓水肿以及脊髓后方的髓周流空影,中胸部和下胸部的病变在注射对比剂后被强化,增加了脊髓AVM的可疑性。左侧胸10节段性动脉造影在正位(AP)(c)和侧位(d)显示,一个分流性病变,该病变由脊髓前动脉(箭头所示)和脊髓后动脉(白色箭头所示)供血。作为解剖变异,脊髓前动脉和脊髓后动脉起自同一节段动脉。位于中线脊髓内的动脉瘤要注意是破裂点。病例续图41.2。

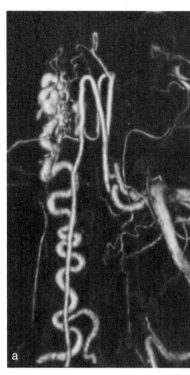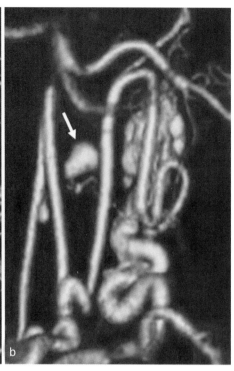

图 41.2　3D 旋转重建图像(a,b)证实，所述动脉瘤（箭头所示）起自沟联合动脉，后者连通脊髓前动脉和脊髓后动脉。（见彩图）

自脊髓前动脉,穿支起自表浅的软脊膜吻合网络,覆盖脊髓。中央沟动脉是离心分布的,直径为 0.1~0.25mm,并且提供灰质的最大部分供血。它们穿过实质到达前正中裂的深面,走行至脊髓的另一侧,分支主要分布在灰质内(见图 41.3)。

这些动脉可以通过跨髓动脉形成吻合,深部的穿支动脉起自冠状动脉或脊髓后外侧动脉。这些穿动脉起源于脊髓浅表的软脊膜网络(冠状动脉),从外围穿过白质纤维,从而构成向心的动脉系统。这些血管数量很大,最大直径达 0.05mm。脊髓后动脉和脊髓后外侧动脉供应脊髓背侧冠状动脉 1/3 的血量,并以这种方式,与中央动脉分支共同为脊髓后角和中央灰质边缘部分供血。脊髓后动脉/脊髓后外侧动脉不像脊髓前动脉有明确的供血区域,这意味着它们主要增强软脊膜动脉的绳梯状网络结构。中央动脉的数量在不同的水平是不同的;在颈膨大,每(纵向)厘米有 5 支中央动脉。它们在水平位走行。在胸段,每厘米有 2~3 支中央动脉,具有急剧上升和下降中央动脉分支的发生率比较高。中央动脉密度最大的部位在胸腰膨大处,每厘米有 6~8 支中央动脉(见图 41.4)。

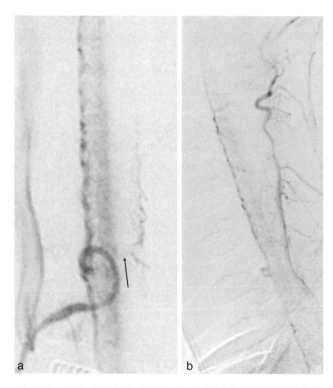

图 41.3　两个脊髓充血患者(a,b)的脊髓血管造影侧位像显示,沟联合动脉向脊髓前方供血。箭头指向一个跨髓吻合,该吻合穿过脊髓将前方供血系统与后方供血系统连接起来。

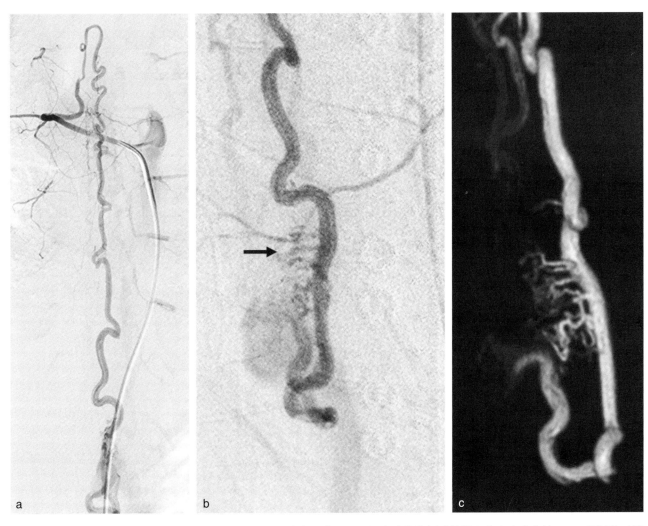

图 41.4 脊髓前动脉造影正位(AP)(a)、斜位(b)和 3D 旋转重建(c)显示,脊髓背外侧动脉供血的高流速瘘的 AVM,脊髓前动脉通过篮状吻合间接的向 AVM 供血。此外,多个扩大的沟联合动脉(箭头所示)走行通过胸腰膨大到达背侧表面向瘘口供血。(图 41.4c 见彩图)

41.3 临床影响、补充信息和病例

脊髓前动脉和脊髓后动脉之间连接的密度要牢记,液体栓塞材料能深入渗透到该连接网络并且可以通过脊髓前动脉和脊髓后动脉之间的冠状动脉开放侧支循环,这可能导致对正常血管的误栓塞。考虑到沟联合动脉连接的跨髓吻合和冠状动脉连接的髓周吻合量非常丰富,髓内动静脉畸形(即血管巢型或血管球型)几乎总是由脊髓前动脉和脊髓后动脉供血(见图 41.5)。

软脑膜脑动静脉畸形与脊髓髓内动静脉畸形相似,可以发生在单个区域,也可以是多个区域,并且可以有多支或单支供血动脉(图 41.6)。

随着正常血管扩张出现的二次诱导的血管病变化可能存在,并且必须与真正的分流病变鉴别。与髓内动静脉畸形相比,髓周瘘仅由单一血管供血(再次类似于对应的颅内动静脉畸形、软脑膜脑动静脉瘘)。这可能是脊髓前动脉或脊髓后外侧动脉,绳梯吻合或冠状动脉,取决于动脉和静脉之间过渡的位置。在后面两个病例中,可以看到瘘有多支供血动脉;然而,必须牢记,这是与脊髓固有动脉间的吻合有关系。在这些病例中,人们可以选择最直接的和(或)最安全的途径来治疗瘘。潜在侧支循环和吻合的大量变异可以解释了多种类型的脊髓梗死,正如在图 41.7 中所描述的。

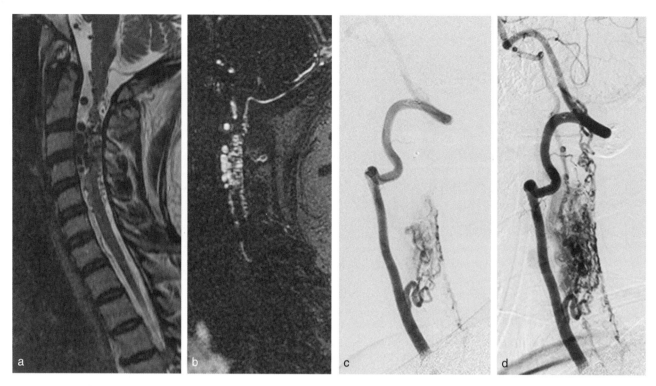

图 41.5　矢状位 T2WI 磁共振(a)和对比剂增强的 MRA(b)显示,髓内 AVM。左侧椎动脉造影侧位动脉早期(c)和动脉晚期(d)证实是 AVM,它看起来主要由 ASA 供血,但越过了整个脊髓。脊髓后表面可以看到异常扩张血管,是因为脊髓前动脉和脊髓后动脉之间有丰富的吻合网络。

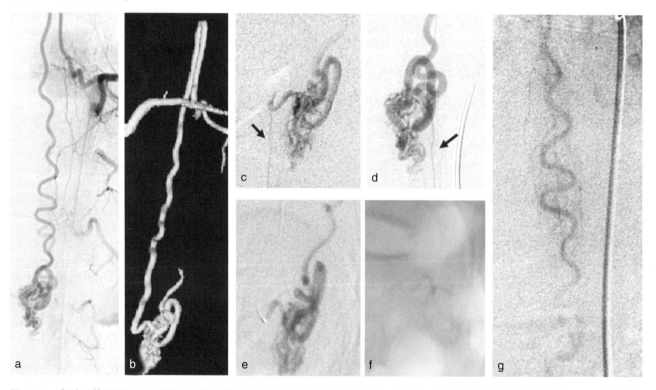

图 41.6　脊髓血管造影显示,节段性动脉向脊髓前动脉供血(a),软脊膜髓内 AVM 的主要供血动脉是脊髓前动脉。3D 旋转重建图像(b)显示,该单支的沟联合动脉向血管巢供血。在沟联合动脉近端通过微导管造影侧位像(c)和正位像(d)显示,正常口径的 ASA 向尾端走行(箭头所示)。沟联合动脉远端微导管造影(e)显示了微导管的位置,这种情况下,Glue 胶只在沟联合动脉内弥散(f),所以能完全栓塞 AVM 并且保护正常的脊髓前动脉(g)。

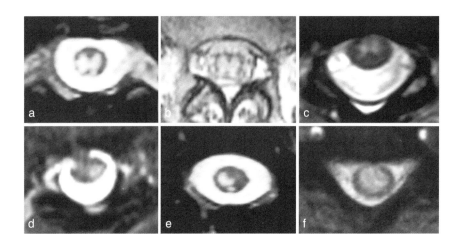

图 41.7 6 个不同患者脊髓前方梗死的轴位 T2WI 磁共振像。上面一排（a,b,c）显示了典型的脊髓前动脉供血区梗死，脊髓中央灰质梗死外观上像 "猫头鹰眼"，T2 像上是高信号，它主要由脊髓前动脉供血；然而白质是保留下来的，因为它主要是由主要由脊髓后外侧动脉供血的浅表的冠状动脉网络供血。潜在的跨髓吻合通路进一步远侧缺血，仅单侧沟联合动脉可以解释模式的缺血，正如下面一排中所见（d,e,f）。

要点及注意事项

- 脊髓固有动脉可以细分为那些起源于脊髓前动脉，供应脊髓中央并呈现出一个离心分布的血管网以及那些起源于脊髓后动脉，供应脊髓外周（包括白质），并呈现出一个向心分布的血管网。

- 它们可以通过脊髓外周的冠状动脉或中央的沟联合动脉吻合，并穿至脊髓深面。丰富的吻合可以解释横断面上脊髓梗死的多样性。

- 典型的髓周瘘仅有一个供血动脉，考虑到丰富的吻合网络，不同脊髓供血动脉对瘘的间接供血也能看到；而中央髓内动静脉畸形很常见的有多个直接供血动脉。

推荐读物

[1] Krings T. Vascular malformations of the spine and spinal cord: Anatomy, classification, treatment. Clin Neuroradiol. 2010 Mar; 20(1):5-24

[2] Krings T, Thron AK, Geibprasert S et al. Endovascular management of spinal vascular malformations. Neurosurg Rev 2010; 33: 1–9

[3] Thron AK. Vascular Anatomy of the Spinal Cord: Neuroradiological Investigations and Clinical Syndromes. Vienna: Springer; 1988

终丝动脉

第 **42** 章

42.1 病例描述

42.1.1 临床表现

一名 42 岁男性患者，双侧下能感觉异常和虚弱已有 6 个月。患者在就诊之前 3 个月发生尿失禁，1 个月后又发生阳痿。

42.1.2 影像学检查

见图 42.1 和图 42.2。

42.1.3 诊断

终丝硬脊膜动静脉瘘。

42.2 胚胎学和解剖学

终丝原基形成于次级神经胚形成过程中。此过程发生在尾椎神经孔关闭后。次级神经管的退化、变异导致终丝出现，它作为纤维结构连接脊髓圆锥与尾骨之间。终丝有两个组成部分。终丝内部是原始软脑膜的延伸，它连接脊髓圆锥到硬脊膜囊的终端。终丝外部是从硬脊膜囊终端到尾骨的延伸。

典型的终丝供血是单血管的，由终丝动脉供血。此动脉起自脊髓圆锥，是脊髓前动脉的向尾部的延伸。最常见的是，脊髓前动脉在脊髓圆锥处分叉并形成弓形吻合，终丝动脉起自分叉的分支之一。此部位的解剖变异已被描述，包括脊髓前动脉的三分叉，其

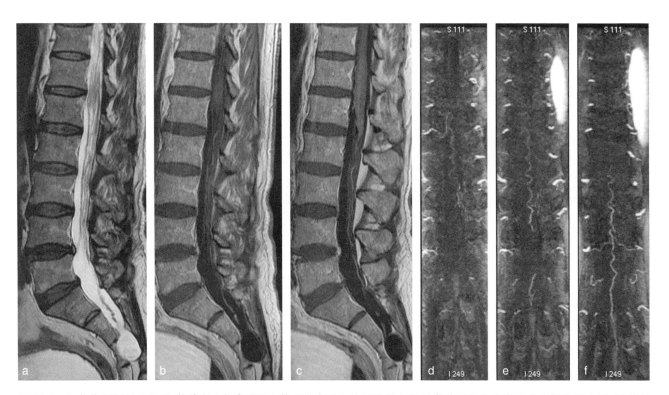

图 42.1 矢状位 T2WI(a)显示，静脉充血与脊髓的血管源性水肿和从下胸髓水平到脊髓圆锥的肿胀以及伴行的流空影，提示扩张的髓周静脉。对比剂增强的 T1WI(b,c)显示下胸髓中等程度的弥漫性增强，提示慢性静脉缺血。对比剂增强的脊髓血管 MRA (d,e,f)显示，扩张的中线血管，可能是脊髓前动脉，向下行至终丝。患者接受常规血管造影进行进一步的评估。病例续图 42.2。

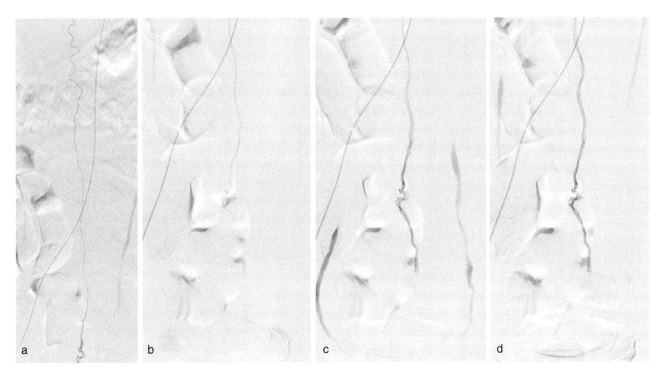

图 42.2　右侧胸 8 节段性动脉造影 (a~d) 显示，异常扩大、迂曲脊髓前动脉，导致一个动静脉瘘，其位于锥体下方 S2–S3 终丝水平。单独的瘘口位于终丝动静脉之间，引流静脉沿终丝向头端引流，流入髓周静脉。

中之一向尾端延续形成终丝动脉。

没有神经根从尾端向脊髓圆锥发出，因此所有的根髓动脉供血通过终丝动脉由脊髓圆锥向终丝方向供血，这一事实支持终丝动脉是单血管的。然而，这种单血管供血理论在一些病例报道之后又成为争论的话题，这些病例报道描述了终丝的瘘由终丝动脉和脊髓弓下吻合的分支，如骶正中和骶外侧动脉供血。看起来终丝的动脉供应可以是终丝动脉和经由腰骶神经根脊髓弓下血管的分支。

终丝的静脉引流是单数，由终丝静脉来引流。终丝静脉走行在终丝动脉背侧，与终丝延伸的口径是一致的。它在终丝内部的尾端横穿硬脊膜并与脊髓前静脉相延续。静脉既可以流向头侧也可以流向尾侧。

42.3　临床影响

终丝硬脊膜动静脉瘘导致椎管内静脉压增加和正常脊髓静脉引流下降。这导致静脉充血和脊髓的局部缺血。患者的典型表现为进行性加重的脊髓病变，这几乎在所有的患者都需要干预。处理的明确目标是消除瘘口。为此。动静脉瘘口的直接手术切断是一种选择。血管内栓塞也是一种选择；然而，血管内栓塞有引起相当大的脊髓缺血性损伤的风险，因为需要在多个节段经脊髓前动脉插入微导管。另外，终丝动脉的狭窄口径通常会妨碍血管内治疗的可能性。

这些瘘位于硬脊膜下终丝内部的软脊膜上，并接受根髓动脉通过脊髓前动脉到终丝动脉的血供。这导致它们一般分类作为髓周动静脉瘘。然而，终丝动静脉瘘 (AVF) 明显不同于髓周动静脉瘘，后者更多位于脊髓圆锥和脊髓头端，并且会有单独的根髓动脉供血。终丝动静脉瘘似乎表现为过渡性分流，可以从供应腰骶部神经根硬脊膜的脊髓弓下血管分支到根髓动脉形成的终丝动脉。

这使得在怀疑终丝动静脉瘘时的所有的胸腰段节段性动脉选择性脊髓造影及髂内动脉造影检查是必不可少的。在处理这些病变时的一个潜在缺陷是不能确定瘘口的所有供血动脉。一个不完全确定的终丝病变可导致外科手术中的并发症或治疗后症状持续存在。

42.4　补充信息和病例

终丝动静脉瘘需要与脊髓尾端和圆锥的髓周动静脉瘘相鉴别。在这个部位,这些髓周动静脉瘘往往是单支由脊髓前动脉供血,而这些髓周动静脉瘘的静脉引流模式和临床表现与终丝动静脉瘘是如此的相似,以至于它们此前分类在一起。然而,瘘的精确定位对正确的治疗计划是至关重要的。在大多数情况下,对终丝动静脉瘘的显微手术切除是完全可行的。终丝中有功能的神经元的缺乏允许在终丝动静脉瘘中切断终丝。脊髓圆锥或脊髓尾端髓周动静脉瘘的手术治疗远非如此简单,特别是当瘘口位于脊髓的前方时。在这些情况下,血管内介入栓塞作用当然值得考虑的,并且在一些特别具有挑战性的病例,保守治疗也是可以考虑的。

终丝动静脉瘘的另一个重要的鉴别诊断是在腰骶部的更常见的硬脊膜动静脉瘘。这些瘘口位于神经根袖套或相邻的硬脊膜内。它们的动脉供应来自根膜动脉并通过根静脉引流到椎管内髓周静脉。这些硬脊膜动静脉瘘的静脉引流模式和临床表现与终丝动静脉瘘相似;然而,它们的治疗不同。典型的硬脊动静脉瘘位于神经根的下方,可以位于相邻硬脊膜的任何部位,并且手术暴露不同于终丝动静脉瘘。此外,血管内栓塞来治疗这些病变常常被认为是安全的,而且在许多情况下可作为首选,外科干预作为次要选择。由于这些原因,终丝动静脉瘘和腰骶部动静脉瘘的明确鉴别对治疗是非常重要的(见图 42.3 和图 42.4)。

> **要点及注意事项**
>
> - 终丝动静脉瘘与附近那些硬脊膜动静脉瘘症状上相似;然而,在考虑栓塞那些病变时,辨认和区分它们是至关重要的。
> - 终丝动静脉瘘可以由终丝动脉和硬脊膜分支供血。

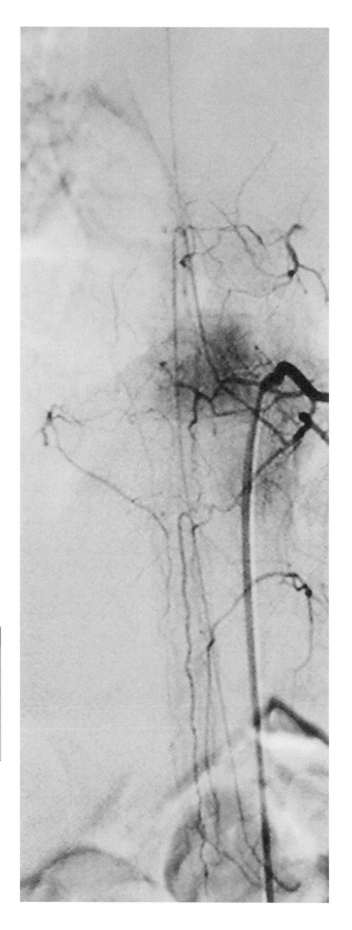

图 42.3　脊髓血管造影显示,根髓大动脉(Adamkiewicz 动脉)的脊髓前动脉在圆锥下延续为终丝动脉,它不向脊髓供血。

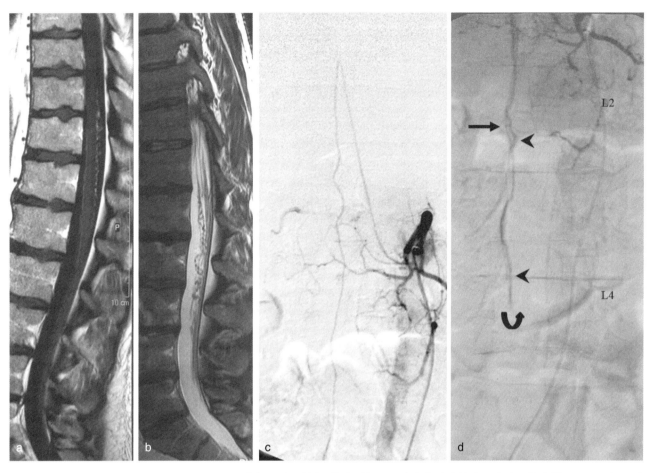

图42.4 对比剂增强的T1WI(a)和T2WI(b)磁共振显示,髓周血管在腰部和下胸段的异常扩张。脊髓血管造影(c,d)显示,根髓大动脉(Adamkiewicz动脉)在L4水平的动静脉瘘(弯曲箭头所示),由终丝动脉(箭头所示)供血,向头端分别向终丝静脉(箭头所示)和髓周静脉引流。

推荐读物

[1] Djindjian M, Ribeiro A, Ortega E, Gaston A, Poirier J. The normal vascularization of the intradural filum terminale in man. Surg Radiol Anat 1988; 10: 201–209

[2] Fischer S, Aguilar Perez M, Bassiouni H, Hopf N, Bäzner H, Henkes H. Arteriovenous fistula of the filum terminale: diagnosis, treatment, and literature review. Clin Neuroradiol 2013; 23: 309–314

[3] Jin YJ, Kim KJ, Kwon OK, Chung SK. Perimedullary arteriovenous fistula of the filum terminale: case report. Neurosurgery 2010; 66: E219–E220, discussion E220

[4] Lim SM, Choi IS, David CA. Spinal arteriovenous fistulas of the filum terminale. AJNR Am J Neuroradiol 2011; 32: 1846–1850

[5] Lasjaunias P, Berenstein A, ter Brugge KG. Surgical Neuroangiography. Vol. 1. 2nd ed. Berlin: Springer; 2006

第 43 章

脊髓静脉

43.1 病例描述

43.1.1 临床表现

6 岁的女性患者,表现为颈部后方的震颤和轻度头痛。由于在颅颈交界区有异常流空影,她被转移到我科,在那里进行了脊柱 MRI 检查,随后是常规血管造影。

43.1.2 影像学检查

见图 43.1 至图 43.3。

43.1.3 诊断

先天性无双侧颈静脉孔的大脑血流由髓周脊髓静脉引流。

43.2 解剖学

脊髓静脉引流模式与动脉走行有本质的不同,最重要的区别是脊髓动脉始终沿着神经走行分布,而脊髓静脉却不一定如此。它们的排列是根据从脊髓实质引流到硬脊膜外静脉丛的方向来描述。

脊髓实质的血液通过固有的静脉在轴向平面呈辐射状引流,直到辐射状静脉到达脊髓表面。它们在大部分脊髓节段表现为水平、辐射状和对称性分布。仅在下胸髓、从腰膨大下方到圆锥,中央沟静脉(0.1~0.25mm)比许多辐射状静脉大。在脊髓软膜水平,血液汇聚基本上靠两个纵向收集器:前方和后方正中的脊髓静脉。前正中线的静脉位于脊髓前动脉的下方,两者均位于软膜下。它的最大径在腰骶部达到最大。在约 80% 的病例中,它作为非常大的终端静脉与终丝

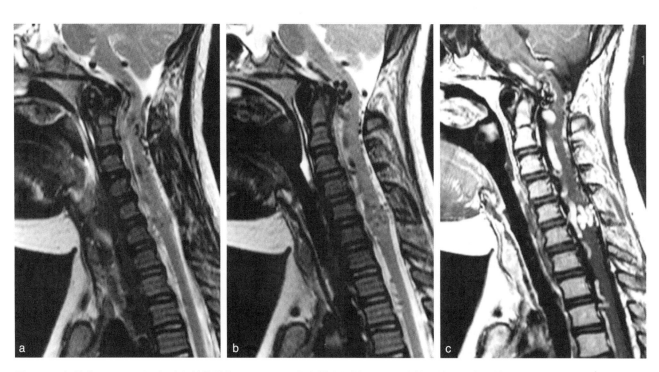

图 43.1 矢状位 T2WI(a,b)和对比剂增强的 T1WI(c)显示,围绕颅颈交界区和髓周区域的异常血管。在颈 5/6 水平,可以看到脊髓内的异常血管团。没有脊髓水肿。病例续图 43.2。

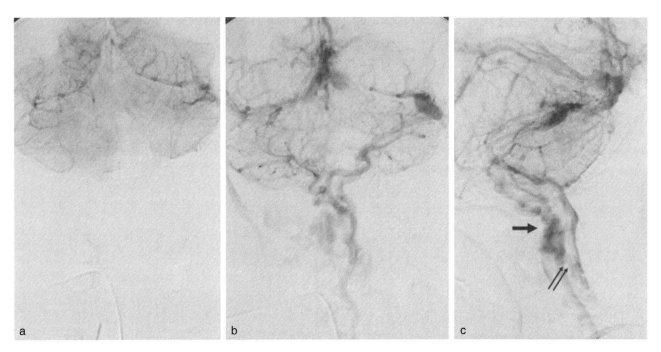

图 43.2　椎动脉在毛细血管期(a)和静脉期(b,c)的正位(AP)(a,b)及侧位(c)造影未能发现动静脉分流病变。不论是横窦、乙状窦，还是颈静脉球和颈内静脉都未显示。大脑的引流仅由前方的髓周静脉，并进一步向下，经由贯穿脊髓的吻合在颈 5/6 水平引流向后方髓周静脉系统。继续向尾侧看，引流通过正常的神经根静脉进入硬脊膜外静脉丛。病例续图 43.3。

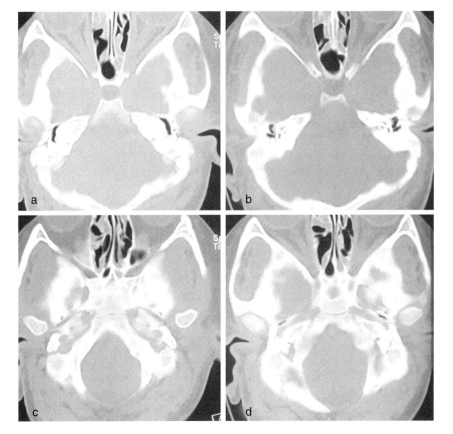

图 43.3　造成这种特殊引流模式的原因被认为是先天性无颈静脉孔的良性变异，正如在 CT 骨窗 (a-d) 中所证实的。这个病例突出脊髓在大脑引流中的潜在作用，这种引流通过髓周静脉、静脉的髓内连接及流出通道到达硬膜外椎静脉丛。

一起到达硬膜囊末端。脊髓前方和后方的纵行静脉系统在走行、大小和位置上比动脉系统具有更大的变异性。纵向的中线静脉并不总是连续的,可以被更小的口径的次级系统所取代。

脊髓后正中静脉的走行与后外侧动脉不同,在胸腰段膨大处特别粗大。该静脉的曲张、褶积是常见的。胸腰膨大处的后正中静脉位于髓周蛛网膜下隙。该静脉在所有髓周血管(包括动脉)里面具有最大的直径,最大直径可达 1.5mm,它们是在正常的 MRI 扫描中最可能被看到的血管。它们是软脊膜血管网络的一部分,也被称为软脊膜静脉丛或者冠状静脉丛。

实质内的跨髓静脉吻合是存在的。这些中线处的吻合,直径为 0.3~0.7mm,连接前正中和后正中静脉同时接收无属支的脊髓固有静脉(见图 43.4)。由于它们的直径较大,在对比剂增强的 MRI 上可以看到。

通过这些大的吻合,血液可以容易地从脊髓一侧流到另一侧。这些吻合在胸髓最常见。在颈髓水平,前正中和后正中静脉连接到枕骨大孔周围的脑干静脉和基底窦。

浅静脉的血液通过根静脉引流至硬脊膜外静脉丛。中线血管到根静脉的走行类似动脉血管的(见图 43.5)发卡样结构。

因此,在血管造影图像中,静脉可能被误认为是动脉,特别是当一个动静脉分流导致早期静脉充盈时。出于同样的原因,在非时间分辨的 MR 或 CTA 上区分脊髓前动脉和根静脉是有时不可能的。静脉引流

的数量很大。脊髓前方和后方表面可以识别的根静脉平均有 25 根。如果排除较小静脉(直径<0.25mm),引流脊髓的根髓静脉数在前方系统为 6~11 根,后方系统为 5~10 根。随着年龄的增长,根静脉会纤维化或消失,根静脉的数量可能会减少。

脊柱和脊髓的血流通过多个根静脉直接引流至硬脊膜外静脉丛,而从硬脊膜外静脉丛向脊髓的反流(例如,硬脊膜外静脉造影),通常遇不到,并且在文献中也罕有描述。此外,在尸体解剖研究中,从外围(即肋间静脉)向脊髓静脉注射几乎是不可能的。这种阻碍反流的机制一直是一个有争议的问题。解剖学研究中已将静脉瓣膜的存在排除在外。相反,抗反流系统

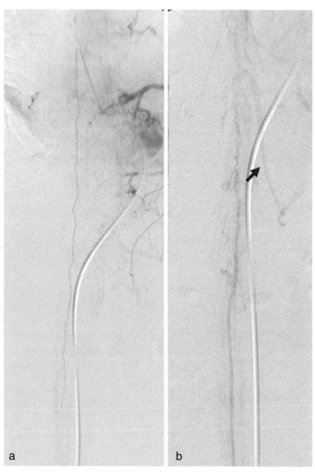

图 43.5 选择性注射造影剂至节段动脉显示脊髓前动脉起源的动脉期(a)和静脉期(b)造影显示,脊髓前动脉在动脉期的经典发卡曲线。然而,很明显,在静脉期,引流静脉通过根静脉引流形成相似的发卡样结构(箭头所示)。由于静脉直径通常比动脉大,静态磁共振血管造影或 CTA 上的"发卡"样结构,也因此可以是轻度扩大的脊髓前动脉(因为血流增加),或一个正常大小的静脉血管。

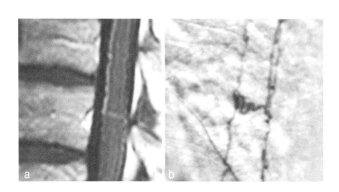

图 43.4 对比剂增强的矢状位 MRI T1 加权像(a)和对应的脊髓血管造影静脉期侧位像(b)。跨髓静脉吻合可以连接前方和后方的髓周静脉系统。它们(跨髓静脉吻合)有时在对比剂增强的 MR 是可以看到的并且是脊髓引流的正常变异。这些正常的跨髓静脉解释了为什么脊髓没有发育性静脉异常:不同静脉系统之间的跨髓静脉吻合是正常的而不是引流变异(跨脑静脉引流在大脑是静脉发育异常,深静脉与浅静脉系统是分隔开的)。

在跨硬脊膜结构的根静脉中是存在的,这些静脉在穿过硬脊膜时,变窄或者形成返折。

微血管造影和组织学证实了这些结果,并揭示出能够用作抗反流结构的两个结构特征:大幅变窄和跨硬脊膜处的血管弯曲。这种弯曲的结果是在紧挨神经根处的窄缝或者出硬脊膜时胶原纤维形成的血管球形存在。因此,可以通过窄缝或球形瓣来鉴别。因为在脊髓血管造影中,硬脊膜外分流而不向髓周静脉反流是很罕见的,这种机制的作用甚至在动脉化的硬脊膜外静脉丛中正常存在。

位于硬脊膜外间隙脂肪和纤维组织内的硬脊膜外静脉丛作为一个连续的系统从骶部向颅底延伸(见图43.6)。

这种无静脉瓣的系统由薄的弹力层构成,与奇静脉和半奇静脉系统通过肋间静脉或节段性静脉连接,在颈部则是通过椎静脉和颈部深静脉连接。在腰部区域的节段静脉由腰升静脉连接,汇入奇静脉(右侧)和半奇静脉(左侧)。

43.3 临床影响、补充信息和病例

由于脊髓前方静脉系统位于软脊膜下,引流至脊髓前方静脉系统的动静脉分流(特别是如果分流量较低的情况)可能仅表现为脊髓水肿,因为静脉性瘀血要早于可视的血管异常流空影。这样就构成了诊断的挑战,作为T2WI高信号的鉴别诊断是多方面的,这可能会延误诊断和治疗(见图43.7和图43.8)。

如果由动脉进入静脉系统的血流超过根静脉流出的代偿速度将发生静脉充血。这可能是高流量分流的一个结果,即使存在足够的根静脉引流,或者更常见的是根静脉进行性闭塞。作者遇到过数例"无症状"的硬脊膜动静脉瘘有经典的影像模式,根脊膜动脉与髓周静脉的异常汇聚并逆行向脊髓引流,但是,脊髓没有水肿。在所有这些患者中,有证据表明瘘口附近有持续根静脉向硬脊膜外静脉丛的引流,表明髓周静脉的动脉压力被立即"释放"进入硬脊膜外静脉系统,并且因此远离脊髓,从而避免脊髓瘀血。作者遇到的所有存在这种成像模式的患者年龄小于典型的硬脊膜动静脉瘘的人口统计数据。因此,作者可以假设,随

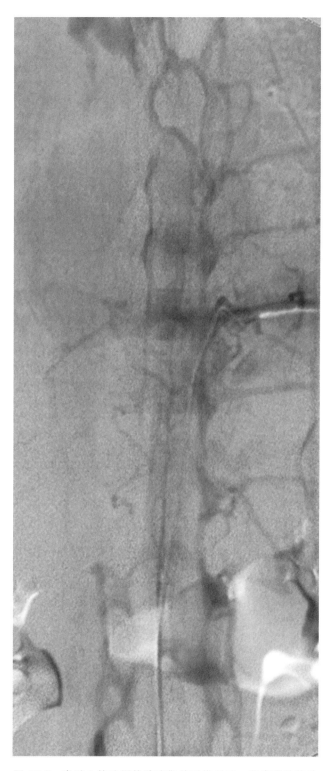

图43.6 脊髓血管造影静脉晚期前后位显示,硬脊膜外静脉系统。硬脊膜外静脉丛从颅底向骶部延伸,并最终引流入奇静脉和半奇静脉系统。

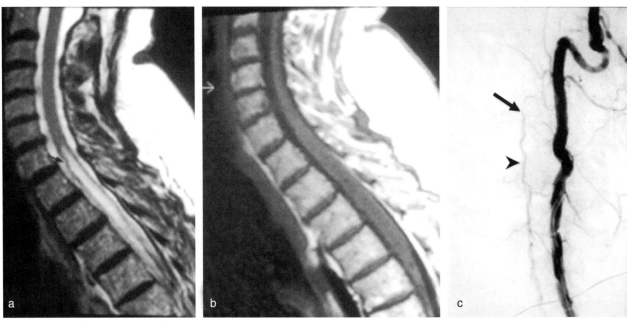

图 43.7 矢状位 T2WI(a) 和 T1WI(b) 磁共振显示,广泛的脊髓水肿与脊髓膨大,而在该区域没有异常血管流空影。由于症状进行性加重,脊髓血管造影(c)证实,从脊髓前动脉(箭头所示)向脊髓前静脉(箭头所示)引流的髓周低流量分流,由于其位于软膜下并且尺寸小,在常规 MRI 序列是看不到的。

着年龄增加,进行性纤维化和根静脉出口闭塞将降低动脉化的髓周静脉流出选择,从而增加静脉瘀血的可能性(见图 43.8 和图 43.9)。

由于存在前述的髓周静脉丛向根静脉的抗反流机制,分流到椎旁静脉丛(所谓的椎体静脉瘘)时很少出现脊髓充血。相反,考虑到分流量大,它们可能因为大量扩张的静脉袋或椎基底动脉供血不足导致神经元的压迫症状。这些分流,如果不是外伤或医源性,可能提示是天生的血管病变,如马方综合征或神经纤维瘤病(见图 43.10 和图 43.11)。

前述从根静脉到硬脊膜外静脉反流机制在极少数情况下可能不起作用。因此,分流进入硬脊膜外静脉丛(这并不罕见)可以出现抗反流机制无效的罕见情况,导致髓周静脉反流,并且可以模拟硬脊膜动静脉瘘。认识到这一奇特类型的动静脉分流对于选择治疗方法很重要。在这些情况下,治疗目标必须防止逆行流入髓周静脉,因此,推荐根静脉的手术切断。因为分流到硬脊膜外静脉丛并不少见,而作为硬脊膜外静脉丛从颅底部到骶部相连通,如果回流静脉没有断开,不同水平的反流会导致瘘口重新建立。因此,由于反流静脉可能远离硬脊膜外分流点,通过血管内路径

将很难达到治愈(见图 43.12)。

要点及注意事项

- 跨髓静脉在增强的 T1WI 是可以看到的,并且通过正常路线来连接前方和后方的髓周静脉系统。

- 由于脊髓前方静脉在软脊膜下,它们只会在严重扩张时才可见,而脊髓后方静脉位于蛛网膜下,因此更容易在 MRI 上看到,即使它们只是轻度扩张。这种奇特的结构可以解释为什么一些动静脉分流(即引流至脊髓前方静脉)在诊断上很困难,因为它们可能仅表现为脊髓水肿,而没有明显的异常静脉流空影。

- "发卡"样结构既可以是脊髓前动脉或脊髓后动脉,也可以是神经根静脉的影像学表现。由于静脉变得更加粗大,CTA 或 MRA 将无法区分一个"发卡"样结构是动脉来源还是静脉来源。

- 在极少数情况下,如果硬脊膜外腔静脉丛的回流不充分,硬脊膜外静脉丛可与髓周静脉互相连通。

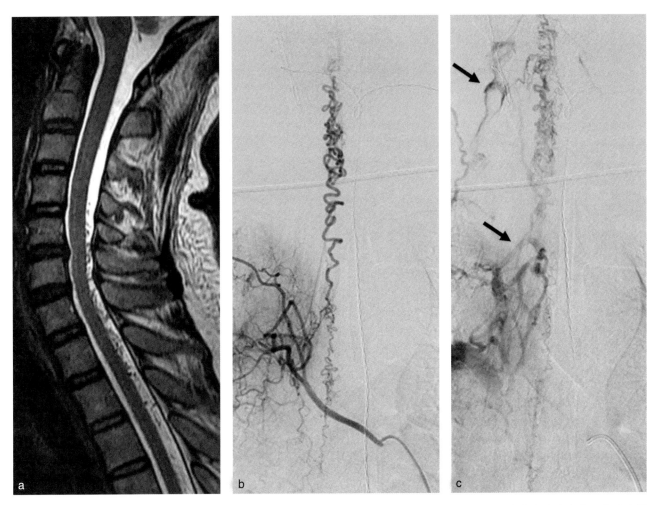

图 43.8　矢状位 T2WI 磁共振（a）显示，颈胸交界区异常流空影的存在，而无证据显示该无症状的患者存在脊髓水肿。脊髓造影在动脉期（b）和静脉晚期（c）显示，硬脊膜动静脉瘘，该瘘逆行朝向髓周静脉引流，但该分流经由相邻根静脉引流到硬脊膜外静脉丛（图 c 中箭头所示）进行缓解，从而保护脊髓防止静脉充血。

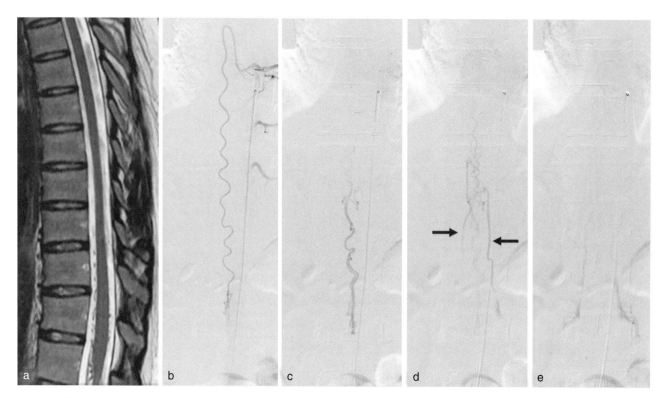

图 43.9　与 43.8 的病例相比较,这个年轻的患者在 T2 加权像上有异常流空影,但是没有脊髓水肿,也没有任何症状。血管造影中可以看到终丝的瘘口逆流行向髓周静脉,在多个节段开放并引流向根静脉,从而避免了脊髓瘀血。注意,脊髓前动脉血流流空迅速,而在脊髓瘀血的患者,脊髓前动脉造影剂常有淤滞。

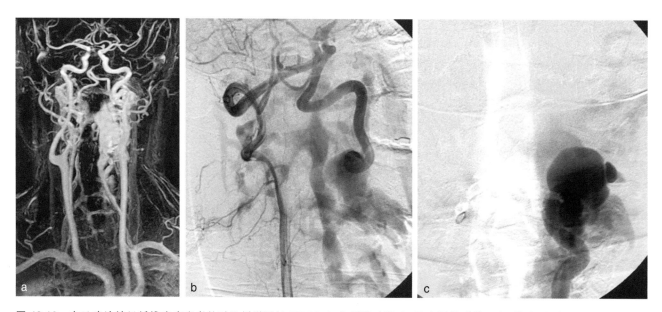

图 43.10　在已确诊神经纤维瘤病患者的对比剂增强的 MRA(a)、右侧椎动脉(b)及左侧椎动脉(c)正位造影,表现为从他的左椎动脉大量分流进入椎旁和硬膜外静脉丛,并可看到巨大扩张的静脉袋。尽管分流血量很大,也并没有看到向髓周静脉的反流。

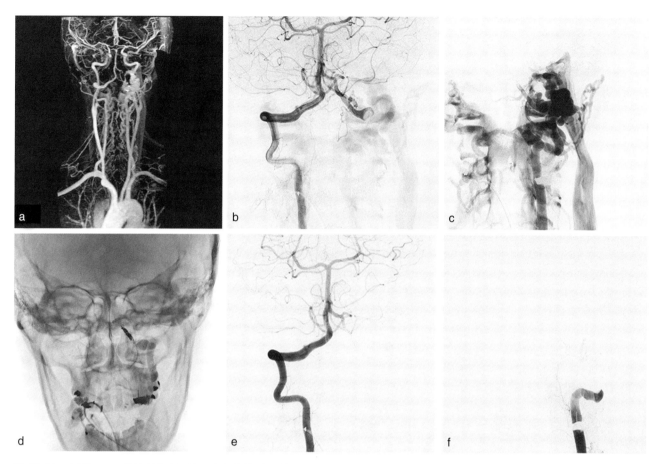

图 43.11　与图 43.10 描述的相似，另一个患者的对比剂增强的 MRA(a)、右侧椎动脉(b)及左侧椎动脉(c)正位造影显示，椎静脉硬脊膜动静脉瘘通过高流量分流流向硬脊膜外静脉。由于这些病变"盗取"血流，治疗原理是堵塞病变病段，先堵塞病变远端再堵塞病变近端，可借助弹簧圈、球囊或者两者联用堵塞供血动脉。普通射线照相(d)、右侧椎动脉(e)及左侧椎动脉(f)正位造影可以看到瘘口完全封闭。

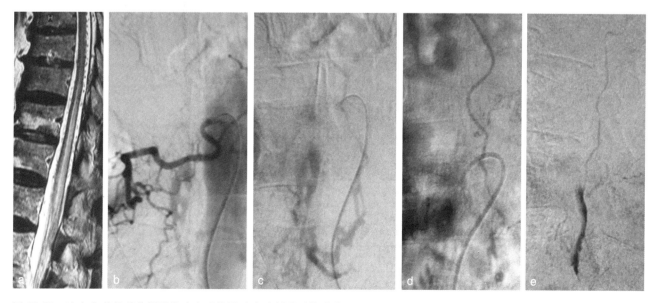

图 43.12　这个患者的磁共振及临床表现均提示脊髓硬膜动静脉瘘。矢状位 T2WI(a)显示，脊髓水肿及扩张的髓周静脉。脊髓血管造影(b~e)显示，硬脊膜外分流静脉先流向尾端，引流至对面后，与髓周静脉吻合再向头端引流，导致脊髓静脉瘀血。

推荐读物

[1] Krings T, Mull M, Bostroem A, Otto J, Hans FJ, Thron A. Spinal epidural arteriovenous fistula with perimedullary drainage. Case report and pathomechanical considerations. J Neurosurg Spine 2006; 5: 353–358

[2] Sato K, ter Brugge KG, Krings T. Asymptomatic spinal dural arteriovenous fistulas: pathomechanical considerations. J Neurosurg Spine 2012; 16: 441–446

[3] Thron AK. Vascular Anatomy of the Spinal Cord: Neuroradiological Investigations and Clinical Syndromes. Vienna: Springer; 1988

索 引

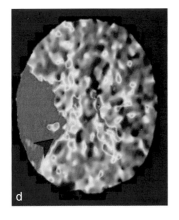

图 16.6d

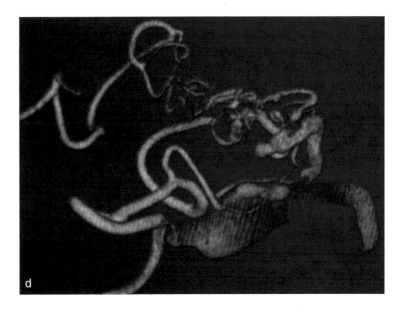

图 17.6d

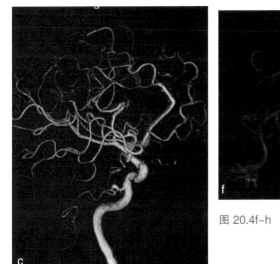

图 18.1c

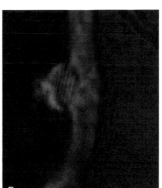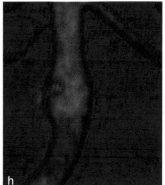

图 20.4f~h

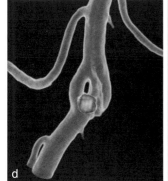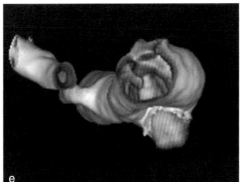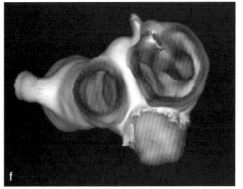

图 20.5d~f

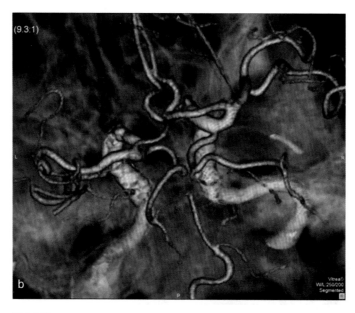

图 20.7b

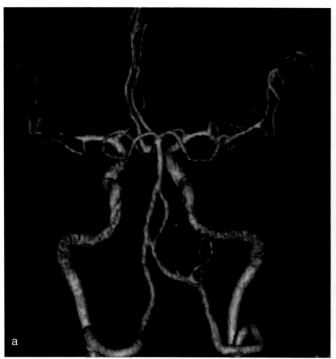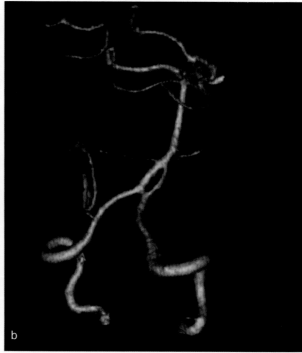

图 20.8ab

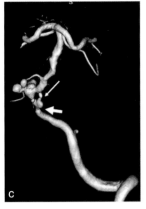

图 20.9c

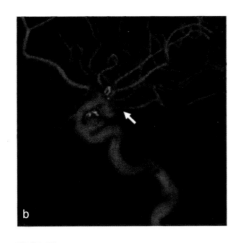

图 23.5b

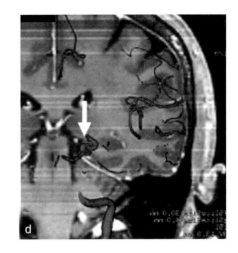

图 24.5d

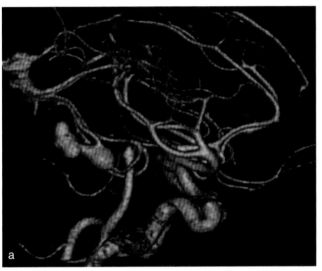
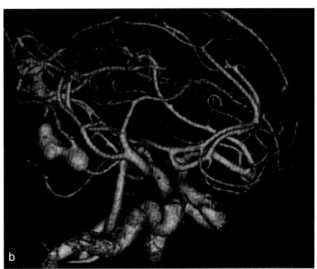

图 24.6a,b

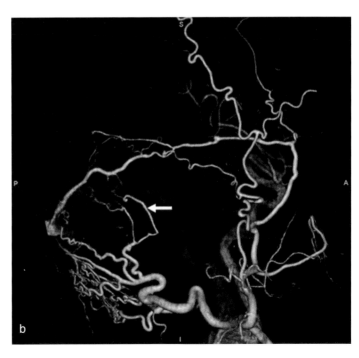

图 27.1d

图 31.3b

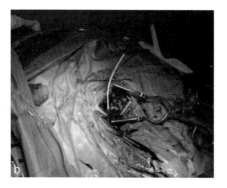

图 32.7b

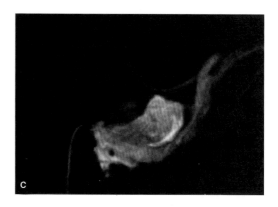

图33.12c

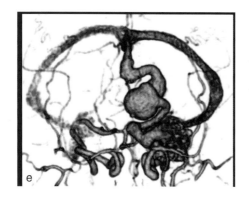

图 37.3e

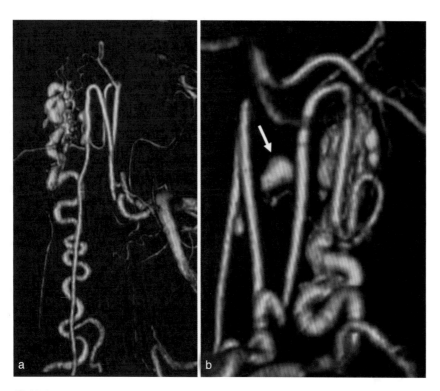

图 41.2

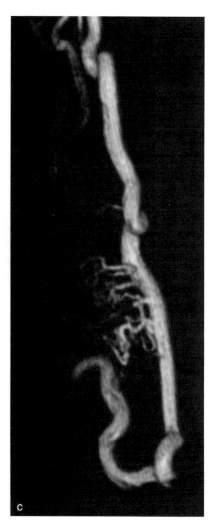

图 41.4c